免疫をあやつる

診察室からお話する免疫の仕組み

樽崎雅司［著］

ミネルヴァ書房

免疫をあやつる

診察室からお話する免疫の仕組み

——目次

目　次

本文レイアウト・作画　木野厚志（AND・K）
企画・編集　エディシオン・アルシーヴ

――各章の初めに章の案内を記した。

第一章

二度なし現象
——近代免疫学の始まり

「疫病から生命をとりもどしたものたちは、死者や病人にたいして深い憐みを禁じえなかった。かれらはその苦しみが如何ばかりのものかを既に体験していると同時に、今は自分たちは安心できる状態に復していたからである。一度罹病すれば、再感染しても致命的な病状に陥ることはなかったのである。」

（トゥーキュディデース著、久保正彰訳『戦史』岩波文庫）

紀元前五世紀の「二度なし現象」

私たちの身体に備わった免疫の不思議は、一度罹った感染症に対して抵抗力が出来、二度は罹らないということである（二度目の疫を免じる現象）。この「二度なし現象」の古い記載が紀元前五世紀トゥーキュディデースの著した『戦史』にある［1］。古代ギリシアの都市国家アテーナイ（現在のギリシアの首都アテネの古い呼び方／図1－1）とスパルタの間で生じたペロポネーソス戦争（紀元前四三一年〜四〇四年）の途中、紀元前四三〇年に港町ペイライエウスから疫病が発生し、アテーナイに広まった。その症状は、まず発熱が続き、眼の充血、口腔粘膜出血、咽頭痛、激しい咳嗽《がいそう》、吐気、皮膚に細かい膿疱や腫物が出来、七日から九日目には水様性下痢に襲われ衰弱死に至ったそうだ。

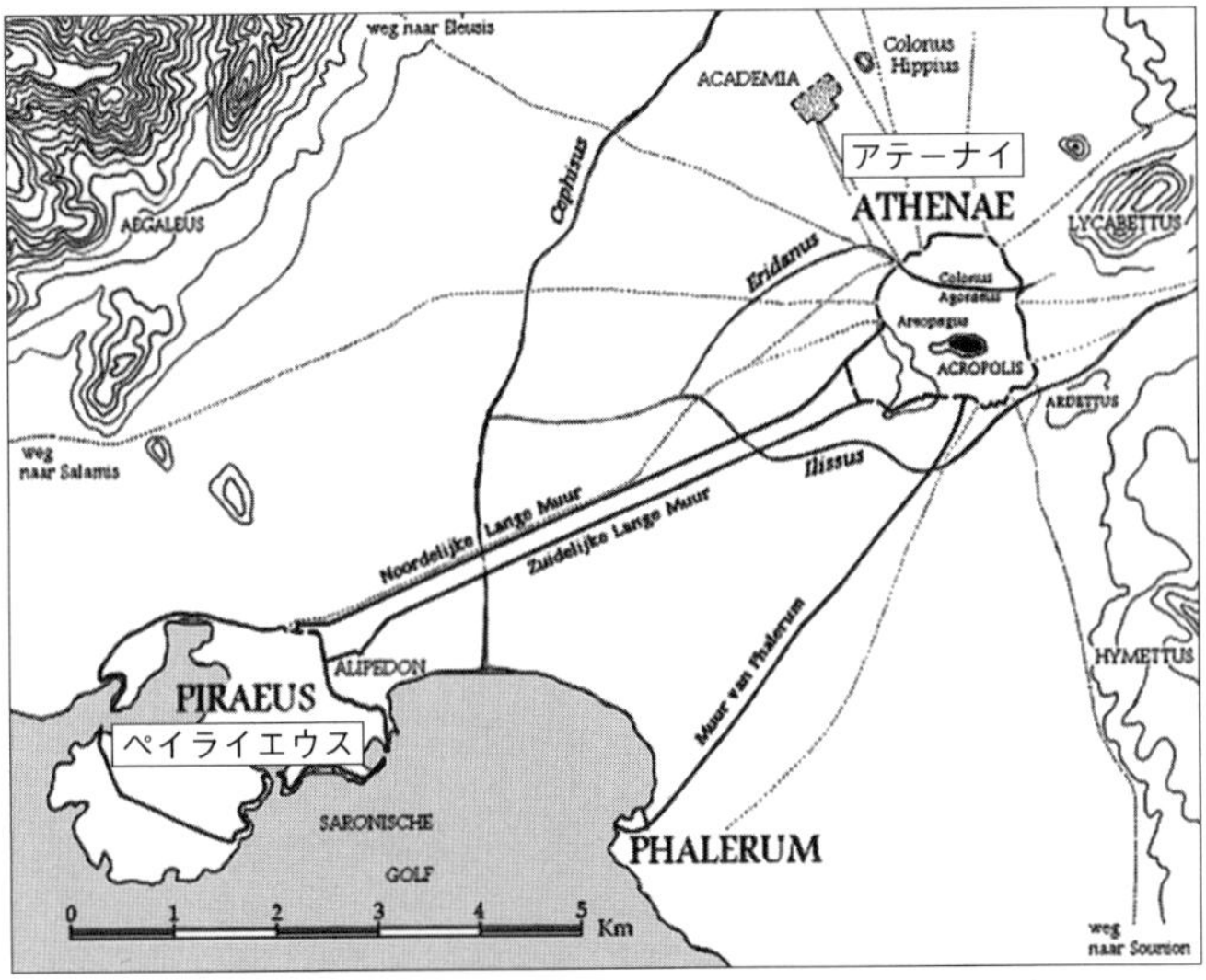

図1-1　ペロポネーソス戦争の頃のアテーナイの地図

ギリシアの都市国家アテーナイと港町ペイライエウスは長い壁で直接で結ばれていた。

命を取り留めても失明や記憶障害の後遺症をきたすことがあった。しかも身体が壮健である者でも虚弱者に比べて、特に強い抵抗力を示したわけでもなく、普段健康な者でも逃れられなかったようである。疫病下ではアテーナイの人々の生活にかつてない無秩序が広がった。つまり生命も金も今日限りと思い、それならば享楽に投ずるべきだと考え、宗教や法律も軽んじ歓楽を重視する風潮が広まったと。アテーナイは都市の内部では恐怖の疫病が流行り、外部の耕地

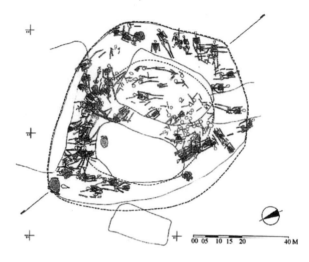

図1-2　ケラメイコス古代墓地のスケッチ

遺骨は無秩序に置かれ、頭が外に足が中心に向けられているが、積み重なった遺骨もある。文献［2］の図1より。

は戦争による破壊により厳しい状況に陥ったのだ。この状況を同時代のアテーナイの哲学者ソクラテスはどう考えただろう。

しかし中には病から回復する者がおり、抵抗力が出来て再感染しても重症にはならなかった。つまり一部の人には免疫が働いたのである。

このアテーナイの疫病が何だったのかは、その後長らく論争が続くことになる。一九九四年から一九九五年にかけて百五十人の遺骨を含む集団埋葬地がアテネのケラメイコス古代墓地で発掘された

（図1−2）。副葬品が少なく急いで埋葬されたと思われる状況と墓地から発見された花瓶から疫病が流行った紀元前四三〇年頃のものとわかり、これらの遺骨はアテーナイの疫病で亡くなった人のものと考えられた。

埋葬された三人の遺骨の歯髄（歯の中の神経や血管がある部分）から遺伝子が取り出され、どの菌の遺伝子が検出されるか試みられた。歯髄は硬いエナメル質と象牙質によって周囲から守られ、しかも血液が流れていた場所なので、全身に回った菌の残骸が歯髄にも残っていると考えられた。二〇〇六年のアテネ大学からの論文では、三人の歯髄から検出されたのはサルモネラ属チフス菌で疫病は腸チフスだったと推定された［2］。二四〇〇年の時を経て現われた遺骨が語った疫病の正体である。

ワクチンの発明

アテーナイの疫病以降も癩《らい》病、ペスト、コレラ、結核、二十世紀のスペイン風邪、感染症に苦しむ人類の記録は多い。しかし免疫学のお話をする上で忘れてはならない感染症がある。「二度なし現象」として人類が免疫を武器に克服し、この世から根絶した感染症、天然痘である。天然痘はPoxvirus varioleというウイルスの感染症で、感染力が強く致死率も高い。治っても全身の皮膚に瘢痕《はんこん》が残ってしまう。日本では明治時代でも二万人から七万人程度の患者数の流行（死亡者数は五千人から二万人）が六回発生しているそうだ。

近代免疫学は天然痘に対する挑戦から始まる。イギリスの医師エドワード・ジェンナーが天然痘という「疫」を「免」じる方法を発見したのである。それまでは天然痘患者の膿を接種して予防していたが、本物の天然痘を発症して死亡することが多かった。ジェンナーは乳搾りをしている女性が天然痘に罹らないのは、牛の天然痘である軽い牛痘に罹っているからと考え、一七九六年牛痘に罹った乳搾りの女性の発疹から液を取って子どもの腕に傷を付けて接種したところ天然痘を防ぐ効果を発見したのである。乳牛つまり牝牛をラテン語でVacca（ワッカ）と呼ぶが、ここからVaccine（ワクチン）という言葉が生まれた。感染症に苦しみ続けた人類が初めて「疫を免じる」方法を手にしたのである。ジェンナーは「近代免疫学の父」と呼ばれるにふさわしい。

牛痘で人の天然痘を防ぐ画期的な医術は日本に伝わる。一八四九年（嘉永二年）オランダから牛痘を植えられた皮膚の痘痂《かさぶた》と痘漿《うみ》が長崎にもたらされたのだ。わざわざ痘痂を運んだのは、細胞の中に潜んでいるウイルスを感染力のある状態で日本に運ぶためだった。痘痂は長崎から早飛脚で京都に運ばれた。

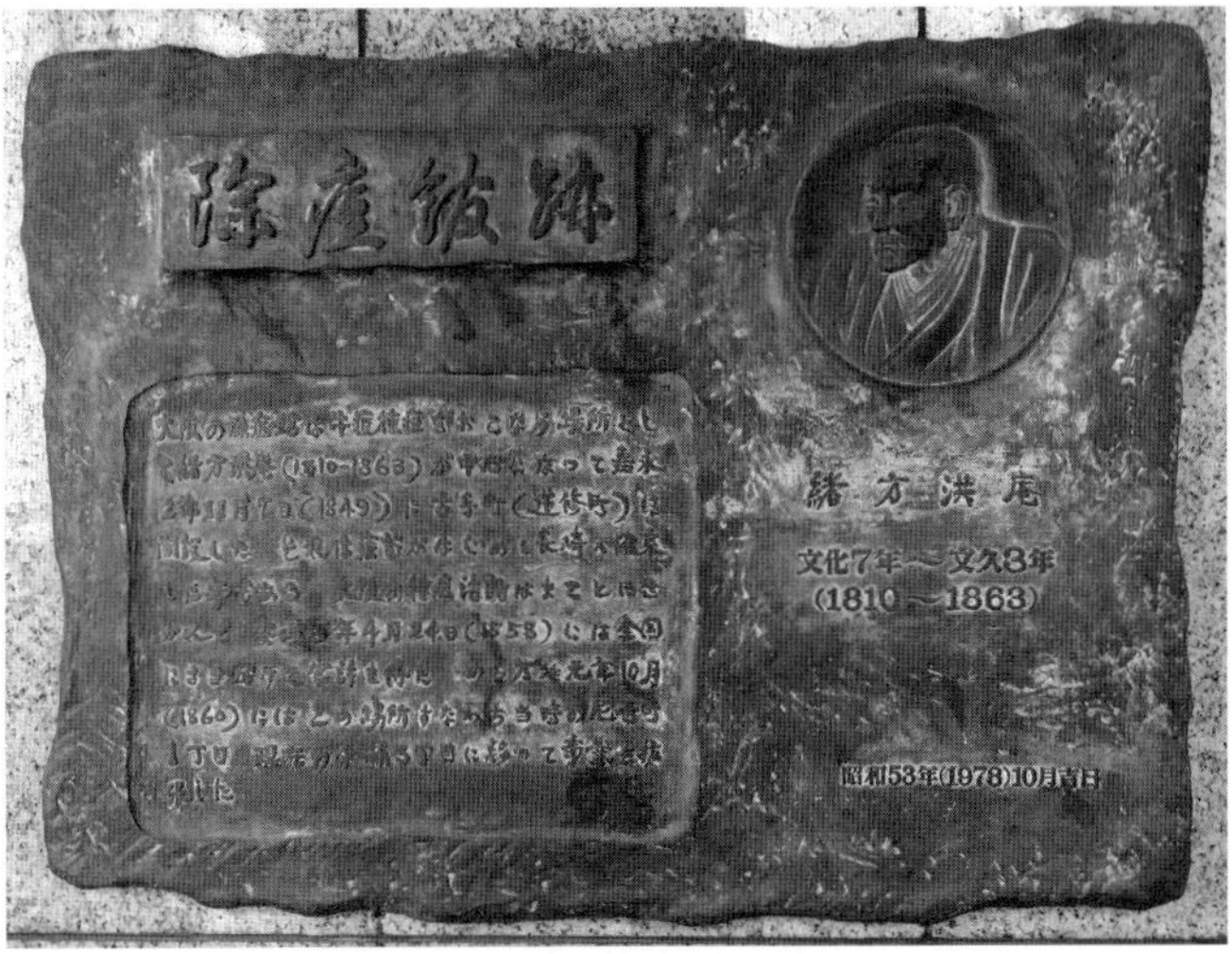

図1-3　除痘館跡の銘板

地下鉄御堂筋線淀屋橋駅から東に歩いて数分に適塾・緒方洪庵旧宅がある、その裏側道路を挟んで緒方ビルクリニックセンターの入口横に除痘館跡の銘板があり、緒方ビル四階には除痘館記念資料室が設けられている。著者撮影。

その頃大坂で適塾を主催していた緒方洪庵は京都から痘痂を子どもに植えつけ（種痘という）大坂に運び、親しい医師たちと「大坂除痘館」を設立した（図1−3）。牛痘はこの大坂除痘館を介して関西に普及することになる［3］。当初はなかなか普及しなかったが、緒方洪庵は公儀（幕府）の力に頼る必要があると考え、一八五八年（安政五年）公認されて種痘が奨励されることとなり、大坂除痘館は公的なワクチンセンターとして機能した。日本における予防医学の原点とも言える。適塾で学んだ福澤諭吉は一八五七年に塾頭になっているから、彼は大坂除痘館の仕事に触れていることだろう。

さて、緒方洪庵の弟子や次男の緒方惟準《これよし》、蘭医ボードウィンによって一八六九年（明治二年）上本町の大福寺内に大坂の仮病院（浪華仮病院）が設立された。これがその後大阪大学医学部の源流となる。一方、江戸では一八五八年（安政五年）シーボルトより医学を学んだ佐賀藩医の伊東玄朴を中心として「お玉ヶ池種痘所」が開設され、一八六〇年（万延元年）公認されている。お玉ヶ池種痘所はその後西洋医学所と名前を変え、東京大学医学部の前身になっている。大阪大学医学部も東京大学医学部も近代免疫学である天然痘ワクチンの普及を担った医師たちに源流があるようだ。改良された天然痘ワクチンの普及によって天然痘の発生は日本では一九五六年以降はなくなり、一九七六年種痘の定期接種が終了、一九八〇年五月ついにＷＨＯが天然痘の世界根絶宣言を行った。

私の右肩には一センチメートルくらいの引きつれたような丸い傷痕がある。一定以上の年齢の方には同じような丸い傷痕が肩に残されているだろう。これは天然痘ワクチン（種痘）の傷痕だ。もちろん傷痕なんてない方がいいが、肩の傷痕は天然痘ワクチンの証明であり、近代免疫学を刻んでいるのであって、少し誇らしいのだ。

イギリスでジェンナーが牛痘による天然痘ワクチンを成功させて約九十年を経て、フランスではルイ・パスツールが狂犬病ワクチンに成功した。狂犬病は狂犬病ウイルス（Lyssavirus）に感染している犬に噛まれて一旦症状を発症すると一〇〇パーセント死に至る恐しい病気であった。パスツールは狂犬病感染ウサギの脊髄乳剤を二週間乾燥させたもの（おそらくウイルスは不活化されていた）から接種を始め、徐々に短期間乾燥のものに変えて、最後は一日乾燥（ウイルスは感染力を持っている）のものを接種していった。一八八五年に狂犬に噛まれた子どもにこの方法でワクチン接種して狂犬病の発症を免れたと論文発表し、パスツールの名声は世界に広がる。この成功から一八八七年にパリにパスツール研究所が設立された。今はパスツールはこの研究所の地下に眠る。乾燥させているとはいえウイルスそのものを接種するため当初は狂犬病ワクチンによる死亡率が〇・四パーセントくらいあったようだが、狂犬病による死亡率を考えると画期的な成果である［4］。

様々なワクチン

ワクチン接種は病気を予防するための予防接種とも呼ぶ。現在、ワクチンは主に、生ワクチン、不活化ワクチン、トキソイドワクチン、成分ワクチン、ｍＲＮＡワクチンがある。

生ワクチン（ＢＣＧ、弱毒生麻疹、弱毒生風疹、弱毒生水痘、弱毒生ヒトロタウイルス、弱毒生おたふくかぜ、黄熱ウイルス、痘そうなど）は生きている細菌や毒性を弱めたウイルスを接種するので身体の中でウイルスが一時的に増え、それに反応して免疫が出来る。軽い感染症を発症することになるため、免疫抑制剤やステロイドを使用している場合は、生ワクチンで重い感染症を発症する危険がある。

不活化ワクチン（百日せき菌防御抗原、不活化ポリオウイルス、不活化日本脳炎、不活化インフルエンザウイルス、インフルエンザＨＡ画分、13価、23価肺炎球菌莢膜《きょうまく》ポリサッカライド、ヘモフィリスｂ型多糖、髄膜炎菌多糖体、不活化Ａ型肝炎ウイルス、不活化狂犬病ウイルスなど）はウイルスや細菌の感染能力をなくしているため危険性はないが、ワクチンとしての効果は劣るため複数回接種することが多い。

トキソイドワクチン（ジフテリアトキソイド、破傷風トキソイド）は細菌が作る毒素だけを取り出して毒性をなくしたもので、これも複数回接種することが多い。

成分ワクチン（ＨＢｓ抗原、２価、４価、９価ヒトパピローマウイルス様粒子、水痘帯状疱疹ウイルス抗原など）はウイルスの一部分を増やしたもので、免疫を起こす作用が弱く、ウイルスが変異すると効果が低くなる。

ワクチンのメリットは感染しなくなるのではなく、罹ってもたちまち準備した免疫が反撃してくれて重症にならずに済むことにある。「二度なし現象」のように特定の病気から逃れる免疫を「獲得免疫」あるいは「適応免疫」という。その仕組みは後の章で述べる。

ｍＲＮＡワクチン

従来の不活化ワクチンは鶏の卵にウイルスを注射してウイルスを増やし、それを精製不活化したものを注射していた。よくインフルエンザワクチン接種前に卵にアレルギーがないか問診で聞かれるのはそのためだ。新型コロナウイルスに対して二〇二一年から世界中に広まったワクチンは「ｍＲＮＡワクチン（メッセンジャーＲＮＡは遺伝子ＤＮＡのコピー）」で、これほどの規模でｍＲＮＡワクチンの接種が進んだのは人類史上初めてである。

ｍＲＮＡを用いて体内で新しい蛋白質《たんぱくしつ》を作る研究に長く取り組み、人工的に作ったｍＲＮＡが異物として免疫に認識されないよう工夫したのがハンガリー出身の研究者カリコーと共同研究者のワイスマンだ（注１）。私たちの細胞内に豊富にあるＲＮＡが普段は免疫反応を起こさないのはなぜかと考えた。ｍＲＮＡのアデニン、グアニン、ウラシル（ＤＮＡではチミン）、シトシンの四つの塩基の並び方（配列）で蛋白質が出来る（注２）。私たち

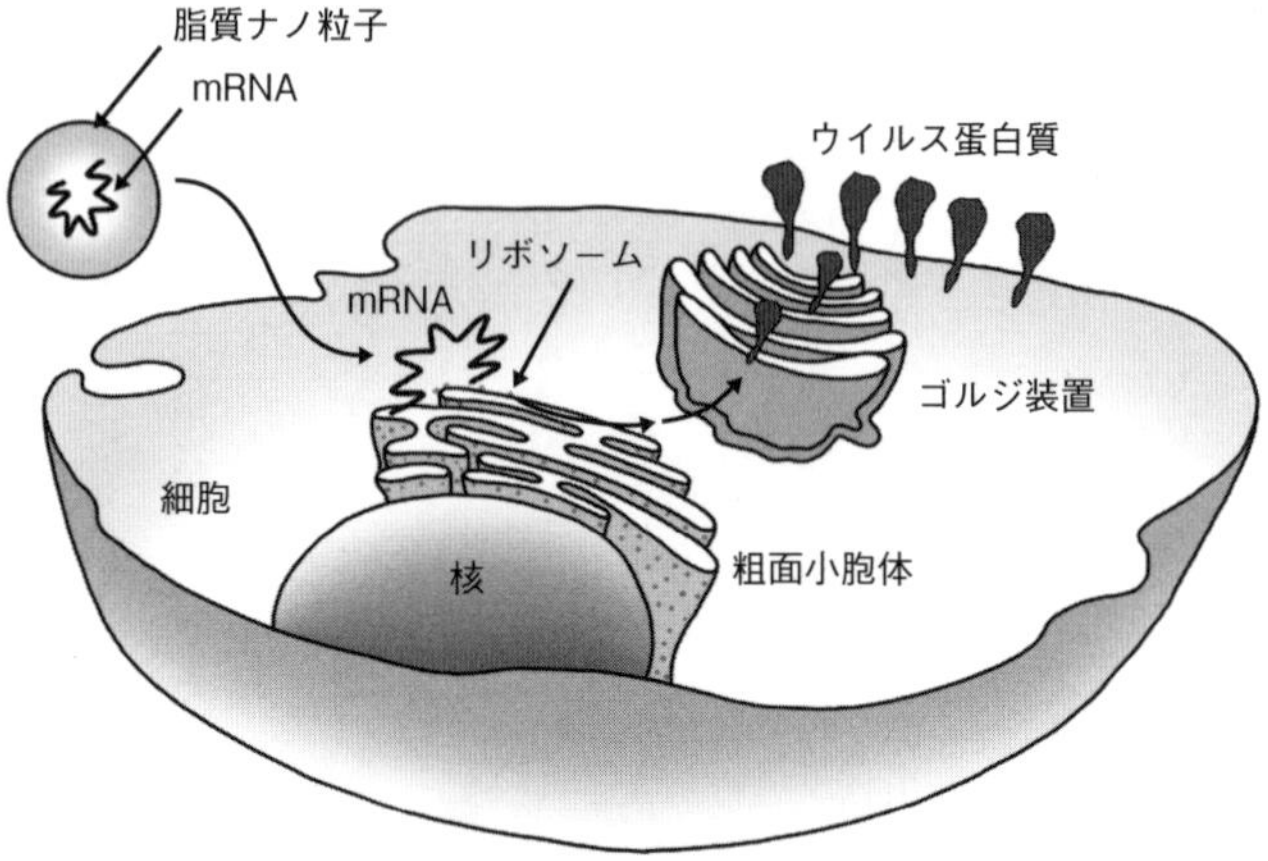

図1-4　細胞の蛋白合成経路を利用するmRNAワクチン

免疫系を刺激しないよう修飾されたmRNAは脂質に包まれた小さい粒子として筋肉注射される。脂質と細胞膜が融合して細胞の中にmRNAが放出される。粗面小胞体のリボソームによってmRNAに設計された塩基の配列に従ってアミノ酸が結び付き蛋白質が作られて、ゴルジ装置を経て細胞表面に蛋白質が出来る。樹状細胞では一部はMHCクラスII、クラスIによってT細胞に提示され、ヘルパーT細胞、キラーT細胞を誘導する。

の細胞内ではウラシルが修飾されており、そうなると免疫を刺激しなくなることに気付き、修飾mRNAを合成した。これだと強い炎症を起こさず、安定してより多くの蛋白質を作れた［5］。

修飾合成mRNAを油の膜で包んで筋肉注射する。油の膜が私たちの細胞の膜（油で出来ている）とくっ付き、中身のmRNAが細胞の中に入っていく。mRNAは細胞の中の蛋白質合成の仕組みを使ってウイルス蛋白質の一部分を作って免疫細胞に伝え、次に同じ蛋白質が現われた時に備える（図1－4）。

ワクチン接種後に抗体が十分出来たか気になるが、ｍＲＮＡワクチンは抗体産生のみならず、免疫細胞がウイルス感染細胞を攻撃する「細胞性免疫」も誘導するため、抗体が十分出来ていなくても細胞性免疫が十分誘導されていれば防御効果はある。

鶏卵でウイルスを増やして精製不活化するよりｍＲＮＡを作る方が簡単でコストもかからない。何よりｍＲＮＡの配列を変えれば素早く変異株に対応したｍＲＮＡワクチンも製造出来る。感染症に対するワクチンは今後ｍＲＮＡワクチンが主流になるかもしれない。また、がん細胞で変異を起こしている蛋白質に対応するｍＲＮＡを設計し、変異蛋白質の一部分を細胞に作らせて獲得免疫を誘導して攻撃を強める研究もされている。

医療現場を変えるであろうｍＲＮＡによる蛋白質合成方法の開発に対してカリコーとワイスマンにラスカー賞やガードナー賞などが授与されている。

第一回ノーベル生理学・医学賞の血清療法

再び「二度なし現象」のお話。人工的に「二度なし現象」を利用した画期的な方法がある。一度目の免疫を馬にお願いするのだ。私は毎年十月初旬ノーベル生理学・医学賞の発るからだ。一九〇一年第一回ノーベル生理学・医学賞はエミール・フォン・ベーリングに授与された。「血清療法、特にジフテリアに対する応用研究に対して、彼は医学の領域に新しい道を開き、それによって病気と死に対する勝利の武器を医師の手にもたらした」というのが受賞理由である。

これは、ベルリン大学衛生学研究所のロベルト・コッホの下で行われた、ベーリングと日本から留学した北里柴三郎の研究である。北里は破傷風という病気を起こす破傷風菌の純粋培養に成功、さらに破傷風の神経障害が破傷風菌の産生する毒素によることを突き止めた。一方、ベーリングはジフテリアの毒素を研究していた。扱う菌は異なるが、研究方法は似ているため共同研究をしていた。北里は最初に毒性の低い薄めた破傷風の毒素をウサギに注射し、その後徐々に濃くして注射していくと血液の中に毒素の働きを阻害する物質が出来、これを抗毒素と呼んだ。注射を繰り返したウサギの血清をマウスに注射して、その後マウスに破傷風菌を注射してもマウスは健康であった。こうして破傷風の血清療法の効果を動物で証明し、ベーリングのジフテリア抗毒素とともに一八九〇年論文として発表したのだ。

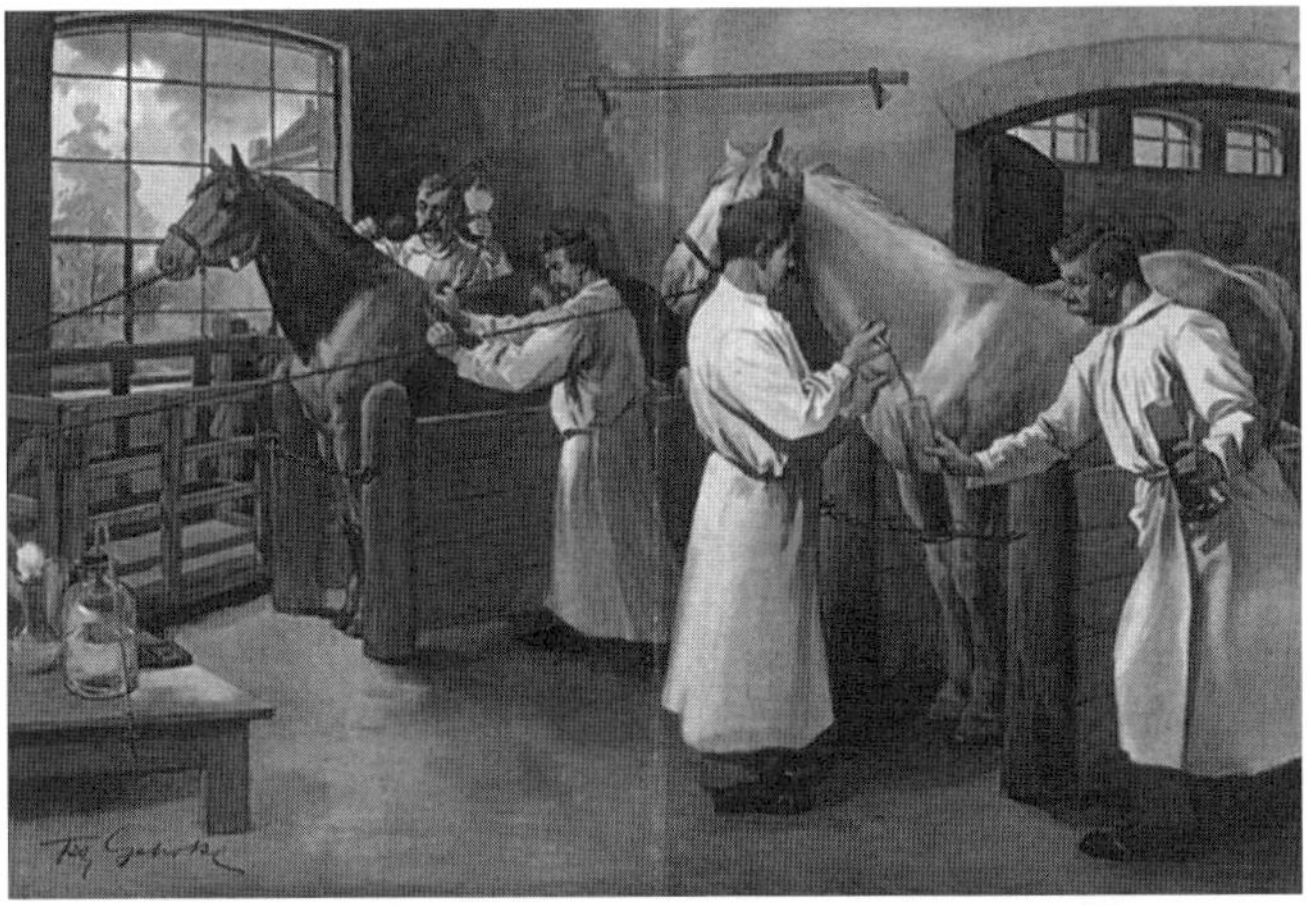

図1-5　製薬会社「ベーリングヴェルケ」での仕事風景

マールブルグの「ベーリングヴェルケ」では馬にジフテリア毒素を投与し、ジフテリア血清を生産していた。フリッツ・ゲールケ画。1905年頃。

抗毒素は現代の「抗体」である。血清療法では「獲得免疫」で出来た抗体を投与しているのだ。ベーリングは血清療法の臨床応用を念頭にヘキスト社とジフテリア治療用の血清の生産契約を交わし一八九四年には増産態勢の工場が稼働している［6］。さて、ノーベル賞選考委員会は最も重要な発見をしたのは誰かという観点から、十九世紀後半深刻な伝染病であったジフテリアはヨーロッパとアメリカで数千人の命を奪っており、ベーリングがジフテリア抗毒素について単独執筆した別の論文が注目された。さらにベーリングと北里が共同執筆したジフテリアと破傷風の抗毒素に関する一八九〇年の論文の評価だが、人間に対する破傷風抗毒素の恩恵は一九〇一年の授賞時には認識されておらず、第一次世界大戦（一九一四年～一九一八年）の銃創からの破傷風の治療を待つことになった。これらのことによりノーベル選考委員会はジフテリア抗毒素のベーリングを評価したようだ［7］。ベーリングはノーベル賞の賞金を提供してドイツのマールブルグに「ベーリングヴェルケ（ヴェルケは工場と訳せる）」という製薬会社（図1－5）を設立している。因みに第一回ノーベル物理学賞はウィルヘルム・コンラド・レントゲン博士で物質を透過するX線の発見に対してである。病院や診療所で身体の内部を透かして撮影するレントゲン撮影は彼の名前に由来する。

北里柴三郎は野口英世の次の千円札の顔になる。普段よく使う紙幣が二代続けて医学者というのは嬉しい。北里は帰国後福澤諭吉の援助を受けて一八九二年（明治二五年）私立伝染病研究所（現在の国立感染症研究所、東京大学医科学研究所に発展）を設立、研究所はその後内務省の所管となる。さらに一九一四年（大正三年）文部省に移管され東京帝国大学に属したことに北里は反対し、伝染病研究所を辞任し私立北里研究所（その後の学校法人北里研究所）を設立。一九一七年（大正六年）には慶應義塾大学に門下生を率いて医学科を創設し初代科長に就任している。

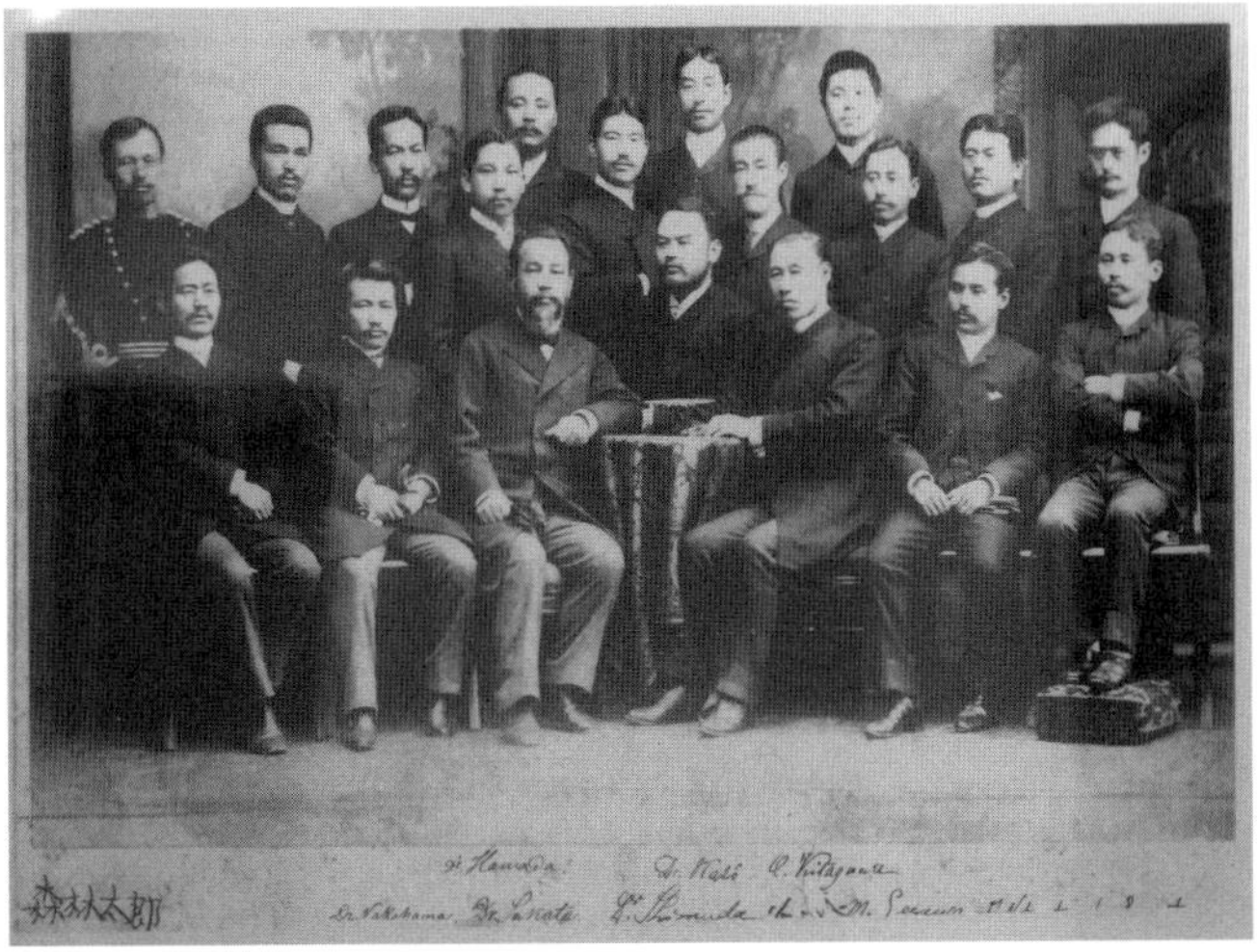

図1-6
写真におさまる留学生

1888年6月3日、ベルリンの日本人留学生が集まって写真を撮っている。中列右から二人目が北里柴三郎、左端が森林太郎である。ここに写っている人たちはその後日本に帰国し、中心となってそれぞれの医学分野を立ち上げることになる。ベルリンの森鷗外記念館にて著者撮影。

日本人医学留学生たち

ベルリン、1888年6月3日（明治21年）

山根正次氏の孫娘の山根寿代様よりのご寄贈。
写真下の自筆サインは事故で一部紛失。

最後列左より：

浜田玄達（産婦人科の開祖）
加藤照麿（侍医、小児科）
北川乙次郎（外科、麻酔研究の第一人者）

後列左より：

森林太郎
武島 務（太田豊太郎のモデルの一人）
中浜東一郎（ジョン万次郎の長男、衛生学）
佐方潜造（衛生学、侍医局）
島田武次（産婦人科）
谷口 謙（内科）
瀬川昌耆（病理解剖学、生理化学、細菌学、小児科、小児科専門病院設立）
北里柴三郎（細菌学の開祖、細菌学、日本初の伝染病研究所設立）
江口 襄（法医学、日本赤十字社三重県支部山田病院長他、多くの病院長を務める）

前列左より：

河本重次郎（眼科の開祖、医学博士の学位を初めて眼科で受ける）
山根正次（法医学、警察医務の基礎を築く、長崎水道の父、私立日本医学校（日本医科大学の前身）設立）
田口和美（解剖学の開祖、この写真の医学生は、田口からの教えをうけている）
片山国嘉（法医学、東京大学医科大学において日本で初めての法医学講座を開講）
石黒忠悳（陸軍軍医総監、林太郎の上司、日本赤十字社第4代社長）
隈川宗雄（医化学の開祖）
尾沢主一（小児科、薬物学、帰国途上で客死）

実は北里、ベーリングが確立した血清療法が現代で再び試みられることになる。新型コロナウイルス感染症回復者から得た血漿から新型コロナウイルス患者の重症化予防の臨床試験が行われた。新型コロナウイルス検査で陽性が確認され、症状が出ている成人を対象にした二重盲検無作為化対象試験で、回復した患者からの血漿を受けると入院するリスクが五四パーセント減少したのだ〔8〕。この効果は、ワクチン接種やウイルスを抑制する内服薬による重症化予防効果を上回る数字ではないようだが、北里、ベーリングが開発した「感染から回復した」血清を用いる治療が蘇ったことには驚いた。

一八八八年ベルリン留学生の写真に北里柴三郎とともに「森林太郎」が写っている（図1-6）。悲しいかな、阪大医学部生の中には「もりばやしたろう」と読んで他の学生の笑いを誘ってくれるものが多々いる。ペンネーム森鷗外の本名「もりりんたろう」である。

◇コラム　『宇宙戦争』

子どもの頃に夢中になって読んだ本がある。H・G・ウェルズの『宇宙戦争』という古典的SF小説だ。火星人がロンドンに襲来、陸軍の砲撃も及ばない、火星人から逃げる人々、火星人の恐しい姿、もう少年を魅き付けるに十分な設定である。

さて、地球は一体どうなったのか。

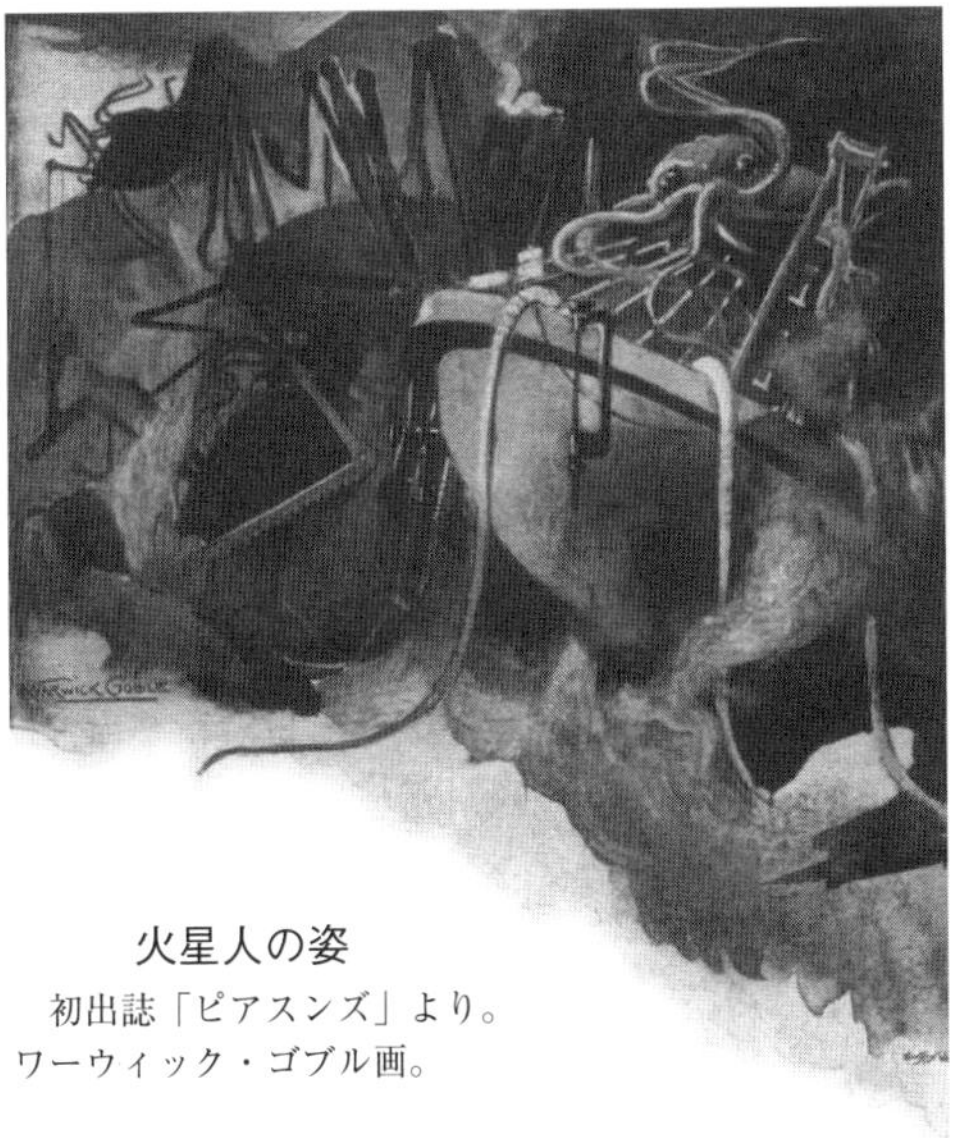

火星人の姿

初出誌「ピアスンズ」より。
ワーウィック・ゴブル画。

「ひっくりかえった戦闘機械の中で、あるいは、すでに動きを止めた作業機械のなかで、あるいは、硬直した姿で十体ほどが音もなく一列にならんで、火星人たちがじっと横たわっていた。死んでいたのだ！　火星人の体内には抗体がない腐敗性の病原菌によって殺されたのだ。」
（H・G・ウェルズ著、小田麻紀訳『宇宙戦争』角川文庫）

地球にやって来て初めて出会った細菌やウイルスに侵されて火星人たちは全滅するのだ。地球人たちがなんともないのは、細菌やウイルスに対する抵抗力、つまり免疫があったからである。小説が発表されたのが一八九八年なので、一八八五年フランスのパスツールが狂犬病ワクチンで子どもを救った報告や、一八九〇年ドイツの北里柴三郎とベーリングが開発した破傷風やジフテリアの抗毒素（抗体）で病気を予防する報告から、ウェルズは人間の身体に備わる抵抗力を知っていたのだろう。

小学生の頃から年月が経ち、地球から火星に送った火星探査機によって撮影された火星表面の写真を見られるようになった。地平線まで石ころだらけの赤茶けた平原の写真を見て、がっかりしたのは私だけだろうか。少なくとも火星の地表から生命の証拠は得られていない。H・G・ウェルズの小説はフィクションである。

新型コロナウイルス

二〇一九年末に地球の私たちは新しいウイルスに襲われることになる。新型コロナウイルス（正式にはsevere acute respiratory syndrome coronavirus 2。略してSARS－CoV－2、サーズコブッー）だ。その後世界中に感染拡大して人々を恐れさせ、多くの人の命を奪い、不安とともに世界規模で社会・経済活動を止めた。二十世紀初頭のスペイン風邪と同じように二十一世紀のこの感染症は歴史に刻まれることになるだろう。

病気としての「新型コロナウイルス感染症」をＣＯＶＩＤ－19（コビッドナインティーン、the coronavirus disease 2019の略）と呼ぶ。このウイルス感染症が恐しいのは感染が広がり始めた最初の頃に海外からのテレビ放映で病院の医師たちが疲労困憊し、棺《ひつぎ》が次々と並べられ、それを埋めるためのたくさんの穴が掘られている光景が放映されたことだ。高齢者や基礎疾患があると致死率が高い。私たちの教室の関連病院でもクラスターが発生し集中治療室で治療を受けた若い医師もいた。他の病院では医師が感染して亡くなったという話も耳にした。

ＣＯＶＩＤ－19では症状が現われて三日から五日以内であれば高齢者や慢性肺疾患、女性より男性、肥満、心血管疾患、糖尿病、高血圧などの重症化リスクのある場合に抗ウイルス薬や抗体医薬である抗ウイルス抗体の点滴が行われる。重症になると抗ウイルス薬は効果が乏しくなる。生命の危機に際して使われる薬は免疫疾患で使用される免疫を抑制するステロイド薬（デキサメタゾン）やＪＡＫ阻害剤（バリシチニブ、第六章表6－4参照）、抗

ＩＬ－６受容体抗体（トシリズマブ。第六章表６－１参照。ステロイドとの併用で使用される）である［９］。

ＣＯＶＩＤ－19はウイルス感染症によって引き起こされた病気ではあるが、臨床試験ではこうした免疫抑制剤によって死亡率が低下することが証明されている。重症になった時点での病態は過剰な免疫反応による自分自身の身体へのダメージなのだ。

次の章からは免疫がどのように病原体を認識して、私たちの身体を守っているのかを説明する。後半では免疫が適切に働かないことで様々な病気を起こしていること、その中で免疫をうまく操りながら治療していることを話したい。

注１　カリコーとワイスマン　カリコー・カタリンはハンガリー出身の生化学者。ハンガリーでは日本と同じく名字を先に呼ぶので、名字がカリコー。製薬会社・ビオンテック副社長。学生時代からＲＮＡ研究に携わっていたが、ハンガリー政府から研究費を打ち切られアメリカに渡る。ドリュー・ワイスマンはアメリカの免疫学者でペンシルバニア大学教授。カリコーとワイスマンはペンシルバニア大学のコピー機の前で出会い共同研究を始めた。免疫を刺激しない安全

なヌクレオシド修飾mRNAワクチンの開発に成功した。この技術はファイザー社とモデルナ社のmRNA新型コロナワクチン製造に利用され世界中の人々に接種された。カリコーはワイスマンとともに二〇二一年ラスカー賞、二〇二二年日本国際賞、ガードナー賞。

注2　DNA、mRNA、蛋白質　生命の設計図である遺伝子DNAはアデニン、グアニン、チミン、シトシンの四種類の塩基が様々に並ぶ細胞の核内に収められた鎖だ。そのコピーがmRNAでアデニン、グアニン、ウラシル、シトシンの四種類の塩基が様々に並ぶ鎖だ。四種類の塩基から選ばれた三つの塩基の並び方で一つのアミノ酸（身体には二十種類のアミノ酸がある）が決まる。各アミノ酸に対応する三つの塩基の並び方を遺伝暗号と呼ぶ。アミノ酸が二つから五十くらい繋がったものをペプチドと呼び、それより長く繋がったものを蛋白質と呼ぶ。

参考文献

［1］　トゥーキュディデース著、久保正彰訳『戦史』岩波文庫、一九六六年
［2］　Papagrigorakis MJ et al. "DNA examination of ancient dental pulp incriminates typhoid fever as a probable cause of the Plague of Athens." *Int J Infect Dis.* 10(3):206-14.2006
［3］　梅渓昇著『緒方洪庵』人物叢書　吉川弘文館、二〇一六年

［4］ 加藤茂孝著「狂犬病―パスツールがワクチン開発」人類と感染症との闘い　第4回　モダンメディア　61巻3号　二〇一五年
［5］ Karikó K et al. “Suppression of RNA recognition by Toll-like receptors: the impact of nucleoside modification and the evolutionary origin of RNA.” *Immunity*. 23(2):165-75. 2005
［6］ 石田三雄著「ノーベル賞を逃した3人の日本人医学者」近創史　№6　二〇〇八年
［7］ Kantha SS. “A centennial review; the 1890 tetanus antitoxin paper of von Behring and Kitasato and the related developments.” *Keio J Med*. 40(1):35-9.1991
［8］ Sullivan DJ et al. “Early Outpatient Treatment for Covid-19 with Convalescent Plasma.” *N Engl J Med*. 386(18):1700-1711. 2022
［9］ 新型コロナウイルス感染症（ＣＯＶＩＤ－19）診療の手引き・第8.1版　診療の手引き検討委員会、二〇二二年十月五日
厚生労働省ホームページより入手可能。

第二章

MHCというお皿

——病原体の断片を乗せてT細胞に示す

細菌は主に細胞外で適切な環境があれば分裂して増える。しかし、ウイルスは細胞内でしか増えない。ウイルスは殻の中に遺伝子が入ったもので、殻が細胞にくっ付いて殻の中にあるウイルス遺伝子が細胞内に入り、細胞内にある蛋白質や遺伝子の合成装置を借りてウイルス自体を生産して増えていく。ウイルスは「入れ物に入った遺伝子」である。

細菌などの細胞外（外因性）の敵や、ウイルスなどの細胞内（内因性）の敵を認識して攻撃命令を出すことが免疫の重要なステップである。免疫は血液の中を流れている白血球（血液中では三三〇〇〜八六〇〇個／㎣）が担う。白血球は主に好中球（白血球の三八〜七四パーセント）とリンパ球（一六・五〜四九・五パーセント）、その他、数パーセントずつの単球、好酸球、好塩基球などを含む。リンパ球は主にT細胞、B細胞、ナチュラルキラー細胞からなる。単球は各組織に行き着くと病原体と最初に出会って食べて分解してくれる樹状細胞やマクロファージに分化する。樹状細胞はリンパ節に行き病原体の侵入をT細胞に報告する。この章では免疫の細胞たちが敵を認識して攻撃体制に入る仕組みをお話する。

「私の細胞」の目印MHC、人間ではHLA

ある日、外来診察中に患者さんに言われた。「先生、この前、阪神百貨店の地下売り場でお酒の試飲されてましたね」「えっ、見てたの?」。白衣を着て病院の名札を付けて試飲していたら私だとバレても仕方ないけれど、百貨店の人混みの中、普段着で名札も付けていない私をなぜわかったのだろう。

実は私たちの身体を形成している細胞にはそれぞれ自分の印を示す分子がある。白血球や皮膚の細胞一つ一つには自分の細胞であることを示す分子を発現していて、「私の白血球」、「私の皮膚細胞」なのである。

私たちの身体の細胞表面には、主要組織適合遺伝子複合体（major histocompatibility complex、略してＭＨＣ、エムエイチシーと呼ぶ）が発現している。「遺伝子複合体」というのは人では「６番染色体」の短腕《たんわん》に二百を超えるＭＨＣに関連した遺伝子が存在しているからである。マウスやニワトリなど他の脊椎動物にも似た分子があり、人のＭＨＣを特にヒト白血球抗原（human leukocyte antigen、略してＨＬＡ、エイチエルエーと呼ぶ）とも呼ぶ。赤血球のＡＢＯ型と同じように白血球にも型があることから、このように呼ばれるようになった。

身体に入ってきた様々な細菌やウイルスなどとうまく戦うには、免疫のシステムが、どのように自分ではない病原体だけを認識して攻撃し、逆に自分の細胞は攻撃しないようにしているか、が重要だ。その役割を担っているのがＭＨＣで、私たちが感染症に罹った時、病原体である細菌やウイルスを細胞内に取り込み、その一部を細胞表面に現わし、ＭＨＣとともに免疫細胞に提示するのである。ＭＨＣは自分の細胞の証明書としての役割もあり、ＭＨＣを失った細胞は排除される。

ヘルパーT細胞による「液性免疫」と「細胞性免疫」の命令

ＭＨＣにはクラスⅡ（ツー）とクラスⅠ（ワン）の二つがある。細胞の外（外因性）にいる病原菌はＭＨＣクラスⅡのお皿に乗せて、細胞の中（内因性）で生じたウイルスやがん細胞の異常な蛋白質はＭＨＣクラスⅠのお皿に乗せてＴ細胞に知らせる（図２－１）。ＭＨＣクラスⅡは樹状細胞やマクロファージ、Ｂ細胞などの免疫細胞に発現しているが、特に樹状細胞で強く発現する。

細胞の外にいる細菌や、ウイルスに感染して死んだ細胞を細胞内に取り込んだ樹状細胞やマクロファージは細胞内で壊し、アミノ酸の「断片」（いくつかのアミノ酸が繋がった断片をペプチドという）にして、ＭＨＣクラスⅡのお皿に乗せて細胞表面に現わす。「こんな病原体を食べたよ、これが病原体の一部だ」と示すのである（図２－２）。「ＭＨＣクラスⅡ

と断片」が示されると、それを認識出来るT細胞（CD4分子を細胞表面に持つCD4$^+$ T細胞）が選ばれ、その後、CD4$^+$ T細胞は樹状細胞から刺激を受けヘルパーT細胞（helper T cell、略してTh細胞。ヘルパーは助っ人という意味）になる。

お助け役のヘルパーT細胞は、多くの種類のB細胞の中から、同じ「断片」を細胞表面に乗せているB細胞を選んで助け、形質細胞に変身させる。形質細胞は「断片」に対する抗体を作り、血液中を流れて身体のどこかに潜む細菌やウイルスを攻撃する。こうした抗体産生を中心とした免疫の仕組みを「液性免疫」という。

一方、樹状細胞は食べた病原体の「断片」を、もう一つのお皿であるMHCクラスIにも乗せて細胞表面に現わす（クロスプレゼンテーションと呼ぶ）。そして「MHCクラスIと断片」を認識出来るT細胞（CD8分子を細胞表面に持つCD8$^+$ T細胞）が選ばれる。CD8$^+$ T細胞は樹状細胞から刺激を受けるとともに、お助け役のヘルパーT細胞からも刺激されてキラーT細胞（細胞傷害性T細胞とも。cytotoxic T lymphocyte、略してCTL。キラーは殺し屋という意味）になる。樹状細胞から学んだキラーT細胞が病んだ細胞を殺しにいく免疫の仕組みを「細胞性免疫」という。

MHCクラスIIから情報を受けたヘルパーT細胞は、実行部隊であるB細胞やキラーT

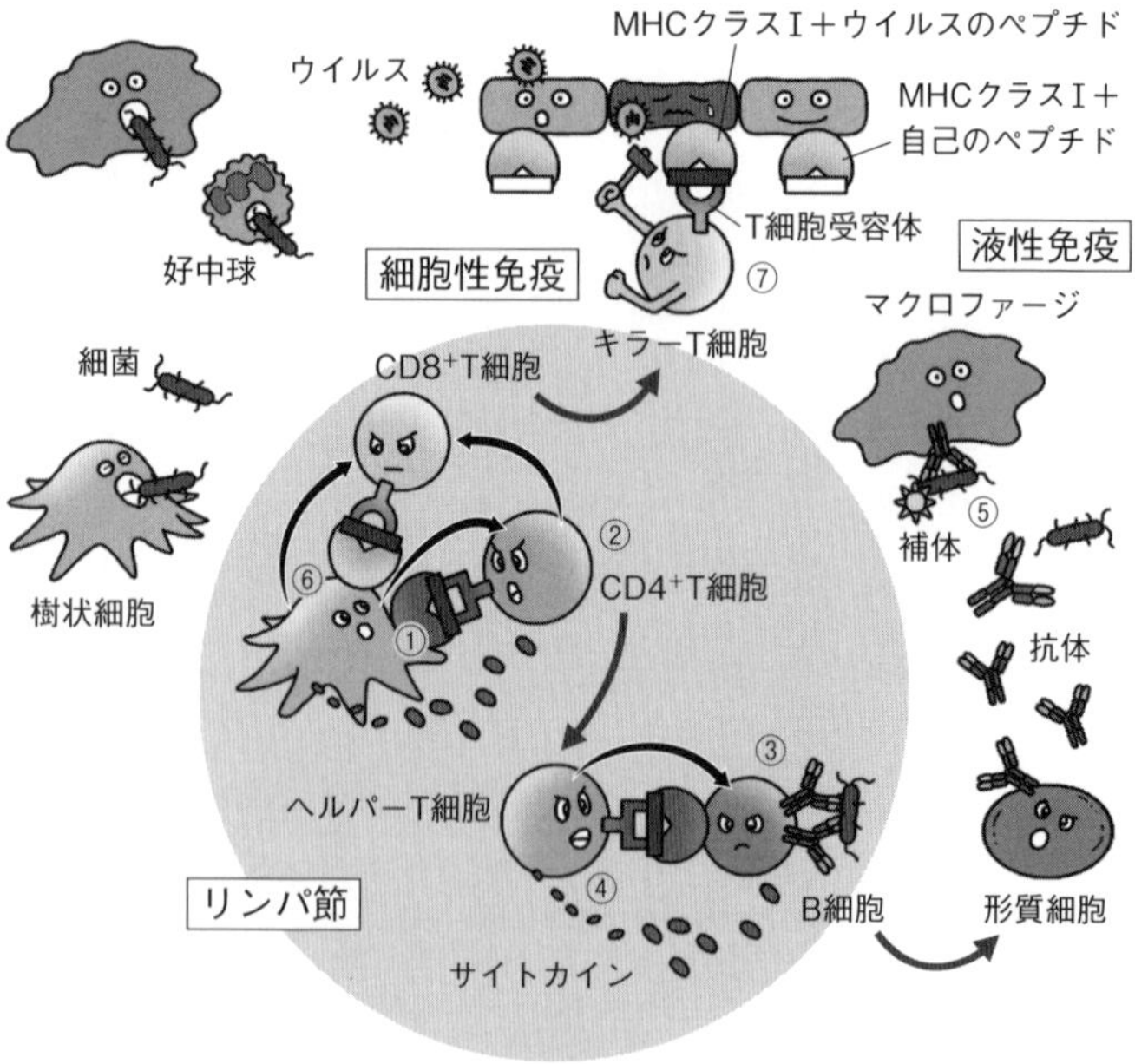

図2-1　獲得免疫の仕組み

①病原体を食べた樹状細胞は病原体を分解しMHCクラスⅡのお皿に断片（ペプチド）を乗せてリンパ節の中に入り、「こんな奴だ」とT細胞に示す。
②断片にくっ付くアンテナ（受容体）を持つT細胞（$CD4^+$ T細胞）が選ばれ、刺激されて（補助刺激やサイトカイン刺激）ヘルパーT細胞になる。
③B細胞は自分の受容体にくっ付いた病原体を食べ込んでMHCクラスⅡのお皿に乗せて断片を示す。
④ヘルパーT細胞は樹状細胞から示された断片と同じ断片を示しているB細胞を刺激する。B細胞は形質細胞に変身し、受容体を抗体として放出する。
⑤抗体は病原体にくっ付き、補体（火薬みたいなもの）を武器にして病原体に穴をあけたり、食いしん坊のマクロファージに食べさせたりする。
⑥樹状細胞がMHCクラスⅠのお皿に断片を乗せて示すと、T細胞（$CD8^+$ T細胞）が選ばれ、刺激されてキラーT細胞になる。
⑦ウイルス感染細胞やがん細胞は異常な断片をMHCクラスⅠのお皿に乗せて示す。キラーT細胞は樹状細胞から教えられた断片と同じと知って殺す。

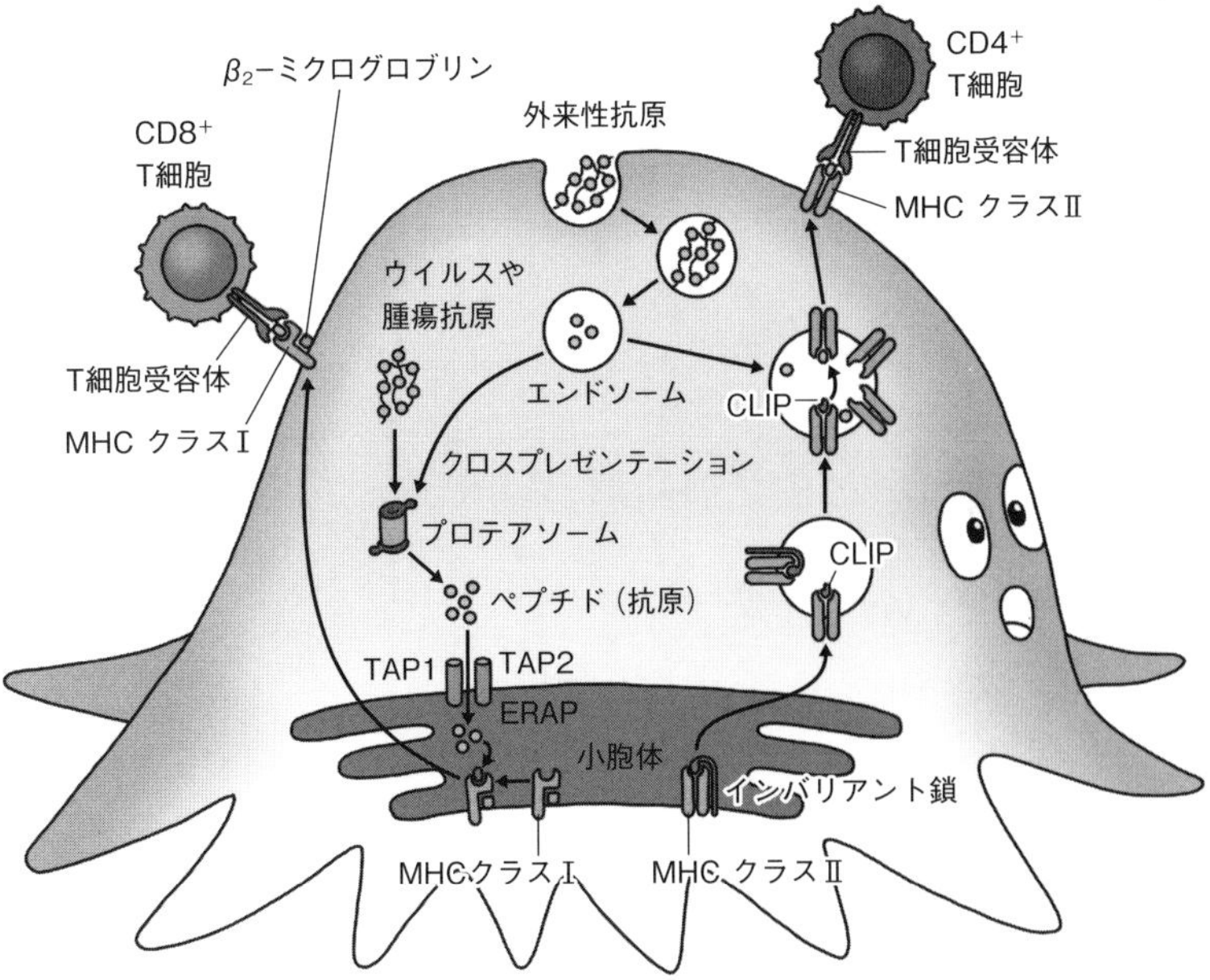

図2-2　MHCのお皿に断片を乗せてT細胞に知らせる仕組み

（右側）細胞の外にいる病原体（外来性抗原）は樹状細胞などに取り込まれてエンドソームで分解される。一方、小胞体の部屋で待っているMHCクラスⅡのお皿には自分の成分がベタベタくっ付かないようインバリアント鎖が蓋をしている。インバリアント鎖は一部がなくなり、CLIP（class II-associated invariant chain peptide）がお皿に蓋をした状態になる。エンドソームから入ってきた病原体の断片はCLIPと置き換わりMHCクラスⅡのお皿に乗って細胞表面に運ばれる。MHCクラスⅡに乗った断片に合う受容体を持った$CD4^+$ T細胞はその後刺激を受けてヘルパーT細胞になる。

（左側）樹状細胞ではクロスプレゼンテーションという仕組みでMHCクラスⅠにペプチドを乗せることも出来る。MHCクラスⅠに乗った断片に合う受容体を持った$CD8^+$ T細胞はヘルパーT細胞から刺激されてキラーT細胞になる。

細胞を助け、「液性免疫」と「細胞性免疫」の実行命令を下す隊長役だ。ヘルパーT細胞、キラーT細胞、B細胞が持つ受容体と反応する「断片」を「抗原」と言う。液性免疫や細胞性免疫による攻撃の標的だ。

病んだ細胞はMHCクラスIでキラーT細胞にお知らせ

MHCクラスIは身体中で核を持つほとんど全ての細胞の表面に発現し、自分自身であることを示す印である。さらに、身体中をパトロールしているキラーT細胞に対して、細胞内の異常な蛋白質の「断片」を乗せて知らせるお皿でもある（図2－3）。

ウイルスは様々な細胞に感染する。細胞内に感染したウイルスの蛋白質はプロテアソーム（細胞の中にあり、蛋白質を分解する酵素などが集まったもの）で分解され、アミノ酸の「断片」（ペプチド）にされ、MHCクラスIのお皿に乗せられて細胞表面に現われ、「私はウイルスにやられた、これがウイルスの一部だ」と示す。あるいは、がん細胞では突然変異などで変化した蛋白質を同じように断片化してMHCクラスIのお皿に乗せて示す。樹状細胞から教えられたキラーT細胞は、教えられた「断片」と同じものをMHCクラスIのお皿に乗せているウイルス感染細胞を見付けると殺してしまう。細胞性免疫による病んだ

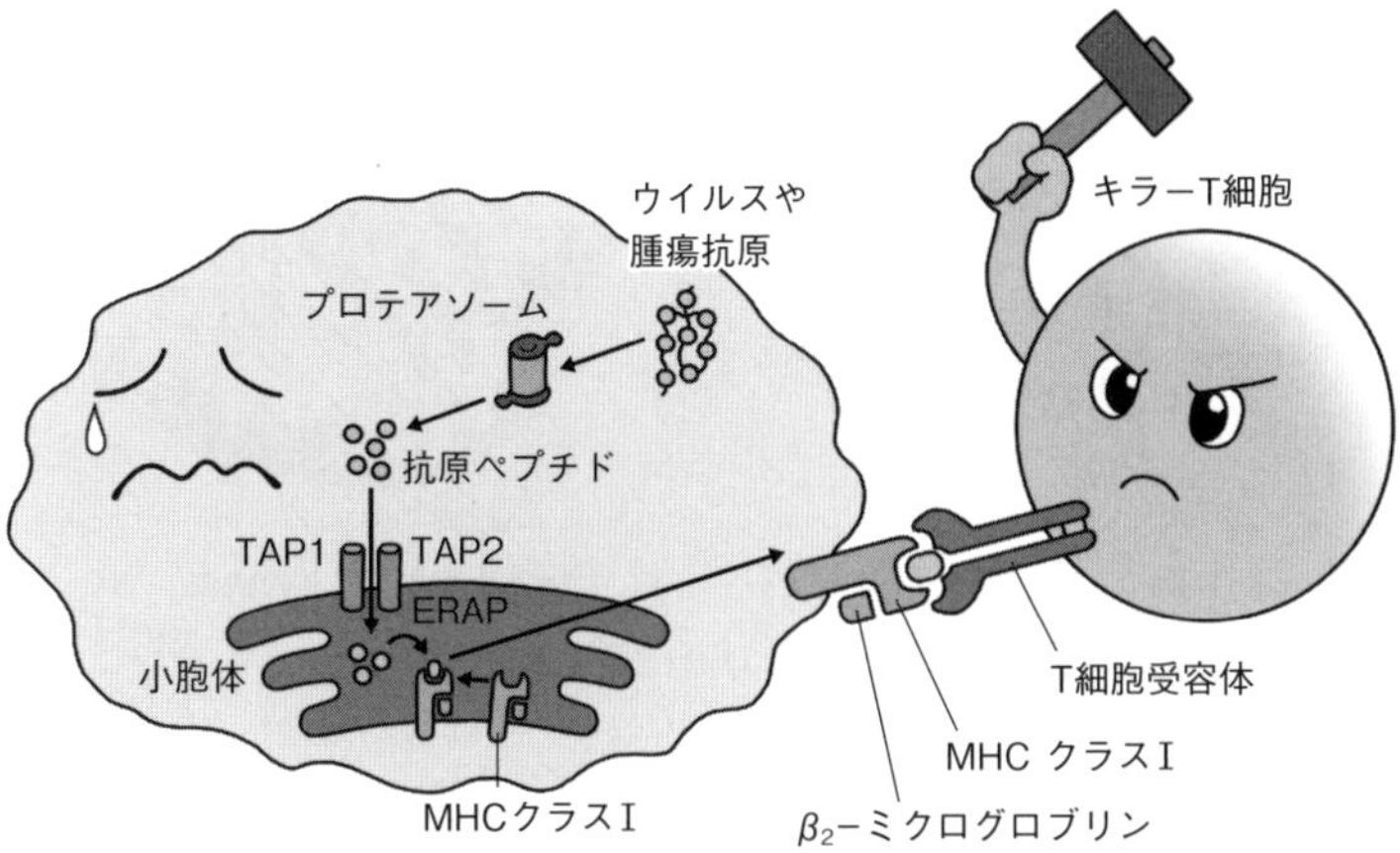

図2-3　キラーT細胞による病んだ細胞の排除

病んだ細胞の内部でウイルスやがん由来の異常な蛋白質が出来ると、蛋白質は包丁のプロテアソームで刻まれ、抗原処理関連トランスポーター（TAP1、TAP2）の扉を潜り小胞体の部屋に入る。次に刻み包丁のERAP（endoplasmic reticulum aminopeptidase）でさらに小さく刻まれMHCクラスⅠのお皿に乗せられて細胞表面に運ばれる。病んだ細胞はMHCクラスⅠに乗った断片に合う受容体を持つキラーT細胞に殺される。

細胞の排除だ。ウイルスは生きた細胞の中でしか増えないので感染した細胞が死んで掃除されるとウイルスはいなくなる。

細菌やウイルスの断片を乗せていないMHCクラスⅡやMHCクラスⅠはどうなっているのかというと、自分の細胞由来の蛋白質の断片を乗せている。しかし、自分に由来する断片に強く反応するT細胞は発生段階で除かれ、自分の印で自分の持ち物を示している細胞は攻撃しないようになっている。

細胞が病んで自分の印であるMHCクラスⅠの発現が低下してし

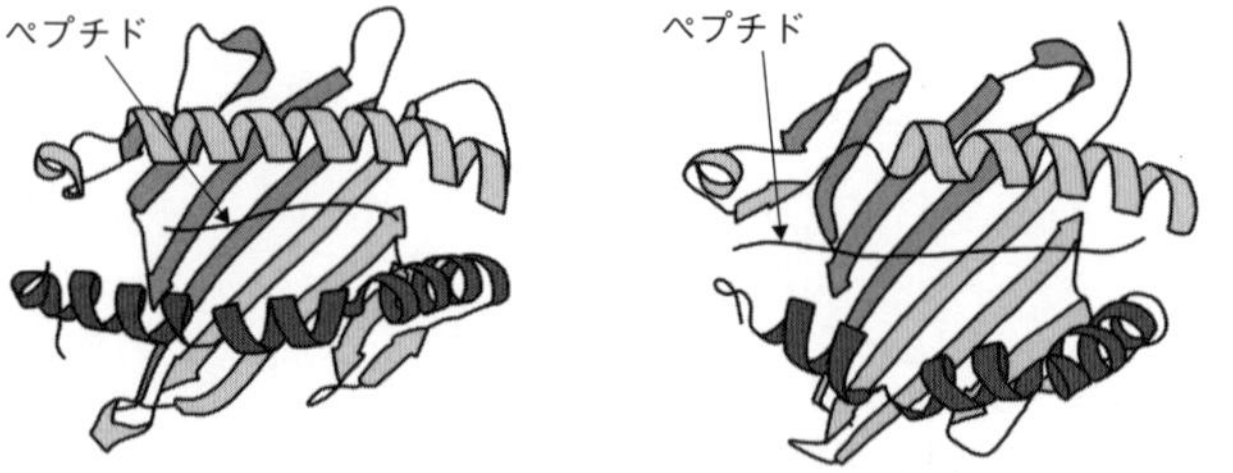

図2-4　MHCの溝に乗ったペプチド

MHCの上から見た構造。MHCクラスⅠは真ん中の溝に8〜10個のアミノ酸（ペプチド）が乗る。MHCクラスⅡの溝にはMHCクラスⅠより長い13〜17個のアミノ酸（ペプチド）が乗る。溝の構造によって乗り心地が違う。

まうと、もはや自分ではないと判断され、ナチュラルキラー細胞（ＮＫ細胞、生まれつきの殺し屋細胞）に殺されてしまう。

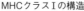

ＨＬＡの多様性で人類が生き残った

ある病原体に対する免疫反応は個人の持つＨＬＡ（人に限って話す時はＭＨＣではなくＨＬＡと呼ぶ）の違いによって強弱がある。ペプチド断片が個人のＨＬＡの溝に結合しやすいかどうかで決まる（図２－４）。ＨＬＡが一種類しかなかったとしたら、ある病原体由来の「断片」をうまく乗せられなくて免疫細胞に示せない場合には病原体を排除出来ない。

これまで、人類は進化の過程で多くの死者を出した感染症に何度もさらされてきたが、現在まで生き残っている。人類が感染症で全滅せずに続いているのは、様々な病原体に対してその断片を免疫細胞にうまく提示することの出来るＨＬＡを持った人が生き残ってきたためで、そうして現在のＨＬＡが形成されていると考えられている。世界の地域によってＨＬＡ遺伝子の種類が異なるが、人類の移動を反映していると同時に、その地域で流行した感染症の歴史を反映しているとも考えられている。これからも人類が続くためにはＨＬＡに多様性があった方がいい。

ＨＬＡクラスⅠにはＡ、Ｂ、Ｃ、Ｅ、Ｆ、Ｇがあり、ＨＬＡクラスⅡにはＤＲ、ＤＱ、ＤＰ、ＤＭ、ＤＯがある。さらにそれぞれが多くの種類からなっている（表２－１）。父と母から受け継いだこれらの遺伝子の組み合わせで一人分のＨＬＡが出来上がる。遺伝子の種類全てを掛け算すると非常に大きな組み合わせの数となるが、実際には種類の偏りがあり、地域によって人々がよく持つ遺伝子がある。

赤血球型は主にＡ、Ｂ、ＡＢ、Ｏ型があり、日本人ではＡ型が約四〇パーセントと最も多い。白血球の型であるＨＬＡも多い型と少ない型がある。信じるか信じないかは別として血液型性格占いというものがある。ＨＬＡ型性格占いを誰かやってくれないだろうか。ＨＬＡに親しくなると思うのだが。ややこし過ぎて無理か。

病原体の認識に大切なＨＬＡは病気とも関係が深く、特定のＨＬＡを持っていると特定

表2-1　人のHLAクラスⅠとクラスⅡの種類と対立遺伝子数

HLAクラスⅠと対立遺伝子数		HLAクラスⅡと対立遺伝子数	
A	7712	DRA	46
B	9164	DRB	4374
C	7672	DQA	596
E	346	DQB	2454
F	59	DPA	536
G	117	DPB	2305
		DMA	58
		DMB	71
		DOA	92
		DOB	60

遺伝子解析が進むに連れて新しい遺伝子が見付かり対立遺伝子数が増えている。対立遺伝子とは父と母から受け継ぐ染色体の遺伝子の同じ位置にある複数の遺伝子。HLA-Aは7712種類の遺伝子が報告されている。HLA-A、B、Cは種類の多い古典的HLAクラスⅠ、HLA-E、F、Gは種類の少ない非古典的HLAクラスⅠ。他にクラスⅠ、Ⅱとは別にCD1によって糖脂質が提示される。IPD-IMGT/HLA database（2023年1月）より。

の免疫の病気になりやすいことが知られている。「免疫細胞に異物の情報を示す自分を守るべきＨＬＡ」が免疫細胞の暴走によって苦しむ「免疫疾患の発症」にも関係しているのである。

また、人同士で腎臓、心臓や骨髄移植を行う時はどうであろうか、他人の組織の細胞は自分と異なるＨＬＡを持つため、自分の免疫細胞が「この細胞のＨＬＡは自分のじゃない」と判断して攻撃を仕掛けることになる。臓器移植では免疫細胞からの攻撃を逃れるため出来るだけＨＬＡが合うような相手に移植する。

HLAと病気の関係

表2−2を眺めてみよう。HLAクラスⅠのBに属するHLA−B27の遺伝子を持っていると強直性脊椎炎（腰痛から始まり背骨が硬くなる病気）に他の人より千五十六倍なりやすい。これほど病気と関連しているHLAは珍しく、HLA−B27が陽性だと強直性脊椎炎の診断の助けになる。しかし、日本では強直性脊椎炎は比較的稀な病気で有病率十万人あたり六人、これは日本人ではHLA−B27を持っている人が〇・五パーセントしかいないからである。HLA−B27を持っている人が一〇から一六パーセントいるノルウェーでは強直性脊椎炎は有病率十万人あたり二百十人となっている。また、HLAクラスⅡのDRに属するDRB1*04：05の遺伝子を持っていると関節リウマチに四・四倍なりやすい。診察室で「私の関節リウマチは子どもに遺伝するのでしょうか」という質問を受けることがある。きちんと答えるなら、「子どもにあなたが持っているHLAクラスⅡのDRB1*04：05（別の遺伝子を持っている可能性もあるが）が受け継がれたら、四・四倍関節リウマチになりやすくなるでしょう」となる。関節リウマチはHLA以外にも多くの遺伝子が少し

表2-2　病気との関連を示すHLA型

疾患	関連を示すHLA型		患者集団中頻度(%)	一般集団中頻度(%)	オッズ比
	血清型	遺伝子型			
強直性脊椎炎	HLA-B27		83.3	0.5	1056.3
ベーチェット病	HLA-B51	B*51:01	59.4	13.6	9.3
関節リウマチ	HLA-DR4	DRB1*04:05	58.8	24.7	4.4
	HLA-DQ4	DQB1*04:01	58.8	24.7	4.4
全身性エリテマトーデス	HLA-B39		16.7	3.1	6.3
	HLA-DR2	DRB1*15:01	29.6	12.4	3.0
混合性結合組織病	HLA-DR4	DRB1*04:01	18.8	4.4	5.0
高安動脈炎	HLA-B52	B*52:01	50.5	24.1	3.2
	HLA-B39	B*39:02	4.1	0.5	8.5
潰瘍性大腸炎	HLA-B52	B*52:01	56.4	24.1	4.1
	HLA-DR2	DRB1*15:02	59.3	24.4	4.5
	HLA-DPw9	DPB1*09:01	55.6	20.6	4.8
クローン病	HLA-DR4	DRB1*04:05	40.0	24.7	2.0
	HLA-DQ4	DQB1*04:01	40.0	24.7	2.0

HLA型には二つの表記がある。もともとはHLA抗原と抗血清型との反応に基づく「血清型」で分けられていたが、遺伝子解析が進みより詳細な「遺伝子型」に変わってきている。HLA研究所ホームページより。

ずつ関与し、また、環境因子の関与も大きく、たとえHLAが子どもに受け継がれても遺伝の影響は、強直性脊椎炎のように強くない。

高安動脈炎という太い動脈の血管壁が炎症を起こす病気では、大腸の病気である潰瘍性大腸炎を合併することがある。これはどちらの疾患もHLAクラスⅠのBに属するB*52:01の遺伝子と関連しているからである。

しかし申し訳ないが、これらの話を診察室で患者さんに説明するには時間がない。「HLAって何ですか」と返されるに違いない。次の患者さんが待っている、診察時間に余裕がある時には頑張って説明しても、半年後にまた同じ質問をされたらどうしよう。端折って、「一般に親が関節リウマチである場合に子どもが関節リウマチを発症する確率は二から四倍上がります」くらいにする。「四倍も高いのですか」と暗くなるので、関節リウマチの発症率は〇・七パーセントぐらいで四倍しても二・八パーセントが発症するくらいなので、引き算して「九七パーセントは関節リウマチにはなりませんよ」と説明している。「万一、関節が痛くなり始めたらすぐに私の外来に連れて来て下さい。早く治療すれば良くなりますから、心配ありませんよ」と追加する。

HLAで口頭試問

一九八〇年のノーベル生理学・医学賞は「免疫反応を調節する細胞表面の遺伝的に決定された構造に関する発見」に対してスネル、ドーセ、ベナセラフに（注1）、一九九六年には「細胞性免疫防御の特異性に関する発見」に対してドハティーとツィンカーナゲルに（注2）授与された。MHCには五名のノーベル賞受賞者が関係しているのだ。

医学生の口頭試問で、例えば「免疫疾患に関係する主な遺伝子は何ですか」という問に、「ＭＨＣ、ヒトではＨＬＡで、クラスⅡとクラスⅠがあります」、と答えてくれたらまあ一応は正解。「免疫疾患の中でも関節リウマチではクラスⅡのＨＬＡ－ＤＲＢ１、強直性脊椎炎ではクラスⅠのＨＬＡ－Ｂ27です」と答えてくれたら嬉しい。「じゃあ、ＨＬＡの役割は何ですか」という追加の問が来るかもしれない。「細胞外から取り込んだ病原体の蛋白質の断片はクラスⅡに乗せて、細胞内で出来た異常な蛋白質の断片はクラスⅠに乗せて、Ｔ細胞に示します。Ｔ細胞は液性免疫や細胞性免疫を誘導します」と答えるとすんなり合格。「樹状細胞は細胞外から取り込んだ断片をクラスⅡで、さらにクロスプレゼンテーションでクラスⅠでも提示します」なんて追加されたら、「君、免疫内科に興味ある？」と勧誘したくなる。

注１　スネル、ドーセ、ベナセラフ　米国ジャクソン研究所のジョージ・スネルは個体間で組織の移植がうまくいくか拒絶されるか遺伝的に決めている因子を発見し、現在のＭＨＣ（人ではＨＬＡ。当時はＨ抗原と呼んでいた）の概念を導入した。フランスのパリ大学のジャン・ドー

セは人間にH抗原が存在することを示し、それらを形成する遺伝子を解明した。米国ハーバード大学のバルフ・ベナセラフはH抗原で免疫細胞間の相互作用が調整され、それが免疫反応の強さに重要であることを示した。

注2　ドハティー、ツィンカーナゲル　米国セントジュード小児病院のピーター・ドハティーとスイスのチューリッヒ大学のロルフ・ツィンカーナゲル　ツィンカーナゲルはウイルスに感染した細胞を殺すためにはキラーT細胞がウイルスと自己分子（ＭＨＣ、人ではＨＬＡ）の両方を認識しなければならないことを発見した。外来分子と自己分子の両方を同時に認識するという原理は細胞性免疫の特異性の理解の基盤となった。

参考図書

河本宏著『もっとよくわかる！免疫学』　実験医学別冊　羊土社、二〇一一年
著者の得意な漫画によって複雑な免疫学の概念が把握しやすく、難しい内容も優しく描かれている。漫画のキャラが関西弁なのが親しみやすい。
熊ノ郷淳編『免疫ペディア　１０１のイラストで免疫学・臨床免疫学に強くなる！』　羊土社、二〇一七年
免疫学の若手専門家たちが分担してキーワードをテーマにまとめている。わかりやすい豊富な

イラストで高度な内容を説明している。

宮坂昌之監修、小安重夫・椛島健治編『標準免疫学』第四版　医学書院、二〇二一年
我が国の各大学の免疫学の教授陣が分担執筆した教科書。一般の方には少し難しいかも。

笹月健彦・吉開泰信監訳『免疫生物学』（原書第9版）　南江堂、二〇一九年
Murphy K, Weaver C による「Janeway's Immunobiology」（第9版）二〇一六年の日本語訳。
「ジェンウェイの免疫学の教科書」として世界中の免疫学を学ぶ人の昔からの定番。

〈出典〉

図2－2、2－3：Kobayashi KS, van den Elsen PJ. "NLRC5: a key regulator of MHC class I-dependent immune responses." *Nat Rev Immunol.* 12(12):813-20. 2021 より著者改変。

図2－4：Achour A. "Major histocompatibility complex: Interaction with peptides." *Encyclopedia of life Sciences* 1-8. 2001

第三章

備えた受容体と抗体の働き

——どんな抗原にも反応する多様性

免疫の不思議は、出会ったことのない感染症や新しく作ったワクチンにも反応出来ることである。免疫細胞はなぜそのようなことが出来るのだろうか。この章ではT細胞がどうして多様な病原体の「断片（抗原）」を認識することが出来るのか、B細胞からどうして多様な抗体が作られるのか、さらにT細胞とB細胞の連携プレーで作られる抗体の働きについて語っていこう。

T細胞受容体の出来方

病原体のペプチド抗原を認識するには、それにピッタリと結合する受容体が必要である。鍵と鍵穴のような関係と考えて欲しい。MHCクラスⅡやMHCクラスⅠによって示された鍵である抗原を認識する「T細胞の受容体」は多様な鍵穴を準備している。

人類がまだ出会ったことのない新型の病原体にも反応したり、実験で人工的に作ったペプチドに対してさえも反応するT細胞がいるのだ。鍵である抗原の種類が膨大であれば、それに合う鍵穴の受容体も膨大な種類が必要となる。受容体の遺伝子を一つ一つ揃えてしまうとなると遺伝子が足りない。人の各蛋白質の元となる遺伝子の数は約二万個と言われており限りがあるのだ。

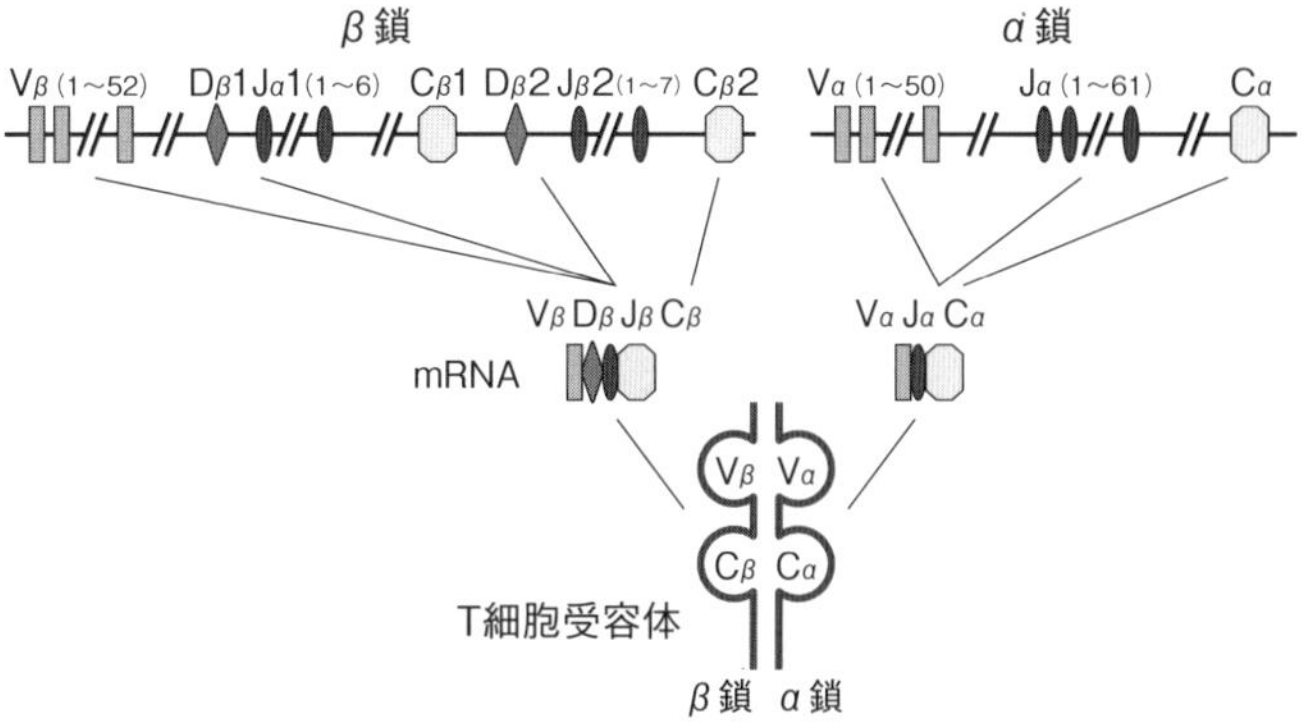

図3-1　T細胞受容体遺伝子の再編成

αβT細胞に関して、先に出来るβ鎖は可変部Vが52種類と多様部Dが2種類と結合部Jが13種類あり、組み合わせは掛け算で1352。一方α鎖はV50とJ61で組み合わせは掛け算で3050。従ってβ鎖とα鎖からなるT細胞受容体の多様性は1352×3050で約410万通りとなる。しかし遺伝子が繋がれる時の繋ぎ目の変化で実際はさらに多様性が増え、10の18乗（100京）通りとも言われる。

T細胞の受容体が出来上がる仕組みは巧妙で、遺伝子を組み合わせて再編成して多様性を作り出しているのだ。食堂の食事で例えると、主食にご飯、パン、麺、メインにステーキ、唐揚げ、魚、小鉢は卵、漬物、梅干し、選んでいくと様々な定食が出来上がるのと同じだ。

具体的には、T細胞の受容体はα鎖とβ鎖の二つの蛋白質からなる。先にβ鎖が作られる。遺伝子が、切られて抜けて繋がれ、再編成されて出来上がった遺伝子が一つのβ鎖を形成する。その後、同じようにα鎖が再編成されて作られる（図3－1）。α鎖とβ鎖の種類の数を掛け算すると数百万種類、さらに繋ぎ目の変化で膨大な種類のT細胞受容体になると言われている。

T細胞はB細胞を助けて抗体を作るように仕向けるヘルパーT細胞になったり、直接細胞を殺すキラーT細胞になったり、免疫の中心的な細胞である。他にγ鎖とδ鎖と持ったT細胞（γδT細胞）があり、リンパ節ではT細胞の数パーセント以下で、主に皮膚や粘膜に存在する。やはり受容体に多様性があるが、αβ鎖を持つT細胞（αβT細胞）とは異なりMHCとは無関係に直接抗原と結合し、蛋白質や脂質など結合出来る分子は幅広い。

敵に反応出来るT細胞受容体のみ残す

さて、これで一通りの受容体を持ったT細胞が出来上がった。しかし、中にはMHCに提示された自分の細胞由来のペプチドに対して結合する受容体が出来てしまっているかもしれない、そうした受容体を持ったT細胞は自分を攻撃しかねないので死んでもらう。この選別を「負の選択（ネガティブセレクション）」と言う。

全く自分のMHCを認識しない受容体も困る。近付いて自分のペプチドか病原体のペプチドかを比べるようにMHCと自分由来のペプチドにほどよく弱く反応する受容体が選ばれる。この選別を「正の選択（ポジティブセレクション）」と言う。全く反応しない受容体を持ったT細胞は役に立たないので死んでもらう。この選別を「無視による死」と言う。

これらは胎児期に「胸腺」と言う心臓の前方にある臓器で行われ、胸腺上皮細胞がT細胞を選別している。T細胞は最初に骨髄（bone marrow／注1）で作られるのだが、このように胸腺で適切に選別され成熟していく細胞なので胸腺の英語名thymusの頭文字からT細胞と呼ばれている。胸腺で行われるT細胞の選別は、T細胞が自己を攻撃しないため、つまり自分自身の細胞には「寛容」になるための大切な過程なのである。「免疫寛容獲得の発見」で一九六〇年バーネットとメダワー（注2）にノーベル生理学・医学賞が授与された。

B細胞受容体の出来方

B細胞も細胞表面に受容体を持つ。この受容体は後に細胞外に分泌されて抗体となる。T細胞受容体はMHCクラスⅠやクラスⅡによって提示されたペプチド抗原を認識するが、B細胞受容体はMHCとは関係なく、直接抗原と結合出来る。因みに、普通の蛋白質だと数十箇所くらい結合される部分があり、それらの部分のことをエピトープという。例えば抗体Aと抗体Bはどちらも同じ蛋白質に結合しても、結合する部分が異なる場合はこれら

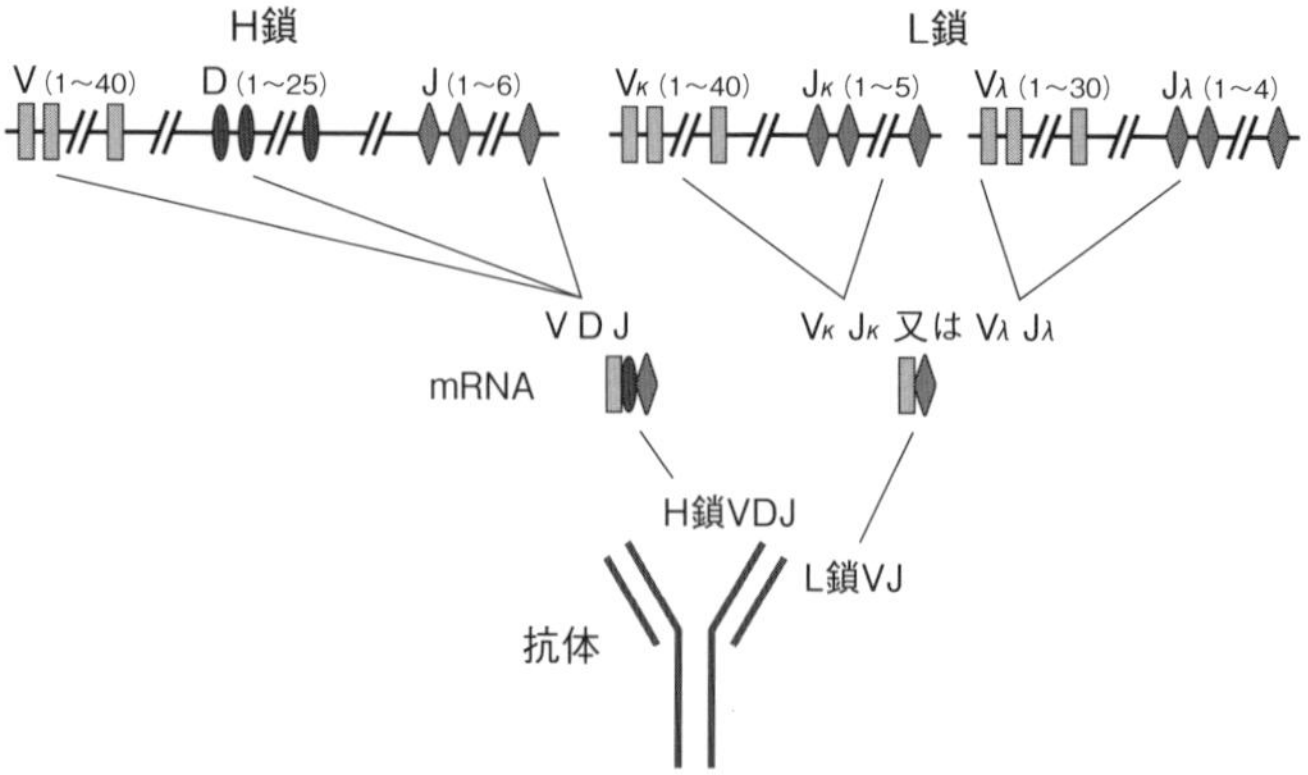

図3-2　B細胞受容体（抗体）遺伝子の再編成

H鎖には可変部Vが40種類と多様部Dが25種類と結合部Jが6種類、組み合わせは掛け算で6000。一方L鎖は2種類あり、κ鎖はV40とJ5で組み合わせは200、λ鎖はV30とJ4で組み合わせは120。従ってH鎖とL鎖からなる抗体の多様性は6000×(200＋120)で192万通り。遺伝子の繋ぎ目で変化が起こり、実際は多様性が増す。さらにB細胞はリンパ節内に入って細胞を増やすとともにH鎖とL鎖の可変部V領域で活性化誘導シチジンデアミナーゼ（activation-induced cytidine deaminase略してAID）によって高頻度な突然変異が生じ、多様性はさらに増す。B細胞はその後形質細胞に分化し受容体を抗体として分泌する。最終的に抗体の多様性は数千億通りと言われる。

の抗体は「異なったエピトープを認識している」という。

さて、B細胞受容体の種類はT細胞受容体と同様に膨大な種類からなっている。B細胞受容体（つまり将来の抗体）の多様性を生じる仕組みもT細胞受容体と同じく遺伝子の再編成による。抗体は二つのH鎖（heavy chain、ヘビーチェイン。重鎖とも呼ぶ）と二つのL鎖（light chain、ライトチェイン。軽鎖とも呼ぶ）から出来ている。H鎖もL鎖もそれぞれ遺伝子再編成で多様性が出来、さらに突然変異が入る仕組みがあり、その結果T細胞受容体と同様の多様性を得る（図3－2）。

B細胞の名前の由来は、ニワトリではファブリキウス嚢（bursa Fabricii）で抗体を産生する細胞が出来ることから頭文字をとってB細胞と呼ばれた。人にはファブリキウス嚢はなく骨髄（bone marrow）で作られるが、どちらも頭文字がBなので丁度いい。不適切な受容体を持ったT細胞が胸腺で選別を受けるように、B細胞は骨髄で選別を受ける。自分の細胞由来のペプチドに対して強く結合するB細胞受容体を持つものは未熟な段階で死んでしまう。

これまで遺伝子DNAは大切な設計図なので、切れたり繋がれたりして変わることはないと考えられていたが、遺伝子の再編成によって多様性を獲得する驚きの仕組みの発見、「抗体の多様性を生み出す遺伝的原理の発見」に対して一九八七年日本人では初めてのノーベル生理学・医学賞が利根川進に授与されている（図3－3／注3）。

利根川先生は大阪大学に滞在されていたことがある。当時私が大学院生だった研究室（岸本忠三教授）の忘年会にも出席され、唐揚げを美味しそうに食べられていた姿は、全く普通の人なのだ。帰りの御堂筋線の電車の中で、私の友人が先生に「次はどのような研究

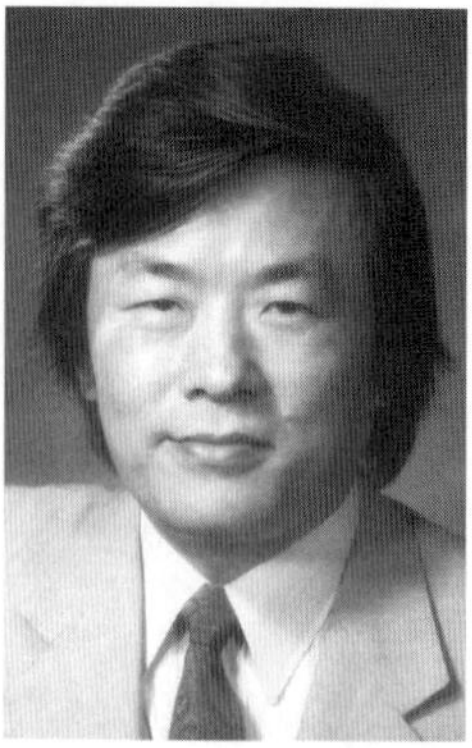

図3-3　利根川進

ノーベル賞ホームページより。

をされるのですか」と尋ねた。私は利根川先生が取り組まれる免疫学の次の重要テーマを期待して耳をそばだてたが、「これからは脳神経が面白い」と言われた。意外。その後先生は本当に免疫学から離れて脳神経の研究に進まれたのには驚いた。しかも、優れた論文を次々と有名雑誌に発表され、分野を変えても重要なテーマを追い、発見を続ける利根川先生には凄いの一言。因みに、大学院生たちは御堂筋線の終点千里中央駅で降りた後、そのまま大学の研究室に戻って実験の続きをしていた。昔の研究室はそんなものだった。

クローンを選ぶ

ここからは、免疫学の重要な概念、クローン選択の話をさせて欲しい（図3－4）。受容体の多様性は遺伝子の再編成で出来上がるので、一つのT細胞やB細胞は一種類の受容体しか発現していない。一種類の受容体を細胞表面に持つ細胞をクローンという。ペプチド抗原にピッタリ合うように後から受容体を鍵に合わせて作り上げていくのではなく、最

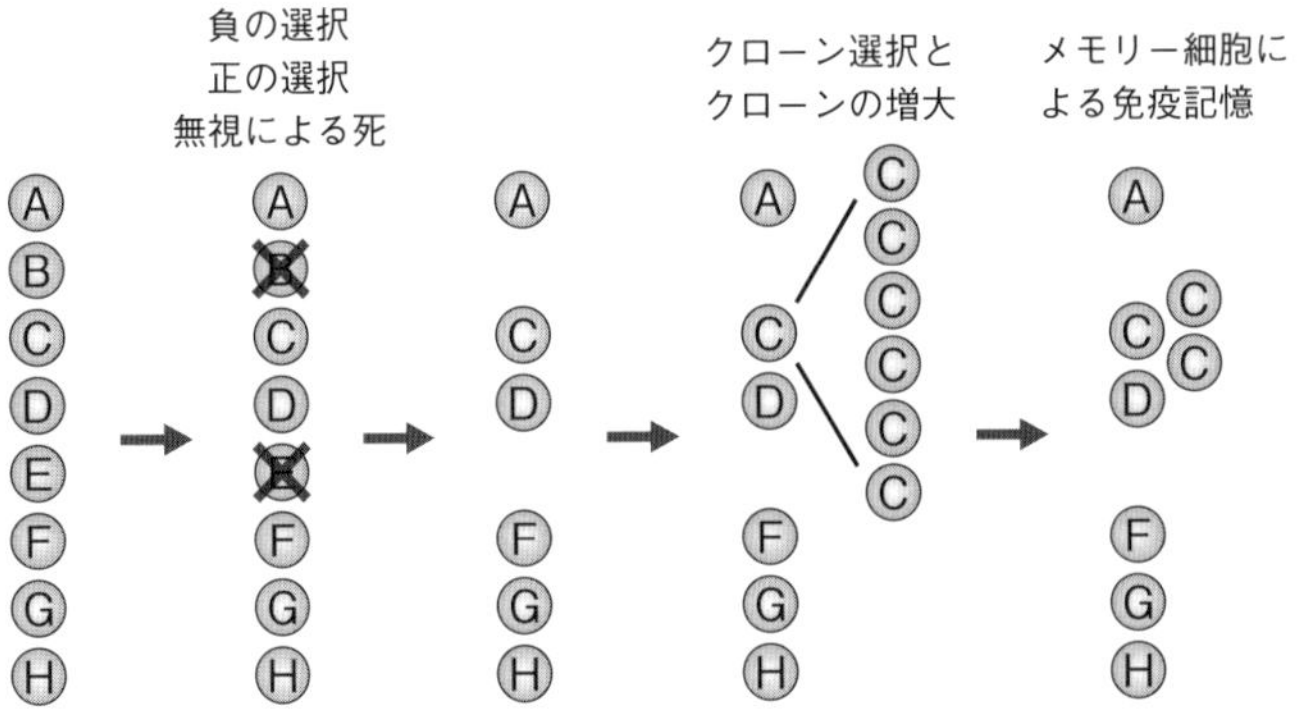

図3-4　クローン選択とメモリー細胞形成

初から多様な鍵穴である受容体を持ったT細胞、B細胞が揃えられているのである。

まず自己に強く反応する受容体を持つ細胞は選別されて死んでいる。感染症の際には病原体の抗原に強く結合する受容体を持った細胞が選ばれる（クローン選択という）。オーストラリアのウイルス学者、バーネットが提唱した考えである。選ばれたT細胞、B細胞は増え（クローンの増大）病原体の排除後、多くは役割を終えて死んでしまうのだが、一部が生き残り次の感染に備える。

過去の病原体を記憶（メモリー）しているので生き残った細胞をメモリーT細胞、メモリーB細胞という。これらの細胞が残っているため（免疫記憶）、二度目に病原体が来た時にはたとえ病原体が少なく、症状を引き起こすほど病原体がなく

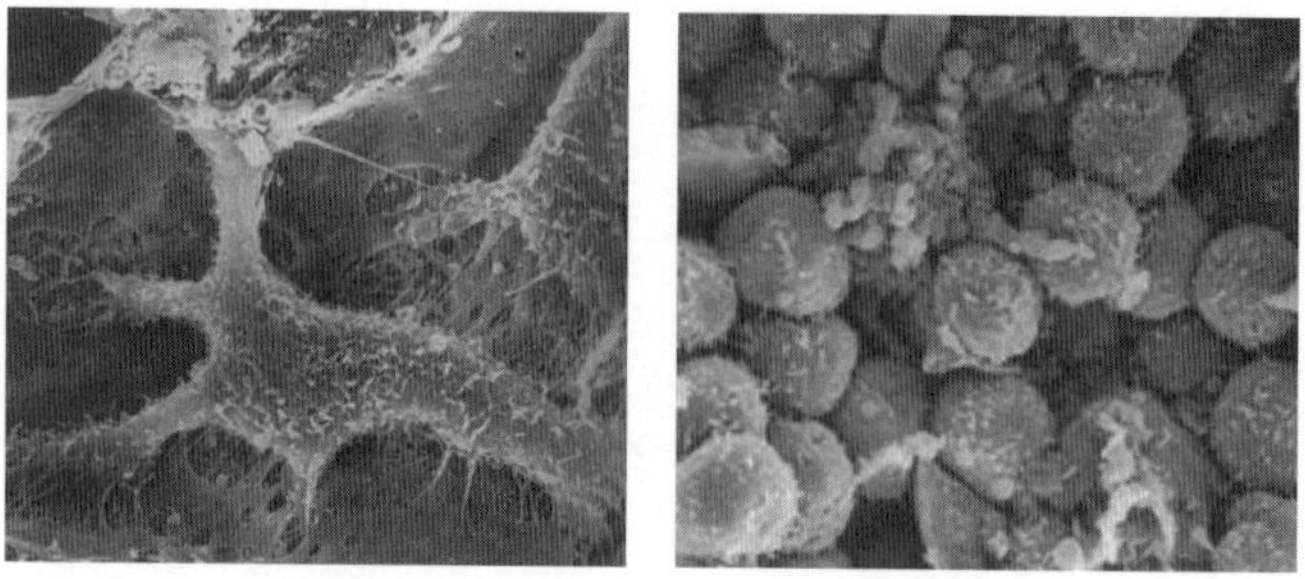

図3-5　マクロファージと樹状細胞

左、マクロファージは足を広げているような細胞。右は、枝を伸ばし丸いT細胞を抱きこんでいる樹状細胞。

ても、素早く反応して排除する。これが「二度なし現象」、「獲得免疫」なのである。メモリー細胞がどのように出来るのかは免疫学の重要なテーマで、盛んに研究されている。

選ばれたT細胞の活性化

ウイルスに感染して死んだ細胞や、細菌などの病原体を食べる専門の細胞がいる。マクロファージ（日本語にすると大食細胞。大食い細胞ではなく大きい食細胞という意、日本語でもマクロファージと呼ぶ）や、木の枝を伸ばしたような形をしている樹状細胞だ（図3－5）。病原体を食べた場合、病原体を断片にしてMHCクラスⅡやクラスⅠに結合させて細胞表面に提示するので抗原提示細胞とも呼ぶ。抗原提示の仕組みは第二章で述べた。

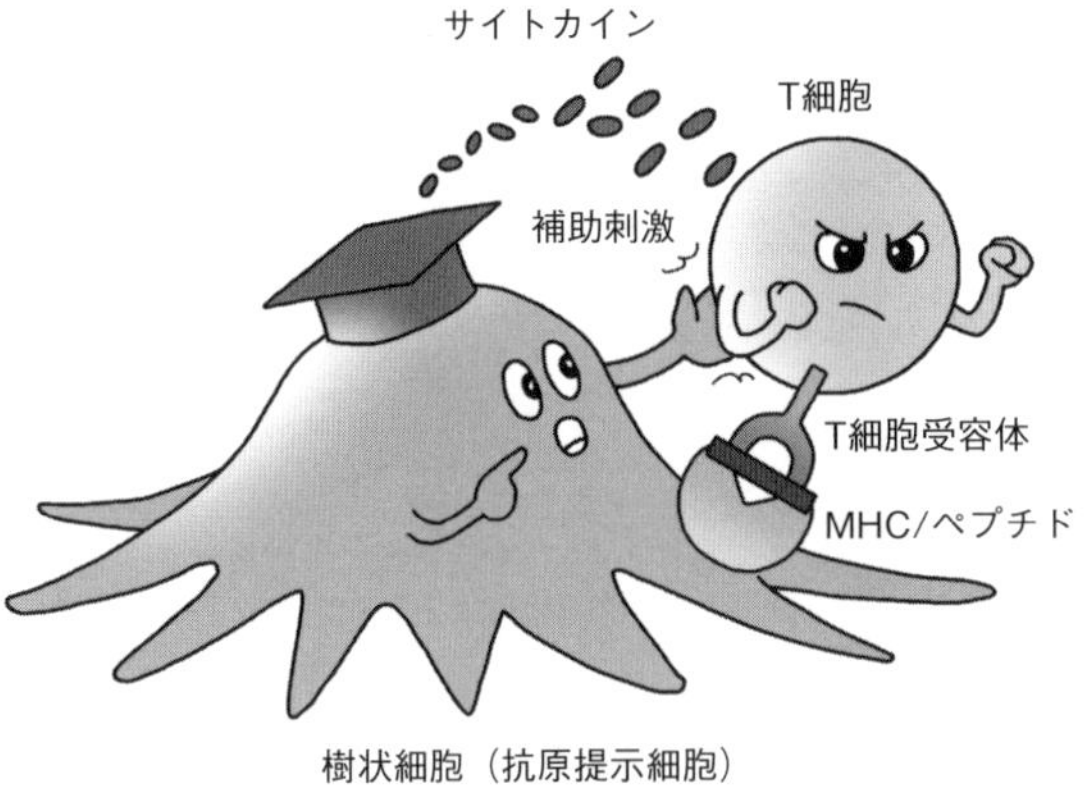

図3-6　樹状細胞によるT細胞への抗原提示と刺激

MHCクラスⅡやクラスⅠに結合したペプチドを認識する受容体を持つT細胞は抗原提示されるだけでは活性化しない。補助刺激やサイトカイン刺激で初めて活性化され、ヘルパーT細胞やキラーT細胞になる。

鍵にピッタリ合う鍵穴、つまり抗原にピッタリ合う受容体を持って選ばれた（クローン選択された）T細胞は、樹状細胞から「同じ敵と戦う同士」として激励の活性化信号を受ける（図3－6）。これは細胞表面上の分子同士の結合で刺激が入る（補助刺激、共刺激、副刺激などと呼ばれる）。代表的な刺激はT細胞のCD28という分子で、樹状細胞上のCD80やCD86と結合してT細胞に生存、増殖、サイトカイン（細胞間で情報をやりとりする蛋白質）産生などを促す。その後も多くの補助刺激が同定されている（図3－7）。サイトカインは樹状細胞とT細胞、T細胞

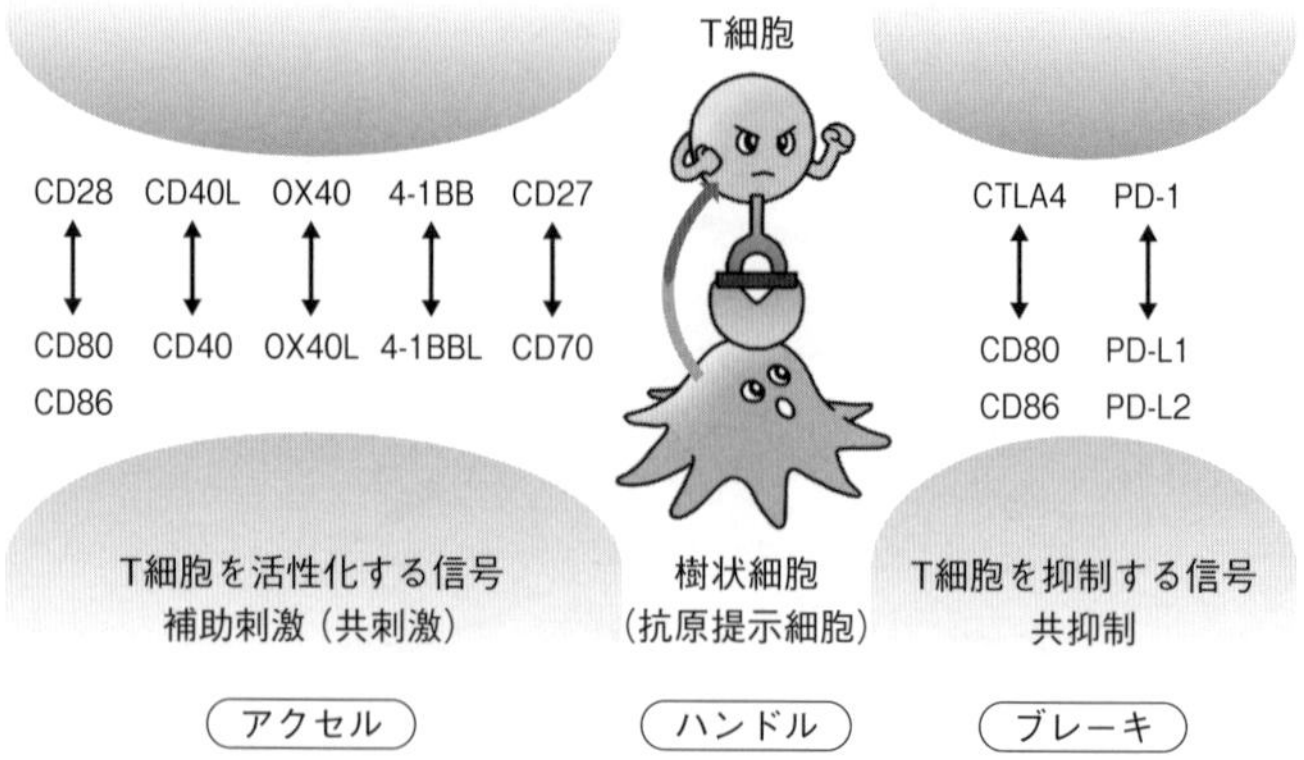

図3−7　T細胞のハンドル、アクセル、ブレーキ

T細胞が活性化されるには抗原提示を受けたT細胞受容体からの信号の他に、補助刺激（共刺激）と呼ばれる別の分子からの刺激が必要である。例えば、T細胞上のCD28に刺激が入るとT細胞の代謝が亢進し、細胞分裂や増殖が起きる。抗原提示細胞（樹状細胞、マクロファージ、B細胞など）からの補助刺激の種類によってT細胞の応答が変わる。第七章で登場するが抑制の信号（共抑制）もある。抗原提示が敵を決めるハンドルとすると、T細胞に対するアクセルとブレーキでT細胞の働きが調整される。

とB細胞の間で活性化信号を伝えるのみならず、血液に乗って身体中に信号を伝え、総力の防御体制を発動する大切な役割を持つ分子で、第四章で詳しく説明する。

「樹状細胞によるT細胞への抗原提示と活性化」を学生講義に例えると、講義で知識を伝える（抗原提示）だけではダメで、学生は講義をサボるか、出席しても眠ってしまう。「出席取るよ」、「講義の途中で試験問題を教えるよ」（補助刺激）とか、「最後に小テストがあるよ」（サイトカイン刺激）など刺激を入れると学生が活性化されるのと同じである。学生は出席、テストなどの情報には敏感で、受容体を備えているようだ。

講義後に学生からのフィードバックでアンケートを書いてもらうが、「もっと面白く話してくれないと眠くなる」と書かれたことがある。おいおい、私はコメディアンではない。

B細胞を活性化して抗体産生

次はB細胞が活性化される番だ。B細胞受容体（将来の抗体）に病原体が結合するとB細胞は病原体を細胞の中に取り込む。病原体は細胞の中で蛋白質が分解されペプチドにされ、MHCクラスⅡのお皿に乗せてB細胞の表面に現われる。この時に同じMHCクラスⅡ―ペプチドに反応するヘルパーT細胞（樹状細胞によって抗原提示と活性化刺激を受けた状態）がB細胞表面のMHCクラスⅡ―ペプチドと出会うと、今度はヘルパーT細胞がサイトカインや、CD40リガンド（B細胞が持つCD40に対して、結合して刺激するパートナー）でB細胞を活性化する。T細胞は自分を活性化してくれた樹状細胞と同じ抗原を示すB細胞を「同じ敵と戦う同士」として助けるのだ（図3－8）。

ヘルパーT細胞とB細胞の相互作用はリンパ節で行われる。刺激を受けたB細胞は形質

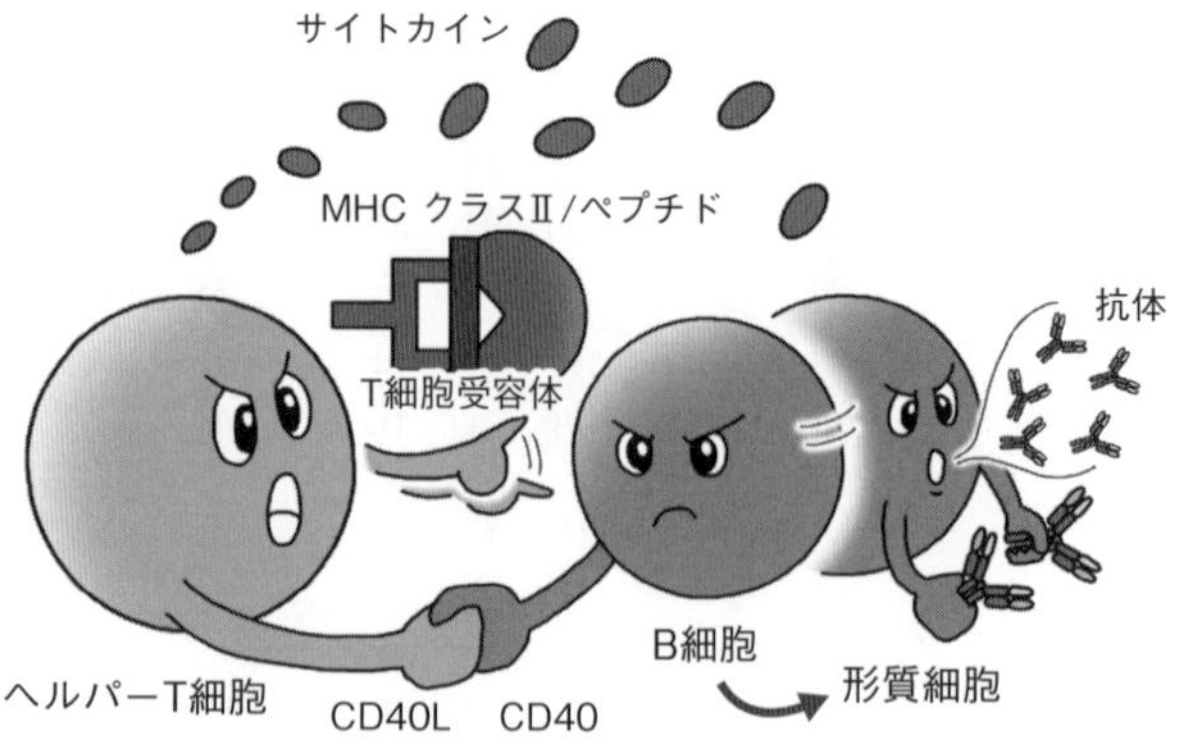

図3-8　T細胞とB細胞の相互作用

B細胞受容体に病原体や異物蛋白質が結合すると、細胞内に取り込まれ、MHCクラスIIによってペプチドが提示される。それに合う受容体を持つヘルパーT細胞に認識されるとヘルパーT細胞のCD40リガンド（ligand、図ではCD40L）から、B細胞のCD40に刺激が入り、形質細胞に変身して抗体を分泌する。

CD40LとCD40を介した刺激は、後に述べるが、抗体のクラススイッチに必要な刺激である。他にも多くの補助刺激が報告されている。また、ヘルパーT細胞が分泌するサイトカインによってもB細胞は刺激を受ける。

細胞に分化し、細胞表面の受容体は細胞外に分泌され、抗体として身体中に行き渡り、潜んでいる病原体に結合する。さらにヘルパーT細胞は身体を巡って、感染症の現場でまさに病原体を食べているマクロファージに出会うかもしれない。マクロファージがMHCクラスIIに同じ抗原を提示していた場合、ヘルパーT細胞はマクロファージを「同じ敵と戦う同士」として活性化して増殖させ食作用を亢進させる。

ここまでをまとめると、「T細胞もB細胞も膨大な種類の受容体を持つクローン集団で、自分に強く反応するクローンは除かれる。樹状細胞から抗原提示と刺激を受けたT細胞はヘルパーT細胞やキラーT細胞として活性化される。ヘルパーT細胞は同じ抗原を提示するB細胞を活性化し、形質細胞にして抗体を産生させる。ヘルパーT細胞はキラーT細胞やマクロファージも活性化する。キラーT細胞は身体中を巡り、樹状細胞から自分に提示されたのと同じ抗原を提示する細胞を殺す」という流れである。

膨大な種類の受容体を備えたT細胞たちや数千億種類の抗体はたとえ不適切な細胞が初期に除かれていても、人生の途中で、間違って自分を攻撃する厄介なものが出来てもおかしくはない。自分自身を攻撃する病気を自己免疫疾患と呼ぶ。

抗体はＦａｂとＦｃ

免疫学では細胞や分子に複数の呼び名があり混乱するのでご注意頂きたい。血液の中にはグロブリンと呼ばれる特定の溶解度を持つ蛋白質がある。グロブリンは四つの分画に分けられ、α1、α2、β、γ（ガンマ）グロブリンがあるが、抗体はγグロブリンに含まれる。抗体を総合して「免疫グロブリン」とも呼ぶ。英語ではimmunoglobulin（略してＩｇ）。抗体全体をまとめて呼ぶ時に使う。

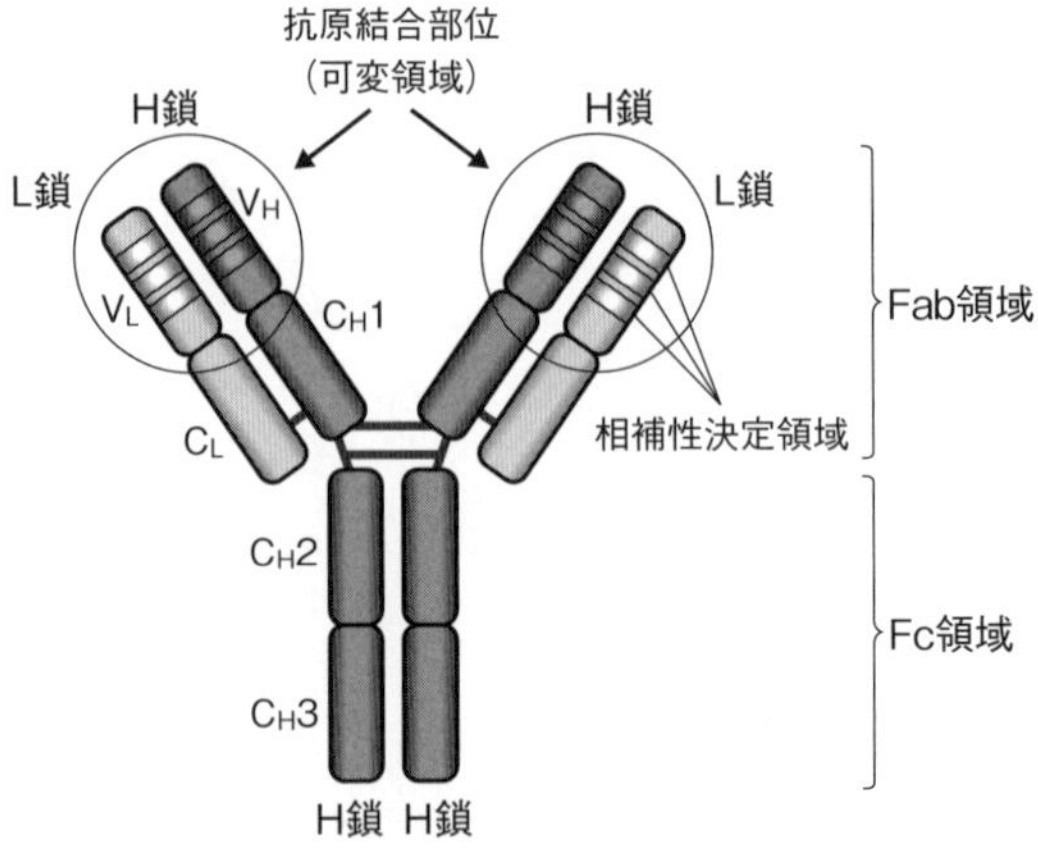

図3-9　抗体の構造

Vは可変領域（variable region)、Cは定常領域（constant region)、Fab領域の丸で囲った箇所が可変領域で実際に抗原が結合する部位である。可変領域の中でもH鎖とL鎖に3つずつある相補性決定領域が抗原に直接接触している領域である。この領域は抗体ごとに大きく異なり超可変領域とも呼ばれる。

抗体は英語ではantibody（略すとAb）、「HBsAb＋」だと、B型肝炎のs抗原に対する抗体が陽性という意味で、過去にB型肝炎に罹ったか、B型肝炎ワクチンを接種しているかのどちらかだ。因みに、抗原はAg（antigen）なので「HBsAg＋」だとB型肝炎ウイルスのs抗原が陽性で、身体の中にウイルスがいることになる。

抗体はどんな蛋白質でも結合出来る様々な形をした部分Fab（エフエービー）と、結合した相手をどう処理するかを決める部分Fc（エフシー、H鎖の後側）からなる（図3－9）。

Ｆａｂ部分の多様性がどのように出来るかは「Ｂ細胞受容体の出来方」で述べた。Ｆａｂが結合する相手の結合部位をエピトープ（抗原決定基）と呼ぶ。

Ｆａｂの部分が相手の急所のエピトープに結合して働きを失くしてしまうなら、それだけで効き目がある。ウイルスが細胞に結合して侵入する部分を塞ぐ抗体や、ジフテリアや破傷風の毒素の急所に結合して毒性を消してしまう抗体など、蛋白質の機能部位のエピトープを認識する抗体だ。

しかし、ウイルスに感染した細胞や細菌のように大きな相手だと抗体が結合するだけでは不十分だ。結合した相手をどのように処理するかを決めているのがＦｃの部分だ。別の免疫細胞に知らせて食べてもらうのか（オプソニン化）、穴をあけてしまうのか（補体活性化による膜侵襲複合体）、押さえ込むのか（ＩｇＡ二量体）、鼻水で流して掃除してもらうのか（ＩｇＥによるアレルギー）。

「抗体の化学構造に関する発見」に対して一九七二年、エデルマンとポーター（注４）はノーベル生理学・医学賞を授与された。

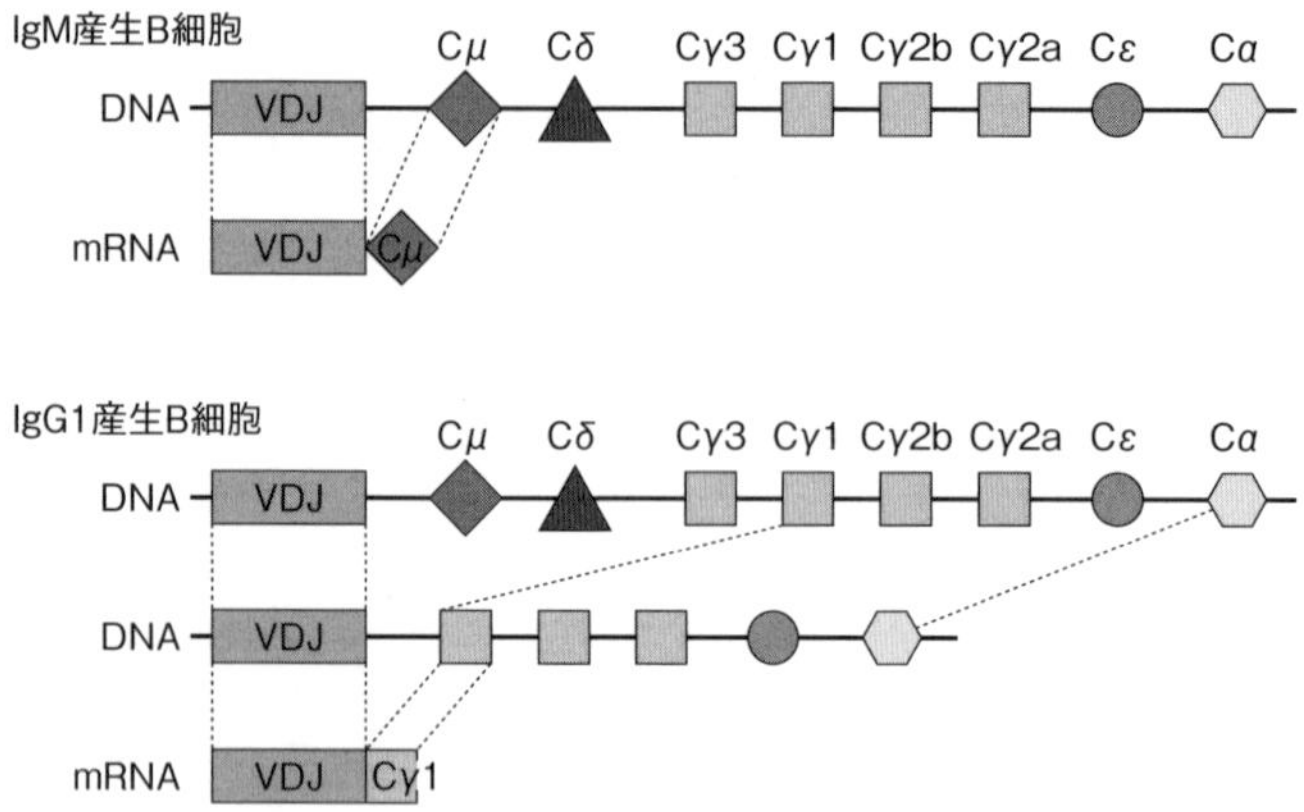

図3-10　遺伝子再編成によるクラススイッチ

VDJはH鎖の可変領域で、図3－2で示すような遺伝子再編成が既に起きている。IgM産生とIgG1産生の際の定常領域の遺伝子再編成を簡略化して描いた。

B細胞は形質細胞に分化してIgMとIgG1などの抗体を細胞外に分泌するようになる。

抗体のクラス変え

抗体のＦｃ部分には種類（クラスと呼ぶ）がある。ＩｇＭ、ＩｇＤ、ＩｇＧ、ＩｇＡ、ＩｇＥである。抗体は同じＦａｂで結合する相手が同じでも、Ｆｃを変えれば結合した相手の処理の仕方を変えることが出来る。抗体のクラスが変わるので「クラススイッチ」というが、遺伝子の再編成で他のクラスのＦｃの抗体を作ることが出来る（図３－10）。

遺伝子再編成による受容体の多様性の獲得を、先に食堂で——主食、メイン料理、小鉢を選んで様々な定食が出来る様子に例えた。同じよう

表3-1　各クラスの抗体の濃度、半減期、役割

クラス	血中濃度（mg/dl）	半減期（日）	補体活性化	Fc受容体との結合	特徴
IgM	40～400	5	＋＋	＋	５量体で最初に作られる抗体。
IgG1	500～1200	21	＋	＋＋	生体防御に重要。
IgG2	200～600	20	－	＋／－	細菌の多糖類に結合。中耳炎を防ぐ。
IgG3	50～100	7	＋	＋＋	生体防御に重要。
IgG4	20～100	21	－	＋	IgG4関連疾患という病気で上昇。
IgA	100～400	5	＋	＋	２量体と単量体がある。粘膜の表面に分泌される。
IgE	0.1未満	2	－	＋＋	肥満細胞からヒスタミンを放出。

IgDの役割は未だ不明な点が多い。

に例えれば、「クラススイッチ」は定食の支払いをどう処理するか、つまり現金払いか、スマホ決済か、カード支払いの選択みたいなものか。各クラスによる相手の処理の仕方をまとめた（表３－１）。

　ＩｇＭは最初に作られる抗体で五つの分子で病原体に効率よく結合する。最初に出来る抗体なので例えばＩｇＭクラスの麻疹《ましん》抗体が陽性だと最近麻疹即ちはしかに罹ったと診断出来る。図３－８で述べた「Ｔ細胞からのＣＤ40リガンド（ＣＤ40Ｌ）の刺激」がＢ細胞のＣＤ40に入らず、クラススイッチがうまくいかないと

「高ＩｇＭ症候群」となりＩｇＧが作れず、細菌感染症を繰り返す。

　ＩｇＧクラスは防衛機能の最も大切な抗体だ。病原体に対するＩｇＧ抗体があるとその病原体に抵抗力があると判断出来る。ＩｇＧにはさらにＩｇＧ１～４があるが、ＩｇＧ１、ＩｇＧ３は後で述べるＦｃ受容体との結合や補体活性化作用が強い。ＩｇＧ２は細菌の多糖類に結合し肺炎球菌やインフルエンザ桿菌《かんきん》の感染を防ぐのに重要で、ＩｇＧ２欠損症ではこれらの菌によって中耳炎、気管支炎、肺炎を繰り返すため病院で定期的に抗体を点滴で補うことになる。

　ＩｇＡは粘膜表面（口の中や腸管の中は身体の外になる）に分泌される、粘膜は薄く病原体に侵入されやすいので身体の外に分泌して特別にＩｇＡを防衛に当たらせている。ＩｇＡは二つの分子からなり細菌にくっ付いて細菌が粘膜から侵入するのを防いでいる。

　ＩｇＥは血中には非常に微量にしか存在しないが、アレルギー体質の人では普段から高い。アレルギー現象に関係し、鼻水、涙、下痢、くしゃみ、痒みを引き起こす。これらは寄生虫や虫に対する防御と考えられている。現代の都会では寄生虫症は稀だが、ＩｇＥはアレルギー症状を起こす中心的な分子だ。日本から米国に渡って研究した、石坂公成《いしざかきみしげ》、照子ご夫妻（注５）がＩｇＥを発見した。

ＩｇＧ４とＩｇＤの役割は不明な点が多いが、ＩｇＧ４（アイジージーフォー）関連疾患という顎の下や瞼などに硬い瘤が出来る病気は血中のＩｇＧ４が増えることが特徴で、日本から疾患概念が提唱され世界で知られるようになった疾患である。

抗体の受け取り手

各クラスの抗体は抗体のＦｃ部分を介して免疫細胞表面のＦｃ受容体に結合する。ＩｇＭはＦｃμ受容体、ＩｇＧはＦｃγ受容体、ＩｇＡはＦｃα受容体、ＩｇＥはＦｃε受容体と結合する。

どの細胞がどのＦｃ受容体を持つかによって抗体の処理が異なる。例えばゴミを食べて掃除をしてくれる食細胞であるマクロファージや好中球は、Ｆｃγ受容体を表面にたくさん持ち、ＩｇＧ１やＩｇＧ３が結合している病原体を食べてしまう。食べられることを促進する作用をオプソニン化と呼ぶ。ＩｇＧクラスの抗体が病原体を味付けして、マクロファージや好中球が美味しく食べるようなものだ。

ヒスタミンを蓄えた肥満細胞はＦｃε受容体を表面に持ち、スギ花粉などアレルギーの原因物質を結合したＩｇＥがＦｃε受容体に結合すると肥満細胞は細胞内のヒスタミンを放出する。ヒスタミンは血管の透過性を亢進させ、水分が滲み出て、鼻水が垂れてくる。

抗体を助ける補体

抗体の働きを補うために「補体」という名前が付いているのだが、ドミノ倒しの連鎖反応によって活性化される一群の蛋白質からなる。ドミノ倒しには三つの経路があるが最後は一つに合流する。IgMやIgG1、IgG3が抗原に結合した時に倒れ始める「古典経路」、微生物の持つ糖鎖を感知した時に倒れ始める「レクチン経路」、微生物の持つリポ多糖類を感知した時に倒れ始める「副経路」である。

補体は病原体からの防御にはなくてはならない肝臓で作られる蛋白質だ。抗体が細菌などに結合するとFc部分によって「古典経路」のドミノの最初の駒が倒され、連鎖的に補体経路が活性化され、補体蛋白質が集まり膜侵襲複合体（ストローのようなもの）を形成すると、細菌や細胞の膜に小さい穴が無数に空いて殺される。

抗体には依存しない補体の作用もある。微生物表面や痛んだ細胞表面の分子に補体が付くと、そうした細菌や細胞は食細胞の表面の補体受容体に認識されて、丸ごと食べられてしまう（補体によるオプソニン化）。また連鎖反応の途中で発生する活性化された補体成分

表3-2　補体の上がる病気、下がる病気

C3	C4	CH50	主な疾患
高	高	高	慢性の感染症、関節リウマチ、血管炎など。
低	低	低	肝硬変、全身性エリテマトーデス、悪性関節リウマチ、クリオグロブリン腎症、膜性増殖性糸球体腎炎など。
低	正	低	C3欠損症、溶連菌感染後急性糸球体腎炎、膜性増殖性糸球体腎炎など。
正	低	低	C4欠損症、C1インヒビター欠損症。
正	正	低	C3、C4以外の補体欠損症。（採血後の低温保存）

病気によって補体の高値、低値のパターンが異なり、診断の決め手になることがある。C3、C4は連鎖反応する補体経路の成分、CH50は補体全体の活性化を検査している。

C3aやC5aは血管透過性を強く亢進させるためアナフィラトキシンとも呼ばれる。血管に隙間が空いて周囲の組織に抗体や好中球などが到着しやすくする作用である。

病気によって補体が増えたり減ったり

私は免疫疾患の鑑別のために大抵最初の採血検査で補体の中のC3、C4という成分と補体全体の活性化状態を反映するCH50という項目を測定するが、他の診療科ではあまり測定されない。表3－2のように補体が高値になる病気と低値になる病気がある。慢性の感染症や慢性の炎症性疾患などでは肝臓での補体の産生が刺激されてC3やC4が高値になることが多い。

一方、補体が下がる病気がある。補体は肝臓で作られるので肝臓が相当傷んでしまった肝硬変では低下する。補体は抗体の働きを補うので、抗体が関与する病気では補体が活性化されて消費されるはずだが、肝臓での産生を上回るほど過剰な消費が起きた時にのみ血液中での補体低下が観察される。「全身性エリテマトーデス」（注６）では補体が低下しやすい、あるいは関節リウマチの特殊病態で血管炎などを合併する悪性関節リウマチでも低下する。これらの病気では抗体によって大量の補体が使われて低下すると考えられている。特に全身性エリテマトーデスでは病気が悪くなる前に補体が低下することが多く、治療によって補体が回復すると腎炎などの症状が改善することが多い。

抗体の濃度を知ろう

抗体は相手に結合するだけの働きしかない。しかし、急所に結合すると相手を無力化する。追加の働きはいくつかのクラス（種類）がある抗体のＦｃ部分で決まり、クラスごとに相手の処理方法が異なる。ＩｇＧは補体の連鎖反応を引き起こして、結合した相手に穴を開けたり、食細胞に病原体を丸ごと食べさせたりする生体防御に最も大切なクラスだ。

病院の血液検査で抗体全体の量（濃度）を知ることが出来る。診察室で患者さんの免疫状態を判断する指標の一つである。健康診断などで血液の中の蛋白質の総量を測定する項目がある。総蛋白質（total protein、略してTP）とA／Gという項目だ。A／Gはアルブミンとグロブリンの比率で、グロブリンに抗体が含まれる。総蛋白質の約七割がアルブミン、二割が抗体である。TPが増え、A／G比が低下していると抗体が多いことになる。

病院ではもう少し詳しくIgM、IgG、IgA、IgEなどの抗体の濃度を個別に測定することもある。特に重要なのはIgGである。というのは血液の中の抗体のクラスで最も多く、生体防御に大切な役割を果たすからだ。実際にIgGが減ると明らかに感染症を起こしやすくなり、重症の肺炎になったりする。

抗体は少なくても多くても心配

遺伝的にIgGを持っていない無ガンマグロブリン血症という病気がある。幼少時より気管支炎や肺炎を繰り返すため、定期的にガンマグロブリン製剤（健康な人から集めてきた抗体成分）を注射で補充する。抗体は口から飲んでしまうと消化管で蛋白質として分解消化されてしまうので、今のところ点滴や皮下注射で身体の中に入れる方法しかない。

抗体が腎臓から漏れてしまう病気（例えばネフローゼ症候群では抗体を含めて多くの蛋白質

が尿とともに身体の外に出ていく)、腸管から漏れてしまう病気(蛋白漏出性胃腸症では下痢を伴い抗体などの蛋白質も便とともに出ていく)が見付かることもある。

あるいは、病院で免疫を抑制する薬(ステロイドや免疫抑制剤)を使う場合、免疫が抑制され過ぎて抗体濃度が低下することがあるので、時々血液中のＩｇＧ濃度をチェックする必要がある。ＩｇＧ濃度が心配なほど低下した場合は、抗体を含むガンマグロブリン製剤を点滴で補うこともある。

では抗体は多ければいいことだろうか。いや、抗体濃度が高過ぎると病気を疑ってしまう。ＩｇＧが高値だと慢性の感染症(例えば気管支拡張症、結核、慢性副鼻腔炎)や、どこかに慢性の炎症(関節リウマチ、リウマチ性多発筋痛症、各種血管炎など)があったり、Ｂ細胞が異常に活性化される病気(全身性エリテマトーデス、シェーグレン症候群、キャッスルマン病など)が見付かったりする。あるいは抗体を産生する形質細胞ががん化することもある。多発性骨髄腫という病気である。多発性骨髄腫は一種類の抗体を大量に作り続けることになる。

抗体濃度が正常範囲内なら安心だろうか。間違って自分の身体の成分に対して抗体が出来ることがある。自己免疫疾患と呼ぶが、抗体が攻撃する細胞や臓器によって様々な症状が現われる。赤血球を攻撃する自己免疫性溶血性貧血、血小板を攻撃する特発性血小板減少性紫斑病、甲状腺を攻撃する橋本病（慢性甲状腺炎）、神経を攻撃する重症筋無力症、視神経脊髄炎など。先ほどの抗体が増える病気である慢性の炎症やB細胞が異常に活性化される病気などでも自己抗体がよく見られる。

抗体に異常が見付からなければ安心か。いや、人間ドックで早期癌が見付かった方がおられた。抗体を調べるだけで全ての病気がわかるというものでもない。

注1　骨髄　全ての血液細胞は自己複製能と様々な細胞になることが出来る多分化能を持つ「造血幹細胞」から作られる。硬い骨に守られた骨の内部の骨髄で血液細胞が作られる。酸素を運ぶ赤血球、出血時に血を固めて止める血小板、免疫を担当する白血球、白血球はさらにリンパ球系細胞（T細胞やB細胞、ナチュラルキラー細胞）と骨髄球系細胞（好中球や好酸球、好塩基球、肥満細胞、単球など）などである。T細胞の成熟は骨髄を離れて胸腺で行われる。単球は炎症組織に定着すると食細胞であるマクロファージや樹状細胞に分化する。

注2　バーネットとメダワー　オーストラリアのウォルター・アンド・イライザ・ホール医学研

究所のマクファーレン・バーネットは自分の組織と他人の組織を区別する能力が胎児の段階で獲得されると理論づけ、英国ユニバーシティ・カレッジ・ロンドンのピーター・メダワーは胎児間では組織移植が拒絶されずに成功するが、胎児期以外では拒絶されることを示した。

注3　利根川進　京都大学理学部卒。化学科を卒業したが分子生物学に興味を持つ。スイスのバーゼル免疫学研究所で、抗原に出会う前に既に準備が出来ている抗体の多様性獲得の仕組みとして、遺伝子が移動し再編成が起きて生じることを一九七六年に発表した。一九八三年ガードナー賞、一九八四年文化勲章、一九八七年ラスカー賞、ノーベル生理学・医学賞。

注4　エデルマンとポーター　化学的方法で、抗体には抗原と結合する部位と結合しない部位、L鎖とH鎖、H鎖の後部はいくつかのクラスがあり抗体の働き方の違いを決めることなど、米国ロックフェラー大学のジェラルド・エデルマンと英国オックスフォード大学のロドニー・ポーターは免疫で重要な抗体の構造とその作用機序を明確にした。

注5　石坂公成、照子ご夫妻　石坂公成は東京大学医学部卒。石坂照子は東京女子医大卒。IgEは血液の中にはごくわずかしか存在せず、その同定には厳密な仮説と考証、当時の技術の組み合わせを必要とし、米国デンバーの小児喘息研究所で石坂は妻の照子とともに一九六六年IgEを発見した。IgEのEは皮膚反応で見られる紅斑（Erythema）の頭文字Eに由来する。

これ以降アレルギー現象の研究が一気に進展することになる。石坂公成は一九七四年文化勲章を、また照子夫人とともに一九七三年カナダのガードナー国際賞を受賞。石坂は永く米国で研究、一九八五年に日本人で初めてアメリカ免疫学会会長に選ばれている。

注６　全身性エリテマトーデス　代表的な自己免疫疾患で昔は狼に噛まれたような皮膚病変からループスエリテマトーデス（紅斑性狼瘡）と呼ばれていたが、発熱や腎炎、関節痛など多彩な症状と多臓器にわたる障害により「全身性」という言葉が付け加えられた。抗原と抗体が結合した免疫複合体の沈着と補体活性化による組織障害が中心的な病態。サイトカインではＩ型ＩＦＮの関与が言われている。阪大病院免疫内科外来では関節リウマチに次いで多い疾患である。

〈出典〉

図３－１：原博満著「Ｔ細胞の選択」　熊ノ郷淳編『免疫ペディア』羊土社、二〇一七年

図３－２：馬場義裕著「抗体の多様性」　熊ノ郷淳編『免疫ペディア』羊土社、二〇一七年

図３－５：藤田恒夫・牛木辰男著『カラー版　細胞紳士録』岩波新書、二〇〇四年
免疫に関係する細胞以外にも身体の様々な細胞が写真とかわいいイラストで細胞の働きとともに紹介されている。読んでいて楽しい。

図３－７：Chen L, Flies DB. "Molecular mechanisms of T cell co-stimulation and co-inhibition." *Nat Rev Immunol.* 13(4):227-42. 2013

表３－１：高井俊行著「免疫グロブリンとＦｃレセプター」『標準免疫学』第四版　医学書院、二〇一一年

表３－２：西川和裕著「Ⅱ検査データの見方　Ⅰ補体」日本内科学会誌、97巻5号　P948～954　二〇〇八年

第四章

サイトカインとT細胞

——細胞に情報を伝える蛋白質とT細胞の分類

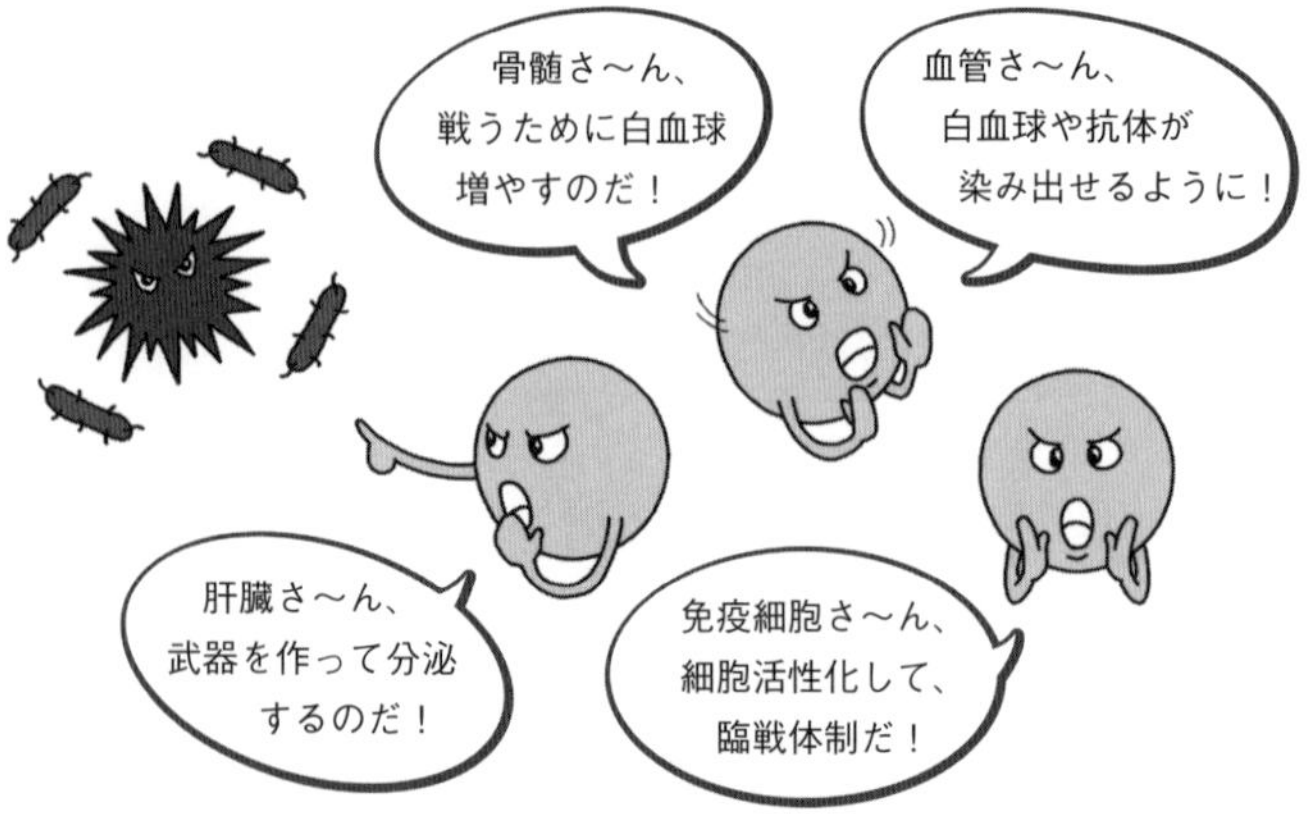
骨髄さ～ん、
戦うために白血球
増やすのだ！
血管さ～ん、
白血球や抗体が
染み出せるように！
肝臓さ～ん、
武器を作って分泌
するのだ！
免疫細胞さ～ん、
細胞活性化して、
臨戦体制だ！

図4-1　サイトカインの情報伝達
サイトカインは血液中を流れ、病巣の近くから遠くまで細胞間で信号を伝える。

サイトカイン（cytokine）は細胞間で情報を伝える比較的小さい蛋白質である。サイトカインは白血球細胞同士、あるいは感染病巣から離れた肝臓や骨髄などの臓器にも感染症の情報を伝え、感染症に対して対策を指示する大切な役割を担う（図4－1）。サイトは細胞、カインは刺激するという意味で、細胞を刺激する因子である。白血球同士で刺激を伝えるためインターロイキン（interleukin）とも呼ばれることもある。インターは間、ロイキンが白血球を意味する。

二十一世紀になって特定のサイトカイン一つを阻害するだけで関節リウマチなど免疫が関与する病気が非常に良くなることがわかり、臨床現場で治療薬として次々と阻害剤が登場している。つまり、サイトカインは免疫学、病気との関連、創薬に注目される蛋白質なのである。現在までに多くのサイトカインが同定され、サイトカイン受容体を発現している細胞に様々な刺激を伝えている。インターロイキンは41まで報告があるが、作用に由来する名前が付けられて番号の付いていないサイトカインも多くある。ヘルパーT細胞は産生するサイトカインの種類によっていくつかに分けられ、様々に病気へ関与している。

サイトカインの同定には世界中の研究者「ハンター」たちがサイトカインハンティングとして鎬《しのぎ》を削ったのだが、嬉しいことに、その発見の多くに日本人が関与している。

サイトカイン過剰による嵐

感染症が狭い範囲に留まっていれば、サイトカインは局所では高濃度であっても身体中に放出されるサイトカインはそれほど高くならない。感染病巣が広がり免疫細胞の強い活性化が持続してしまうとサイトカインが過剰に産生され、全身でサイトカイン濃度が異常高値（サイトカインの嵐、サイトカインストームと呼ぶこともある）になり、反応する身体にも負担が掛かってしまう。身体が耐えられれば良いが、広範囲に感染病巣が広がり、集まった免疫細胞をサイトカインが過剰に刺激したり、サイトカインの作用で血管透過性が亢進して肺に水が溜まったりすると、息苦しくなり、酸素投与や血圧を上げる薬が必要となる。新型コロナウイルスによる病気で重症患者に免疫抑制作用のあるステロイドが使用されると致死率が下がったのはこうした過剰な免疫が背景にある。

発熱させるIL－1

インターロイキンの中で栄えある一番の番号を付けたIL－1は、元々は発熱因子として研究されてきた。古くはローマ軍の軍医が怪我から膿を排出すると熱が下がる現象を観察しているが、膿から出てくる何らかの物質が発熱を起こすのではないかと考えられて、実験で報告されたのは一九四三年だ。無菌性の腹膜炎を生じさせたウサギの白血球を採取して上澄み液を他のウサギに投与すると発熱が生じることから、白血球が発熱因子を産生することが示唆された。

しかし細菌の成分が少量でも混入している可能性が完全に否定されるには、さらに実験を必要とした。ウサギが発熱するかどうかを頼りに白血球の上澄み液を精製していき、ついに一九七七年、ディナレロ（注1）らによって同定された。その因子は、その後リンパ球を活性化する作用もあることがわかった。現在のインターロイキン1β（interleukin-1β、略してIL－1β、（アイエルワンベータ）である［1］。炎症性サイトカインの代表として他にTNFαやIL－6があるが、IL－1βは最強の発熱性サイトカインだ。現在、IL－1β阻害剤である抗IL－1β抗体は遺伝性自己炎症性疾患という周期的に発熱をきたす疾患の治療薬として使われている。

ところで、動脈硬化は心筋梗塞や脳卒中を発症し生命が脅かされることがある血管の恐い変化である。心筋梗塞の発症を低下させる薬として、コレステロールを下げるスタチン系という薬や、血管が詰まらないようにする抗血小板作用を持つアスピリンという薬が知られている。興味深いことに動脈硬化には血管の慢性的な炎症が関与している可能性が以前から提唱されていた。そこで軽度の炎症を伴っている患者（CRP 0.2㎎／dℓ以上）を対象とした抗IL－1β抗体の臨床効果が検討された（CANTOS試験／注2）。抗IL－1β抗体（カナキヌマブ）の投与を受けた群は、対象群と比べて心筋梗塞・脳卒中・心血管死亡率の有意な低下があった［2］。動脈硬化による病気にも免疫が関与しているのだ。

炎症を起こすTNFα

作用に由来する名前が付けられているサイトカインの中で、病院で最も耳にすることが多いのはおそらくＴＮＦα（ティーエヌエフアルファ、tumor necrosis factor α、日本語では腫瘍壊死因子α）であろう。腫瘍壊死因子という名称が与えられたのは、一九六二年セラチア菌の成分で刺激したマウスの血清に肉腫を小さくする作用があることからだ［3］。単球やリンパ球細胞株の培養液から精製され一九八五年に同定された分子がＴＮＦαとＴＮＦβである。癌の末期では炎症とともに筋肉の減少や食欲不振などを伴い、いわゆる「悪液質」と呼ばれる消耗状態になるのだが、腫瘍壊死因子という名称にも拘らずＴＮＦαが患者を消耗させる「悪液質」の原因の一つであることが明らかとなった。実際にはＴＮＦαは腫瘍を殺すという研究初期に調べられた作用はほとんどなく、現在では炎症における役割が主とされている。興味深いことに、脂肪組織でのＴＮＦαの発現から肥満は軽度の慢性の炎症状態ともみなされ、肥満に伴う糖尿病などの合併症にもＴＮＦαの関与が指摘されている。

炎症作用や免疫活性化作用を持つＴＮＦαを阻害する抗ＴＮＦα抗体が開発された。ＴＮＦαは関節リウマチの関節液で高濃度に見られることから、関節リウマチ患者に投与すると、それまでのどんな薬よりも劇的に効いたのだ。

私たちの教室で階段の上り下りが困難なくらい辛くなった関節リウマチの患者さんにロ

ンドンから分けて頂いた抗TNFα抗体を初めて使用した時、翌日にはすたすたと階段を下り始め、同じパジャマを着た別人ではないかと思われるくらいよく効いたのである。抗TNFα抗体は他の炎症性の病気に対しても効果が見られることになる。強直性脊椎炎やベーチェット病、消化器内科では潰瘍性大腸炎やクローン病、皮膚科では尋常性乾癬、小児科では若年性特発性関節炎などの治療の切り札として使用されている。

二〇〇〇年ノーベル賞を補完するクラフォード賞が「関節リウマチの治療標的としてのTNFαの同定」に対してロンドンのマイニとフェルドマン（注3）に授与された。

血液を作るサイトカイン

血液の細胞成分は赤血球、白血球、血小板からなる。赤血球は酸素を結合し、身体の隅々まで酸素を届ける。白血球は種々な成熟段階の好中球とリンパ球、単球や好酸球などからなり免疫を担う。血小板は巨核球という細胞の一部分がちぎれて生じ、怪我をした時に血を止める役割を持つ。骨髄でこれら血液細胞成分を作ることを促す蛋白質がある。主に腎臓で作られるエリスロポエチンが骨髄を刺激して赤血球が増え、骨髄間質細胞やマクロファージなどで作られるG－CSF（ジーシーエスエフ）が骨髄を刺激して好中球が増え、最後に見付かったトロンボポエチンは肝臓で作られて骨髄を刺激して血小板の産生を増やす。このうちG－CSFの同定は一九八六年、当時東大医科学研究所の長田重一《ながたしげかず》（注4）らと中外製薬のチームによる。こうした血液の主要三成分をコントロールする因子は実際の臨床現場で使用されている。

昔は人工透析を要する腎不全ではエリスロポエチン不足から貧血が進行し頻回な赤血球輸血が必要だったが、今ではエリスロポエチンを投与して赤血球を増やすことが出来、輸血は激減した。G－CSFは癌の化学療法の副作用などで好中球が著しく減少した時には感染症が重症になりやすいので好中球を増やすために投与する。

血小板が減り過ぎると出血のリスクが生じ、頭の中で出血してしまうと命が危ない。血小板を増やす薬として当初はトロンボポエチンの投与が期待されたが、半減期（血液の中で濃度が半分に下がるまでの日数）が短かったり、投与後にトロンボポエチンに対する抗体が出来たり、トロンボポエチンそのものは臨床現場には登場しなかった。しかしトロンボポエチン受容体を刺激する薬が臨床現場で使用されている。

これらエリスロポエチン、G－CSF、トロンボポエチンは血液細胞を作るよう指示するので、造血因子とか造血性サイトカインとも呼ばれる。

ウイルス感染を防ぐサイトカイン

一九五四年に東大伝染病研究所の長野泰一《ながのやすいち》（注5）、小島保彦（注6）は紫外線照射で不活化したウイルスを感染させた後に別の種類のウイルスを感染させたところその増殖が抑えられることを発見し、その時に作用する因子を「ウイルス干渉因子」と名付けた。その後ウイルス感染を干渉（interference）する因子としてインターフェロン（interferon、略してIFN）と呼ばれるようになった。世界で初めて報告されたウイルス感染を阻害する因子は日本人研究者にとって重要な歴史的意味を持つサイトカインだ。

遺伝子の同定では一九八〇年長田重一（当時チューリッヒ大学）によってIFNαが、同じ年には当時癌研究会癌研究所の谷口維紹《たにぐちただつぐ》（注7）によってIFNβがクローニングされた。現在、IFNは三つのファミリーからなり、I型はIFNαやIFNβ、IFNω、IFNε、IFNκ、などからなり、II型はIFNγのみ、III型はIFNλで三つからなる。

ウイルス感染を阻害する力が最も強いのはI型IFNで、細胞内でのウイルスの複製やウイルスが細胞外に出ていく過程など複数のステップを阻害する。ウイルス性肝炎であるB型慢性肝炎やC型慢性肝炎に投与されることがあるが、欠点として投与初期では発熱や頭痛、関節痛、しばらくして脱毛やうつ病といった症状が現れることがある。I型IF

Nは腎癌や悪性黒色腫、多発性硬化症などの治療に使われることもある。

また、I型IFNは全身性エリテマトーデスへの関与が知られており、I型IFNを投与した時に現われる副作用は全身性エリテマトーデスの部分症状にも似ている。実際、I型IFNを阻害する薬である抗IFN受容体抗体アニフロルマブ（サフネロー®）が開発され、全身性エリテマトーデスに有効性が見られ、承認されている。しかしI型IFNを阻害するとウイルス感染には弱くなることが予想され、実際に水痘・帯状疱疹ウイルス再活性化による帯状疱疹発症率がやや高いようである。

II型IFNγは樹状細胞に働いて細胞内の病原体を分解する酵素の誘導やMHCクラスIの発現を促して病原体由来のペプチドを乗せて提示させる。MHCクラスIに提示されたペプチドを認識するのはキラーT細胞（細胞傷害性T細胞）で、細胞性免疫の活性化を促すのだ。IFNγは細胞内に異常な蛋白質が出来てがん化した細胞を監視する役割も持つ。

抗体を作るサイトカイン

ベーリングや北里柴三郎はジフテリアや破傷風毒素を動物に注射して抗体を含む血清を作り、それを患者に投与することによって多くの命を救ったが、抗体産生を促す物質こそが医学にとって重要である。ヘルパーT細胞はB細胞を刺激して形質細胞に分化させて抗体を産生させるが、T細胞が産生する因子は抗体産生を司る重要なサイトカインである。その因子の同定競争の過程で日本人グループによって三つのサイトカインが同定された。

T細胞が産生するB細胞刺激因子−1（BSF−1）と呼ばれた因子の同定が一九八六年二月ネイチャー誌に報告された。その後IL−4という番号が付けられたのだが、T細胞にIL−4が働くとアレルギーに関与するタイプのヘルパーT細胞（Th2細胞と呼ぶ）となり、B細胞にIL−4が働くとクラススイッチが働きIgG1やIgEの産生に繋がる。IgG1は生体防御に大切な抗体で、IgEはアレルギーに関与する抗体である。

もう一つ、T細胞が産生するT細胞代替因子（T-cell replacing factor、略してTRF）として研究されていた因子は一九八六年十一月にネイチャー誌に報告されIL−5と番号が付けられた。IL−5は好酸球を作る時に決定的に大切であることが明らかとなった。

IL−4、IL−5ともに京都大学の本庶佑《ほんじょたすく》（注8）らのチームによって同定された。現在ではIL−4を阻害する抗IL−4受容体抗体が難治性のアトピー性皮膚炎や気管支喘息、鼻茸《はなたけ》を伴う慢性副鼻腔炎（蓄膿症）に、抗IL−5抗体も難治性の気管支喘息や好酸球の病気に使用されている。IL−4、IL−5と同時に、T細胞が産生するさらに別の因子である、Ｂ細胞刺激因子－２（ＢＳＦ－２）も注目されていた。

炎症の中心にＩＬ－６

その同定は世界の研究者の間で激しい競争となっていた。大阪大学ではＢ細胞刺激因子－２（ＢＳＦ－２）として当初は結核性胸膜炎の患者の胸水から精製してその因子の特徴を摑んでいた。抗体の濃度が上がる病気として慢性の感染症があるが、結核はその代表で、炎症で生じた胸水中にＢ細胞を刺激して抗体の産生を誘導する因子が含まれていた。

一九八六年、イスラエルのチームと阪大の岸本忠三《きしもとただみつ》（図４－２／注９）、平野俊夫（注10）らのチームがほぼ同時に同定した。イスラエルからの論文はＥＭＢＯ誌で、阪大の論文は科学の世界ではトップの雑誌ネイチャー誌で、注目を集めたのは阪大の論文だった［４］。それは本庶研究室からのＩＬ－５の報告と同じ一九八六年十一月のネイチャー誌で、しかも隣り合わせでの掲載だ。同年十月二十三日朝日新聞朝刊トップに、免疫に大事な二つのサイトカインの発見の快挙が掲載されている。

感染症などで炎症が生じると肝臓を刺激してＣＲＰなど様々な生体防御蛋白質（急性期蛋白と呼ばれる）が作られるが、肝細胞刺激因子として研究していた蛋白質が実はＢＳＦ－

２と同じものだったという論文がカナダから報告された。確かに結核では急性期蛋白が上昇する。その後も、別の作用を研究して同定された分子が阪大のＢＳＦ－２と同じだとする報告が続き、混乱しないよう名前はＩＬ－６に統一された。ＩＬ－６はＴＮＦαやＩＬ－１βによっても産生が促進され、ＴＮＦαやＩＬ－１βの炎症作用の一部はＩＬ－６によるものとも考えられる。

ＩＬ－６には抗体産生を促す働き以外にも多くの作用がある。これは免疫が発動する時に、全身にＳＯＳ信号を伝え、身体全体で危機に対応するための仕組みである（図４－３）。しかし、ＩＬ－６が過剰にいつまでも産生され続けると様々な困ったことが生じる。「ＳＯＳ信号を伝える」ことが過剰になると、「病気を伝える」ことになりかねないのだ。そこで、ＩＬ－６を阻害する薬を日本の中外製薬が開発した。抗ＩＬ－６受容体抗体トシリズマブ（アクテムラ®）である。トシリズマブは抗ＴＮＦα抗体と同等以上に関節リウマチに対して効果を示し、高安動脈炎や成人スティ

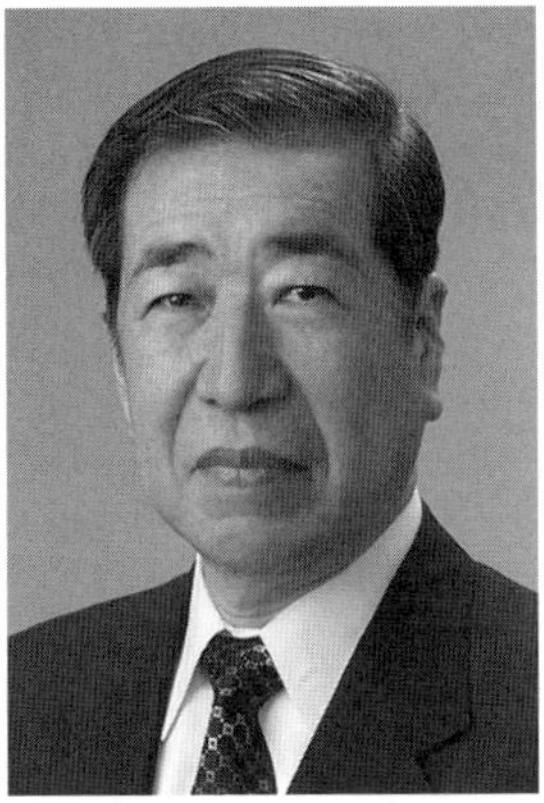

図4-2　岸本忠三
日本国際賞ホームページより。

関節リウマチでは軟骨表面を覆う滑膜が炎症を起こしている。図のように炎症を起こした膝関節や、あるいは一般に感染症などの炎症部位からIL-6が産生されると、血液中に放出され、血管を流れて身体中にIL-6の信号が伝えられる。免疫細胞へ伝わると抗体産生を促したり、T細胞を活性化したりする。血管の内側の血管内皮細胞に信号が伝わると、血管内皮細胞間の結合が緩んで、血管透過性が亢進し、血液成分が滲み出て関節液が溜まったりする。骨を作る細胞に伝わると骨粗鬆症に傾く。

IL-6の信号が肝臓に伝わると生体防御のための各種蛋白質が合成され血液中に分泌される。例えば、肝臓でフィブリノーゲンという血を固まらせる蛋白質の産生が増えたり、肝臓でのトロンボポエチンの産生が増えてトロンボポエチンが骨髄に到着すると血小板の産生増加が起きる。このようにフィブリノーゲンや血小板が異常に増えてしまうと、血液が固まりやすくなるため、血管が詰まる病気である心筋梗塞のリスクが上がる。

肝臓でヘプシジンという蛋白質が作られ血液の中に流れると消化管での鉄の吸収を阻害して鉄が不足して貧血になってしまう。これは炎症性貧血と呼ばれ、鉄剤を内服しても貧血は改善しない。さらに肝臓で血清アミロイド蛋白Aが長年にわたって産生され、アミロイド蛋白Aが腎臓に沈着すると腎アミロイドーシスとなり尿蛋白が出たり腎不全になったりする。消化管に沈着すると消化管アミロイドーシスとなり消化不良や下痢を起こす。アミロイド蛋白Aによるアミロイドーシスは炎症が持続した場合の末期状態である。

どのくらいIL-6が作られて血液に含まれているかは肝臓から分泌されるCRPの測定で間接的に推測出来る。CRPは発熱があったり何らかの感染症を疑う時に病院でよく測定される検査項目で、発熱や感染症の程度に応じて上昇し、それらが治まると自然に低下する。CRPは炎症の程度や感染症の治療がうまくいっているかを判断する指標になる。

肝臓でのCRPの産生はIL-6に完全に依存しており、関節リウマチなどでIL-6を阻害する抗IL-6受容体抗体（トシリズマブ）を投与すると通常は測定感度以下にまで低下する。トシリズマブの投与を受けていると、たとえ感染症が起きてもCRPが上がりにくいということになる。

病気が遷延しIL-6の作用が持続してしまうと四角で囲ったような様々な病態を引き起こすが、トシリズマブを投与するとこれらの病態が驚くほど改善する。

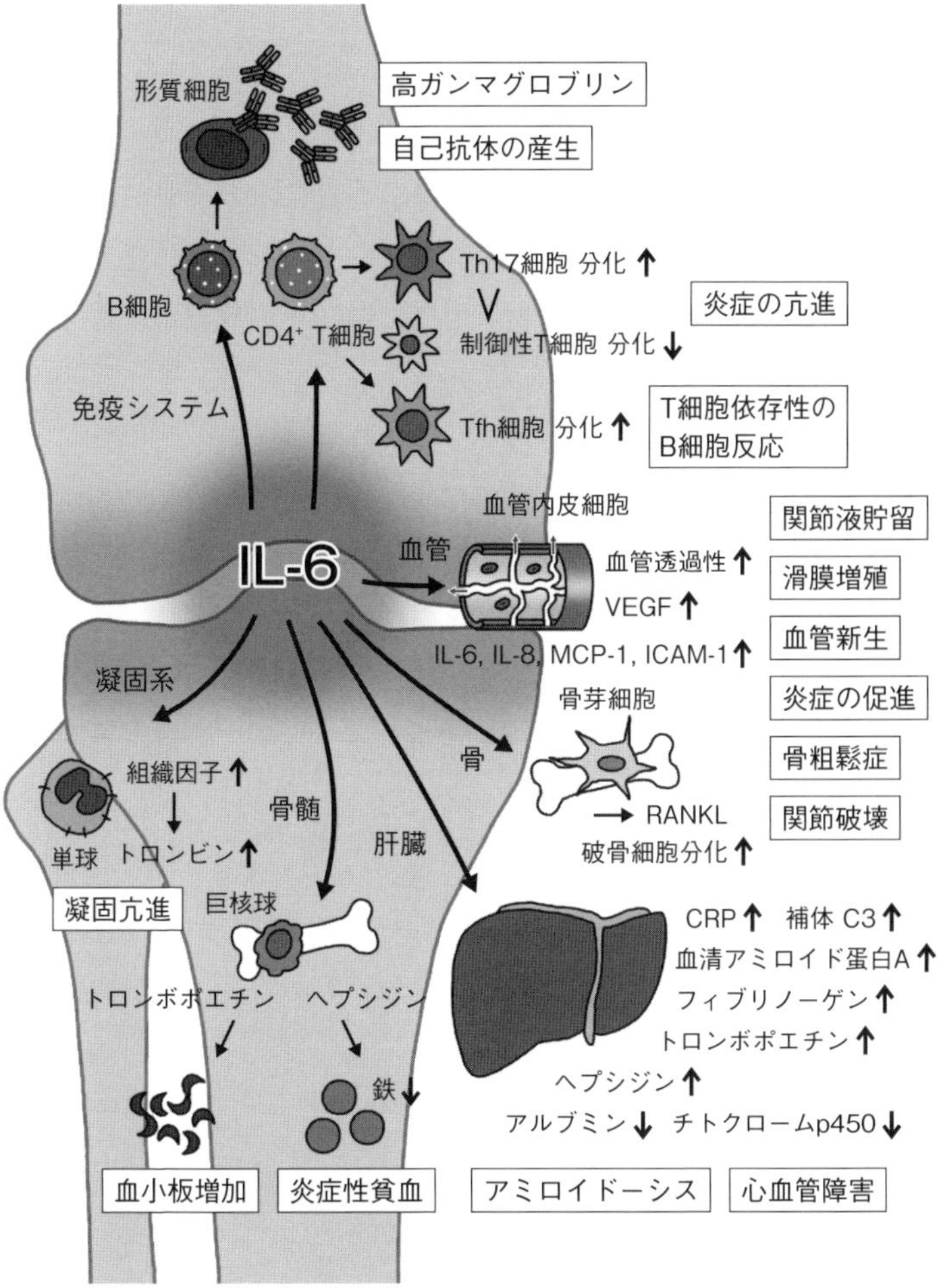

図4−3　IL-6が全身に伝える信号

図は参考文献[5]から著者が改変。

ル病などのこれまでの治療では治らなかった難治性炎症性疾患にも使用されている。

ノーベル賞選考機関のスウェーデン王立科学アカデミーにより二〇一二年クラフォード賞が「インターロイキンを同定し、それらの特徴を決定し、炎症性疾患の発症における役割を探求した先駆的な研究」に対して岸本忠三、平野俊夫、ディナレロに授与された。

ＩＬ－６は私が若い頃に属していた研究室の発見だ。当時は夜遅くまで実験していた。除夜の鐘を聞いた後、誰もいないから実験机を広々と使えると思って研究室に戻ると同じことを考えている大学院生が数名いた。実験が終わっての帰り道で、登校する小学生たちとすれ違うと言っていた友人もいた。熱中して実験を中心に生活していた時期なのだ。

◇コラム　ＶＷ、夢みて行う

成熟細胞にある遺伝子を加えると、受精卵のような未熟な細胞（ｉＰＳ細胞）に若返る発見は、今世紀の生物学・医学に大きなインパクトを与えた。その発見によって、二〇一二年ノーベル生理学・医学賞を授与された山中伸弥先生が言われる、研究に大事なふたつの文字――「Ｖ」と「Ｗ」。ドイツ車フォルクスワーゲンではなく、

「visionとhard work」である。大切なテーマ「vision」を持ち、一所懸命実験「hard work」しなさいということ。山中先生が米国グラッドストーン研究所に留学中のロバート・メイリー研究所長の言葉だそうだ。日本人は「hard work」する人は多いが、「vision」を失ってはいけないと山中先生は言われる。

私の教室の昭和時代の教授・山村雄一先生は「夢みて行い、考えて祈る」という言葉を使われた。「夢みた後には行動すること」、その後「よく考えて」、「最後は祈るより仕方ない」。「夢みて行い」とはまさに「vision and work」なのだ。「夢みて考えて、行う」では慎重に考え込んで結局何もしないで終わることが少なくない。「行う」ことが先なのだそうだ。

大学では研究、医療、教育で、優れた新しい何をしたかが問われる。「VW」「夢みて行う」ことはしんどい、失敗も多く辛い時期もある。しかし、米国でも日本でも、昭和でも令和でも、先端を走る人を見ると「VW」「夢みて行う」方が多い。

そして走り続けている。それだからトップランナーとして眺められている。山村門下には岸本忠三先生を初め多くの優れた免疫学者がいる。また、岸本門下にも多くの優れた免疫学者がいる。優れたリーダーの教室から優れた人材が育つのは、同じ志を持つ者が集まるからだろう。

一流の研究者や優れた医者になることは、ボクシングのチャンピオンやオリンピックの金メダルを目指す人たちが、一所懸命打ち込むのと同じで、楽な練習でチャンピオンになったり、金メダルを取った人はいない。「VW」「夢みて行う」だ。

IL－6受容体とgp130

サイトカインハンティングの次の競争はサイトカインを受け取る受容体に移る。その同定に一番乗りをした教室は、研究資金はもちろん、その当時に使える最先端の実験技術に優れたアイディアを加え、さらに大学院生やポスドク（博士号を取得した後の研究者）を中心にハードワークがなされたに違いない。競争に負けた教室は何かが不足していたのだ。

炎症患部でIL－6が作られ、血液を流れて身体を巡り、様々な細胞にIL－6の信号をどう伝えるかを明らかにするには、まず細胞表面の受容体を決定しなければならない。

IL－6に印を付け、ランダムに遺伝子を細胞に入れ、細胞表面にIL－6の印が見付かったらその細胞から遺伝子を取り出して別の細胞に入れる、印がより強く見られる細胞から遺伝子を取り出して別の細胞に入れる。これを繰り返して、印が増えてくるよう遺伝子を濃縮する手法を用いてＩＬ－６受容体が一九八八年同定された。発現クローニングという、当時では最先端の手法だった。

ＩＬ－６受容体は細胞膜を一回貫通している蛋白質なのだが、ＩＬ－６の信号を細胞内に伝えるには細胞内の部分が短過ぎる。しかもＩＬ－６受容体の細胞外の部分だけでもＩＬ－６と結合して細胞内に信号を伝えることがわかると、細胞の中に実際に信号を伝えている別の分子の存在が決定的となり、その同定が急がれた。これも一九九〇年と同定が早かった。その分子は分子量１３０ｋＤａの糖蛋白質なのでとりあえずｇｐ１３０分子（ｇｐは糖蛋白質 glycoprotein の略）と名付けられた。ＩＬ－６は直接結合しないが、ＩＬ－６が受容体にくっ付くと、初めてその複合体がｇｐ１３０に結合出来るようになる（図４－４）。ｇｐ１３０は細胞内領域が長く、信号を伝えるのに相応しい分子である。

サイトカインの受容体がいくつかクローニングされ、それらの蛋白質を比較すると、細胞の外側の部分に共通の特徴があった。蛋白質はアミノ酸の並び方で形が決まる。そのアミノ酸の並び方で、トリプトファン―セリン―（何らかのアミノ酸）―トリプトファン―セリンの五つのアミノ酸からなる並びが共通して見られるのだ。アミノ酸を一文字で表わ

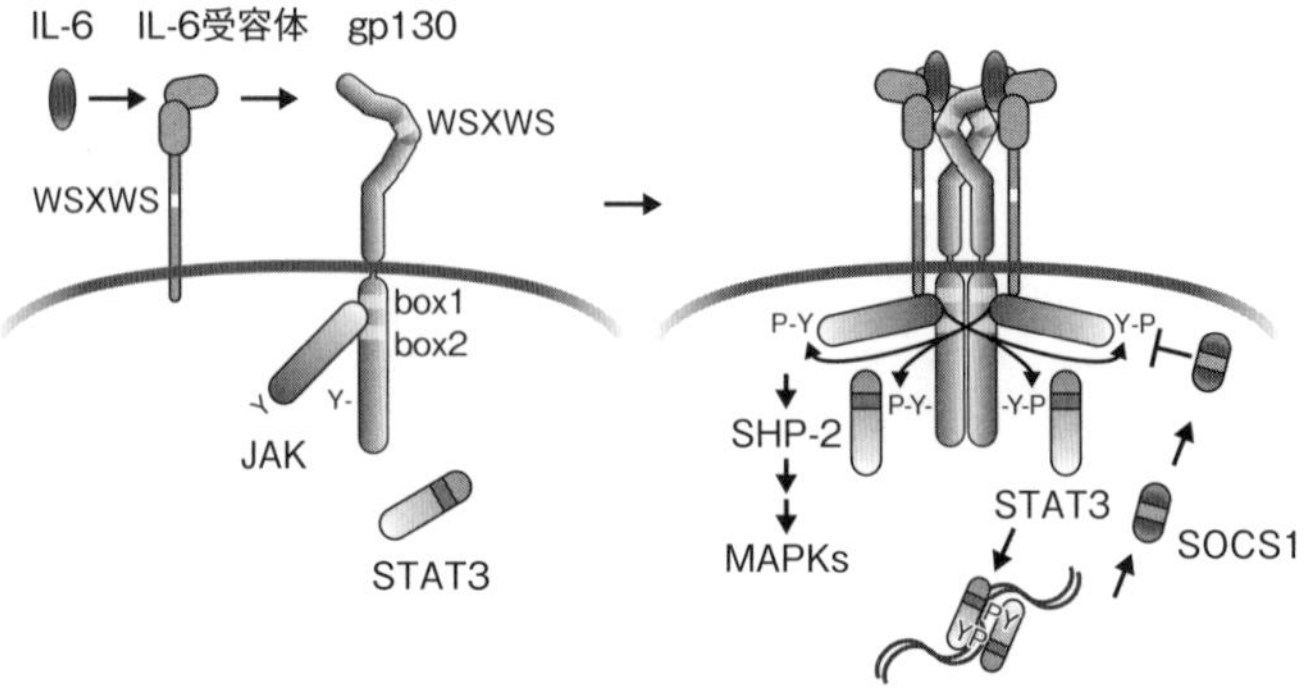

図4－4　IL-6が細胞内に信号を伝える仕組み

IL-6受容体とgp130は細胞外領域にWSXWS配列を持つⅠ型サイトカイン受容体に属する。IL-6はIL-6受容体に結合、IL-6/IL-6受容体のかたまりがgp130に結合する。IL-6/IL-6受容体/gp130は計6分子の複合体になる。gp130の細胞内領域のbox1、box2に結合しているJAK（Janus kinase）がgp130の細胞内領域のアミノ酸のチロシン（Yで示す）をリン酸化（Pで示す）する。リン酸化チロシンに結合するSTAT3（signal transducer and activator of transcription 3）がgp130に引き付けられ、今度はSTAT3がチロシンリン酸化される。STAT3はお互いのチロシンリン酸化に結合し合う2量体になり、細胞の核内に移動し、DNAに結合し、mRNAを転写する。mRNAは翻訳されて蛋白質になる。その一つSOCS1（suppressor of cytokine signaling 1）はJAKに結合してJAKの働きを止めて信号が過剰に伝わらないようにする。JAK-STAT経路を介した信号以外にJAK-SHP2-MAPK経路からも信号が伝わる。

す記載では「ＷＳＸＷＳ」となる。このようなＷＳＸＷＳ配列を細胞外領域に持った受容体を「Ｉ型サイトカイン受容体」という。ホンダの車は車種が違っても全てＨの印が付いていてホンダ車に属するようなものだ。図４－４に示すようにＩＬ－６受容体もｇｐ１３０も細胞外領域にＷＳＸＷＳ配列が見られるので、Ｉ型サイトカイン受容体に属する。

共通信号伝達分子

赤血球を増やすエリスロポエチンや好中球を増やすG－CSFの受容体は一つの分子エリスロポエチン受容体やG－CSF受容体で細胞内に信号を伝えるのに、なぜIL－6は細胞の中に信号を伝えるのにIL－6受容体とgp130の二つの分子が必要なのだろうか。その疑問はしばらくして解明された。gp130はIL－6と作用が似ている複数のサイトカインの信号も伝えていたのである。それぞれのサイトカインにはサイトカインが結合する固有の受容体があり、gp130はIL－6を初めとした複数のサイトカインによって共有されて使い回されているのだ。gp130を共有しているサイトカインをIL－6ファミリーとかgp130ファミリーと言う。メンバーはIL－6を初めとし、オンコスタチンM（OSM）、白血病阻止因子（LIF）、毛様体神経栄養因子（CNTF）などがgp130を共有することが見付かった（図4－5）。その後、心筋細胞促進因子1（CT－1）、CLCF1、IL－11、IL－27、IL－35、IL－39などのサイトカインもgp130を共有して信号を伝えていることが明らかにされた。

受容体が複数の分子からなる例として他にIL－3、IL－5、GM－CSFの三つのサイトカインの受容体はそれぞれ異なるが、いずれも共通β鎖という分子を介して信

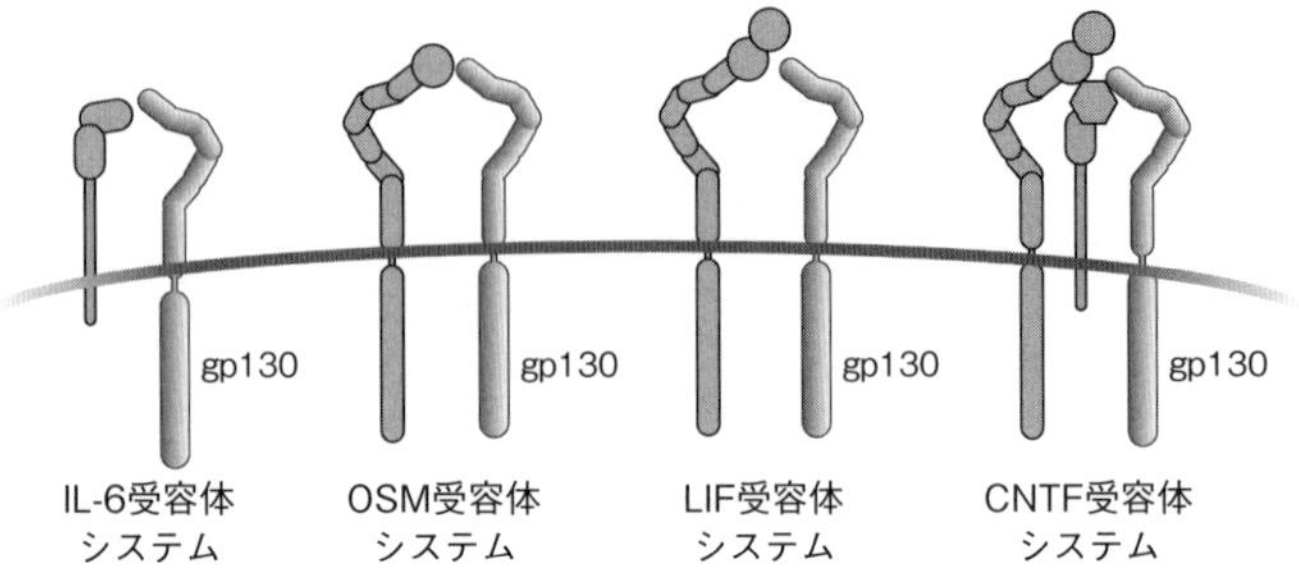

図4-5　複数のサイトカインに共有されるgp130

IL-6はIL-6受容体とgp130をくっ付けて細胞の中に信号を伝える。OSMはOSM受容体とgp130、LIFはLIF受容体とgp130、CNTFはCNTF受容体とLIF受容体とgp130がくっ付いて細胞内に信号を伝える。

号を細胞内に伝える。もう一つ、共通γ鎖を共有して使用するサイトカインＩＬ－２、ＩＬ－４、ＩＬ－７、ＩＬ－９、ＩＬ－15、ＩＬ－21がある。

サイトカインの特徴は、一つのサイトカインに作用が複数あること（作用の多様性）と、複数のサイトカインで作用に重なり（作用の重複性）があることだ。作用の多様性は様々な細胞で受容体が発現していることから説明出来、作用の重複性は細胞内に信号を伝える分子が同じであれば、複数のサイトカインの作用が同じであっても全く不思議ではない。研究していると後になって、「ああ、そうだったのか」と思うことがよくある。

受容体の次はＪＡＫ

ｇｐ１３０が細胞内にＩＬ－６の信号を伝える

時に重要な細胞内の領域ｂｏｘ１とｂｏｘ２という領域がある。特にｂｏｘ１はＩ型サイトカイン受容体のほとんど全ての受容体の細胞内領域で見付かり、よく保存されていた。とすると、多くのサイトカイン受容体は同じような仕組みで信号を伝えている可能性が推測される。

サイトカインの受容体の同定が進んでいくと、サイトカインが受容体に結合した次にどのような分子が信号を細胞内の奥に伝えていくのかが焦点になってきた。世界中のサイトカイン研究者は細胞の内部で何が起きているのかに興味を持ったのだ。

細胞内での信号の伝達は小さなリン酸基という分子が結合することでスイッチがオンになる。リン酸基を付ける酵素をキナーゼ(kinase)と呼び、リン酸基を外す酵素をフォスファターゼ（phosphatase）と呼ぶ。蛋白質のチロシンというアミノ酸の場所にリン酸基を付ける酵素をチロシンキナーゼと呼ぶ。

チロシンキナーゼは一般に細胞表面の分子に刺激が加わって最初にスイッチがオンになる時に働くことが多く、細胞表面のサイトカイン受容体にサイトカインが結合するとチロシンキナーゼが活性化することは知られていた。ではどのチロシンキナーゼなのか。

多くのサイトカイン研究室の中でその答を最初に得たのはＩＦＮα／βを研究していた

チームだった。ＩＦＮα／βに反応して増える細胞に遺伝子変異を起こす薬剤を用いて反応しなくなった細胞を準備する。その細胞に様々な遺伝子を入れてＩＦＮα／βに反応して増殖が回復した細胞から入れた遺伝子を同定するという賢い方法で、ＩＦＮα／βの信号伝達に重要な遺伝子が見付けられた。重要な遺伝子が補われると細胞は増えるようになるのだから、増えた細胞を集めて、新たに入れた遺伝子を同定すれば良いのだ。そこで見付かったのがＴＹＫ２というチロシンキナーゼである。この発見が突破口となった。ＴＹＫ２はＪＡＫ（ジャック）１〜３と合わせて四つからなるＪＡＫファミリーキナーゼの一つだ。ＪＡＫはヤヌスキナーゼ（Janus kinase）に由来する。Janusはローマ神話の門を守る神で、入口と出口の二つの顔を持つ。ＪＡＫキナーゼにはキナーゼ領域が二つあるためこのローマの神の名前が付けられたのだ。最も片方のキナーゼ領域はキナーゼ活性を持たない。

ＩＦＮに続きエリスロポエチン、プロラクチン、成長ホルモン、ＩＬ−３、次々と信号伝達にＪＡＫチロシンキナーゼが関与していることが報告され、そして岸本研からもＩＬ−６の信号伝達にはＪＡＫキナーゼの活性化を伴うことを報告した。後になって、ＪＡＫ分子はｂｏｘ１とｂｏｘ２領域を介してサイトカイン受容体に結合していることが報告された。ｂｏｘ１とｂｏｘ２領域を持つＩ型サイトカイン受容体の全てがＪＡＫキナーゼを活

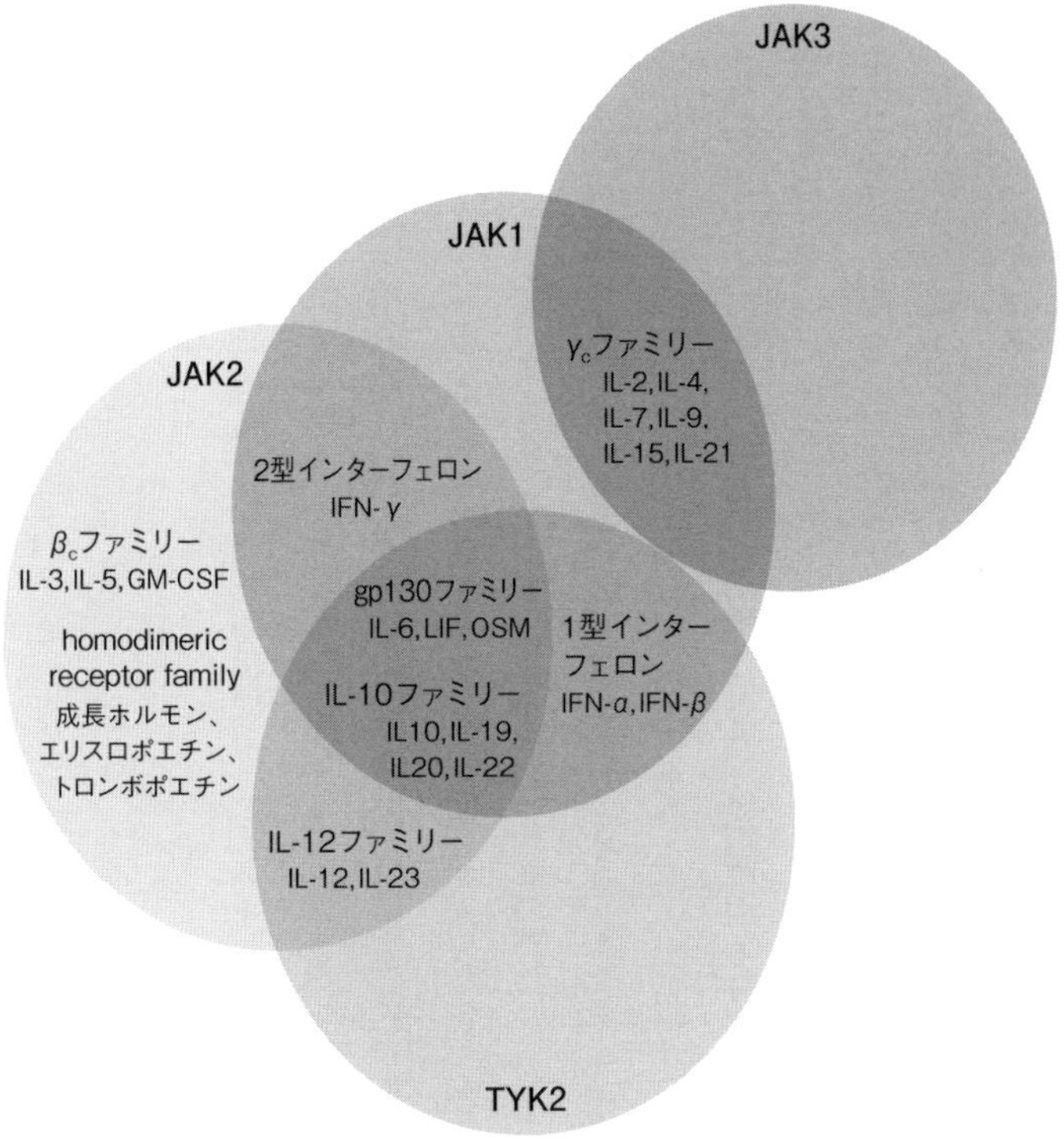

図4-6　サイトカインと活性化するJAK

JAKファミリーはJAK1、JAK2、JAK3、TYK2の4つのメンバーからなる。サイトカインが細胞表面の受容体に結合すると、細胞内でJAKが活性化される。サイトカインによっては一つだけのJAKを活性化したり、複数のJAKを活性化したりする。成長ホルモン（GH)、エリスロポエチン（EPO、赤血球を増やす)、トロンボポエチン（TPO、血小板を増やす）はJAK2のみ活性化する。IL-6はJAK1、JAK2、TYK2の三つを活性化する。JAK1とJAK2を阻害すると、全てのサイトカインが影響を受けることがわかる。参考文献[6]より。

性化する理由がわかった（図4－6）。「ああ、そうだったのか」。

JAKの次はSTAT

サイトカインが受容体に結合した後にチロシンキナーゼであるJAKが活性化され、さらにSTAT（スタット）という転写因子がJAKによってチロシンリン酸化され、STATは細胞の核の中へ移行して遺伝子の特定の領域に結合し、下流の遺伝子のmRNAの転写を促進する。mRNAに基付いてアミノ酸が繋がり蛋白質が出来る。サイトカイン刺激に応じて細胞が反応するための蛋白質が作られるのだ。このように細胞内でJAKやSTATを順次活性化して信号を伝える仕組みをJAK－STAT経路と呼ぶ（図4－4参照）。これで細胞表面の受容体、細胞内の出来事、遺伝子発現に至る道筋が明らかとなった。

余談だが、IL－6の刺激で活性化される転写因子STAT3分子を肝臓から精製して同定する実験では、マウスの尻尾の静脈にIL－6を注射するのは細い血管にも難なく注射する得意技を持った小児外科出身の大学院生、刺激した後肝臓を素早く取り出すのは、取り出すのが素早い産婦人科出身の大学院生だった。私は、これは実に適任だなあ、と感心しながら彼らの実験を横で見ていた。実験室になんとも言えない匂いが漂うと、今日は沢山のマウスを実験に使ったのだとわかった。

実験帰りの電車の中で、身体に染み付いたマウスの匂いのため彼らは周りの乗客から避けられたと聞いた。私は彼らが猫に襲われないかと心配していた。そんな彼らの実験スピードは、先行していたドイツの研究室を追い抜いてSTAT3分子のクローニングとして早々と成功。その実験の途中で、日本から実験用のマウスがいなくなりました、と実験動物業者を嘆かせたという逸話がある。岸本忠三先生率いる研究室での話だ。

二種類のヘルパーT細胞

様々なサイトカインが同定され始めた当初、ヘルパーT細胞の中でサイトカインを産生するパターンが異なることにアメリカのDNAX研究所（注11）のモスマン（注12）は気が付いた。ヘルパーT細胞を二つに分け、IFNγ、TNFαを産生する1型ヘルパーT細胞（Th1細胞、ティーエイチワン細胞）と、IL－4、IL－5を産生する2型ヘルパーT細胞（Th2細胞、ティーエイチツー細胞）と名付け、一九八六年にアメリカ免疫学会雑誌であるジャーナル・オブ・イムノロジー誌に報告した［7］。二つのタイプのヘルパーT細胞の役割は不明で、この論文は強いインパクトを与えるものではなかった。しかし、

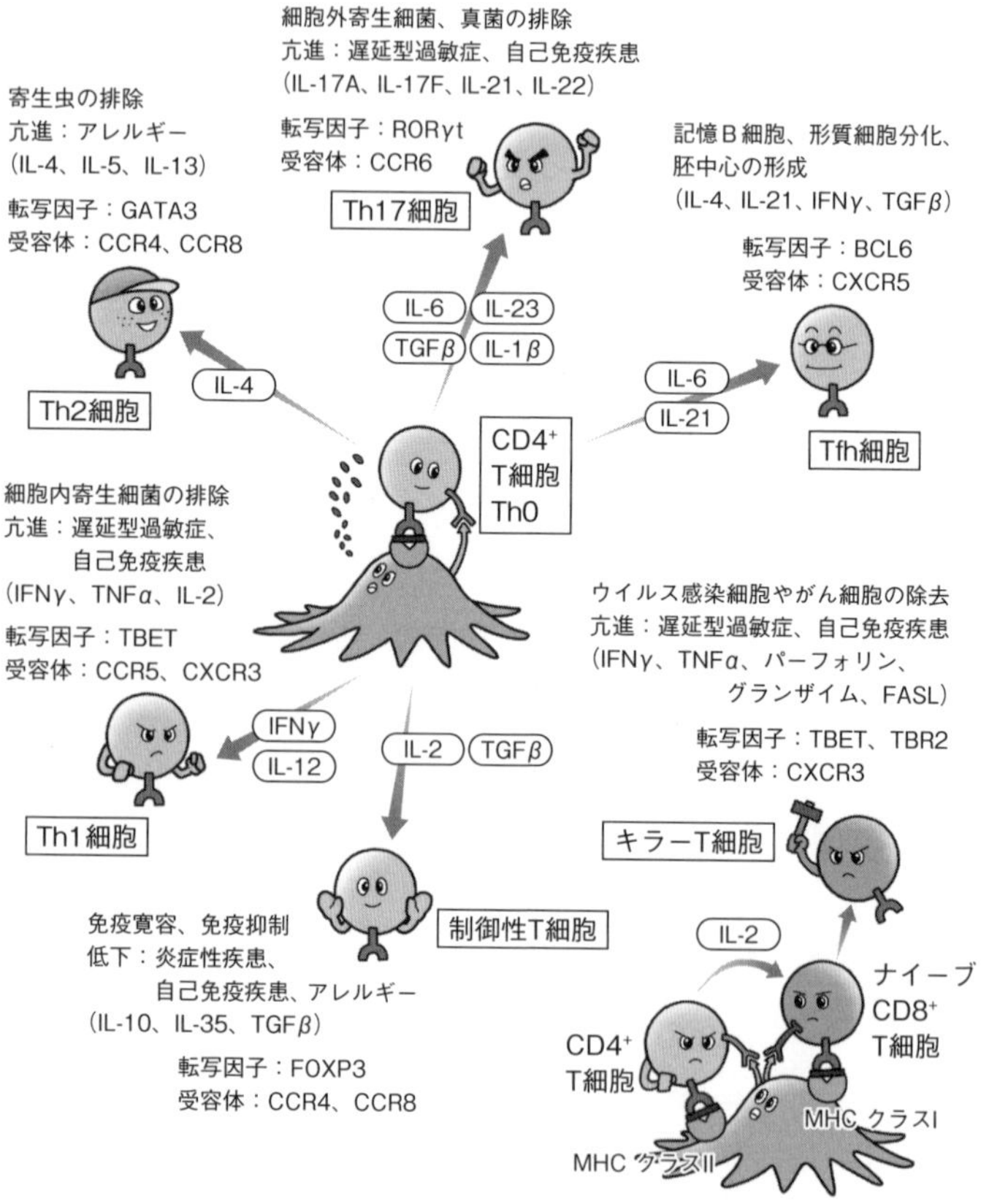

図4-7　様々なヘルパーT細胞とサイトカイン

刺激を受けていないヘルパーT細胞であるTh0細胞（ナイーブ$CD4^+$ T細胞）が樹状細胞から抗原提示と刺激を受けるとともに、矢印で記したサイトカインの刺激を受け、サイトカインの種類に応じて働きの異なるヘルパーT細胞になり、それぞれ特徴的なサイトカイン（括弧内で示したサイトカイン）を産生する。各ヘルパーT細胞の役割と、亢進や低下状態で見られる病態も記した。

ヘルパーT細胞のサイトカイン産生能力に基付いた分類は、その後、様々な病態と結び付くこととなる。病気の理解と治療法、つまりどのヘルパーT細胞が悪役で、悪役を誘導するサイトカインや悪役が作るサイトカインを抑えることが治療に繋がったのである。

どのタイプのヘルパーT細胞になるかは樹状細胞からMHCクラスⅡによって抗原提示を受けた時に浴びるサイトカインの種類によって運命が決まる。T細胞の運命を実行する転写因子（特定のDNAの場所から特定のmRNAを転写する因子）も知られている。転写因子が働くと各種T細胞はそれぞれ特有のサイトカインを産生し、サイトカインの作用に従いどのように免疫を働かせ、病気に関与するかが決まる（図4－7）。

運命を決められたヘルパーT細胞はそれぞれ特定のケモカイン受容体を発現しており、その受容体に結合する相手方であるケモカインの濃度が高い所に誘導される。ケモカイン（chemokine）という言葉は、濃度の濃い場所に向かって白血球が向かおうとする「走化性（chemotaxis）」という言葉と「サイトカイン（cytokine）」から出来た語で、あるケモカインがたくさんある場所にはそのケモカインに対する受容体を表面に持つ白血球が集まる。

例えば転写因子GATA3はTh2細胞に分化させ、ケモカインのRANTESやTARCの受容体CCR4を発現し、それらのケモカインに向かってTh2細胞は旅していく。

Ｔｈ１細胞とＴｈ２細胞

Ｔｈ1細胞とＴｈ2細胞の担う免疫反応は異なる。Ｔｈ1細胞はマクロファージやキラーT細胞、ナチュラルキラー細胞（T細胞受容体を持たないが傷害活性を持つ）などをＩＦＮγやＩＬ－2で刺激して、細菌（結核菌やレジオネラ、マイコプラズマなどは細胞の中に入り込む）に侵入された細胞や、ウイルスが感染した細胞を攻撃するように仕向ける。一方Ｔｈ2細胞はヒスタミンを蓄えた肥満細胞や好塩基球、毒を持つ好酸球などをＩＬ－4、ＩＬ－5、ＩＬ－13で刺激して寄生虫を排除するように仕向ける。現代の都会では、この免疫反応はアレルギー症状に姿を変えて私たちを困らせている。

さらに病気ごとにどちらのタイプのT細胞が優位になっているかが盛んに論じられた時代がある。関節に炎症が起きて関節が壊れて変形する関節リウマチ、腸に炎症が起きて血便が出たりするクローン病、中枢神経に炎症が起きて神経が壊れる多発性硬化症などではＴｈ1細胞が増えることが知られている。一方、アレルギー疾患である気管支喘息、花粉症、アトピー性皮膚炎などではＴｈ2細胞が増えてアレルギー症状を引き起こす肥満細胞や好酸球を刺激する。

Th17細胞、Th9細胞、Th22細胞

Th1細胞とTh2細胞のどちらでもないIL－17というサイトカインを大量に産生するヘルパーT細胞が見付かり、Th17細胞と名付けられた。Th17細胞は上皮細胞などに働きかけて炎症を促すサイトカイン（IL－1、TNFα、IL－6、GM－CSF）を作らせる。こうした炎症性サイトカインによって好中球が動員され、細胞の外にいる細菌や真菌を攻撃するように仕向ける。病気では関節リウマチ、炎症性腸疾患、多発性硬化症などの自己免疫疾患が悪化するのに関与している。

寄生虫の排除やアレルギーに関与するIL－9を産生するTh9細胞や、IL－22を産生するTh22細胞は、皮膚に集まり乾癬《かんせん》やアトピー性皮膚炎、強皮症《きょうひしょう》などの皮膚疾患への関与が報告されている。

Tfh細胞

耳の下、首、腋《わき》、鼠径部《そけいぶ》に比較的多くリンパ節があり、注意深く触ると米粒から小豆くらいのリンパ節に触れることが出来る。これらリンパ節や喉の奥にある扁桃腺、左脇腹にある脾臓、小腸にあるパイエル板（注13）などにはT細胞やB細胞が集まり、二次リンパ

組織と呼ぶ。T細胞が樹状細胞に出会ったり、T細胞とB細胞が出会ったりする免疫細胞の集会所だ。因みに、そもそもT細胞やB細胞が作られる胸腺や骨髄は一次リンパ組織と呼ばれる。

二次リンパ組織の中に「胚中心」というB細胞が成長する場所がある。B細胞が提示する抗原とくっ付く受容体を持ったTｆｈ細胞（濾胞《ろほう》ヘルパーT細胞）は補助刺激分子CD40Lを持っており、CD40を持っているB細胞に働きかけて抗体のクラススイッチや抗体を分泌する形質細胞への分化を促している（第三章　図3－8参照）。Tｆｈ細胞は二次リンパ組織に居座り、B細胞を指示する。つまり液性免疫で中心的な役割を担うヘルパーT細胞なのだ。Tｈ1、Tｈ2、Tｈ17、Tｈ9、Tｈ22細胞などは末梢に出ていく。

キラーT細胞

刺激を受けていないCD8^{+} T細胞が樹状細胞からMHCクラスIにより抗原提示と刺激を受ける時、ヘルパーT細胞の分泌するIL－2で刺激を受けるとキラーT細胞（細胞傷害性T細胞、cytotoxic T lymphocyte、略してCTLとも呼ぶ）となる（第二章参照）。キラーT細胞はIFNγ、TNFαを産生し、グランザイム、パーフォリン、FASL（Fas ligand）などウイルス感染やがん化した異常細胞を殺す道具を持つ。

抑え役の制御性T細胞

愛知県がんセンターで見付けられた不思議な現象がある。生まれたばかりのマウスから胸腺を摘出するとT細胞が育たず免疫不全となって感染症で死んでしまう。しかし生後三日で胸腺を摘出すると死なずに育つ。これは胸腺からT細胞が育って感染症を防いでくれるからだ。しかし、やがてマウスの卵巣や唾液腺に炎症が起きてしまう。この現象に強い興味を持ったのが坂口志文《さかぐちしもん》（図4－8／注14）である。坂口は一九七六年京都大学医学部を卒業後すぐに入学した大学院を中退してしまい、愛知県での研究に参加していた。

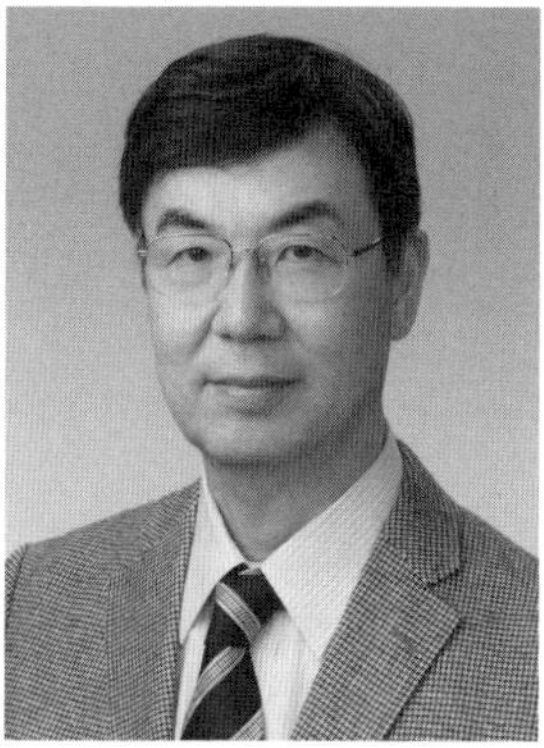

図4-8　坂口志文

文部科学省平成二十九年度文化功労者より。

生後三日で胸腺を摘出して炎症を起こしているマウスに、別の大人マウスのT細胞を移植すると卵巣や唾液腺に炎症が起きなくなることを見出し、三日目以降に胸腺で育つ細胞に炎症を抑える細胞があるに違いないと坂口は考えたのだ。坂口は、自分が信じている細胞の正体をしっかり摑むまで慎重に研究を続けていく。

モノクローナル抗体が使えるようになり細胞表面の分子の特徴がわかるようになった頃、「免疫を抑えるT細胞」の特徴として細胞表面のCD25（T細胞を増やすサイトカインIL－2の受容体）とCD4が目印であるとする論文を、最初に抱いた仮説から二十年近く経て一九九五年ジャーナル・オブ・イムノロジー誌に発表した［8］。モスマンがヘルパーT細胞にも種類があることを報告した同じ雑誌である。この論文によって「免疫を抑えるT細胞」の正体が明らかになり、世界から注目されることになる。

この細胞は「制御性T細胞（regulatory T cell、略してTreg細胞、ティーレグ細胞と呼ばれる）」と名付けられ、坂口は二〇〇〇年セル誌に総説を掲載した。セル誌は生物学の専門雑誌で、総合誌のネイチャー誌、サイエンス誌と肩を並べるトップレベルの科学雑誌だ。

制御性T細胞の正体

制御性T細胞は常時CD25を発現するが、通常のT細胞でも刺激が入って活性化するとCD25を発現するようになり制御性T細胞との違いがわかりにくい。制御性T細胞と他の

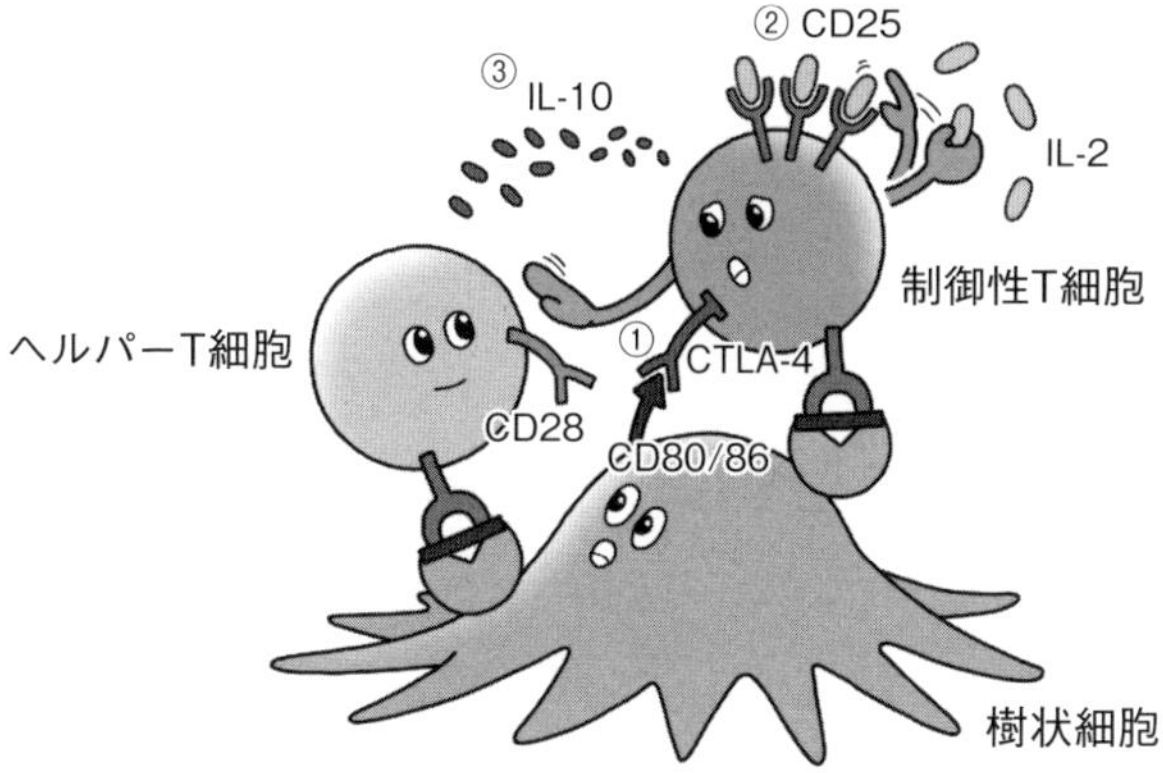

図4-9　制御性T細胞による免疫を抑える三つの仕組み

①制御性T細胞は常にCTLA-4を表面に出し、樹状細胞のCD80やCD86に蓋をして、CD28からの補助刺激が入らなくなりT細胞が活性化出来ない。
②制御性T細胞はT細胞を増やすサイトカインIL-2の受容体であるCD25を多く発現する。IL-2を独り占めして、他のT細胞が増えなくなる。
③制御性T細胞は炎症を抑制する働きを持つサイトカインIL-10を分泌してT細胞やマクロファージの働きを抑制する。

T細胞との違いを明確にしたのは、「FOXP3（フォックスピースリー）」という運命を決める転写因子の同定である。FOXP3を発現するT細胞が制御性T細胞としての免疫抑制作用を持つのだ。

　ヘルパーT細胞全体の一〇パーセントくらいが制御性T細胞と考えられている。免疫を抑える仕組みはCTLA－4、CD25、IL－10を介した三つある（図4－9）。CTLA－4は樹状細胞からのアクセルに蓋をし、CD25はT細胞が増える餌を奪い、IL－10はT細胞を抑えるサイトカインだ。

制御性T細胞が注目される理由は、この細胞が最初に明らかにされた免疫系のブレーキ役の細胞で、免疫の強さを調整しているからである。制御性T細胞が不足すると自己免疫疾患が起きる。誰でも自分自身を攻撃する細胞を持っているが、それを抑制する細胞が同時に存在するから何も起こらないのだ、というのが坂口の考えである。自己免疫疾患の治療では、暴れている免疫をステロイドや免疫抑制剤などの薬でなだめることが中心であるが、なだめ役の制御性T細胞を増やす試みも考えられている。

二〇一七年クラフォード賞が「関節炎やその他の自己免疫疾患などで有害な免疫反応に対抗する制御性T細胞の発見」に対して坂口志文に授与された。

なだめ役は社会や家庭でも必要とされる。学校の先生も父母、祖父母も揃って躾や勉強にうるさいと子どもは逃げ場を失い傷付いてしまう。そこで誰かがなだめ役になることが必要だ。「愛された思い出」に残るのは、やはりなだめ役を担った人物であろう。

増え過ぎた制御性T細胞

成人T細胞白血病という九州、沖縄、四国地方に多いT細胞の白血病がある。HTLV－1（human T-cell leukemia virus type I）というレトロ・ウイルスの感染が原因である白血病だ。通常のRNAウイルスは細胞に感染してウイルスのRNAから直接蛋白質を作るのだが、中にはRNAを一旦DNAに写し換えて細胞の核の中のDNAに組み込み、それから改めてRNAに写し換えて蛋白質を作るレトロ・ウイルスと呼ばれるRNAウイルスがいる。「レトロ」は「過去に遡る」という意味を持つ。

HTLV－1ウイルスは主に母乳を介して母親から子どもに感染しCD4⁺T細胞に住み着く。そのため地域で代々ウイルス保有者が続いている。ウイルスに感染してウイルスキャリア（ウイルス保有者）になっても一生何もないことが多いが、ウイルスキャリアの五から一〇パーセントの頻度で、六十歳から七十歳になってから白血病を発症することがある。成人T細胞白血病になると健康な人ではなんともないような弱い病原体に対しても感染症を生じる「日和見《ひよりみ》感染症」になりやすくなる。

成人T細胞白血病患者の細胞を調べると、坂口によって制御性T細胞の特徴とされた細胞表面にCD4とCD25を発現し、転写因子FOXP3を発現することが判明した。これはHTLV－1ウイルスの持つHBZという蛋白質によって、CD4⁺T細胞が制御性T細胞のように変えられてしまうことによる。増えた制御性T細胞により免疫が抑制されることは、ウイルス感染細胞が生き残るために有利に働くと考えられる［9］。

自然リンパ球

抗原特異的に応答するT細胞は表面にT細胞受容体を持つのだが、こうした受容体を持たないリンパ球が存在していることは以前から知られていた。それらはナチュラルキラー細胞（NK細胞）やナチュラルヘルパー細胞（NH細胞）などと呼ばれていたが、二〇一三年に自然リンパ球という名前で整理された。

抗原特異的な受容体を持つT細胞と、抗原特異的な受容体を持たない自然リンパ球（innate lymphoid cell、略してILC）は、どのサイトカインを産生するかなどの性質で似ており、Th1細胞とILC1、Th2細胞とILC2、Th17細胞とILC3、キラーT細胞（CTL）とNK細胞は似たもの同士だ（図4－10）。自然リンパ球の多くは外界と接する腸管、肺、皮膚などに常在し、異常を感知した樹状細胞や壊れた気道上皮細胞から出てくるサイトカインで活性化され、特有のサイトカインを産生して初期の応答に当たるとともに、獲得免疫の細胞を応援する。

新しい解析技術

産生するサイトカインの種類、ケモカイン受容体、転写因子などでヘルパーT細胞や自

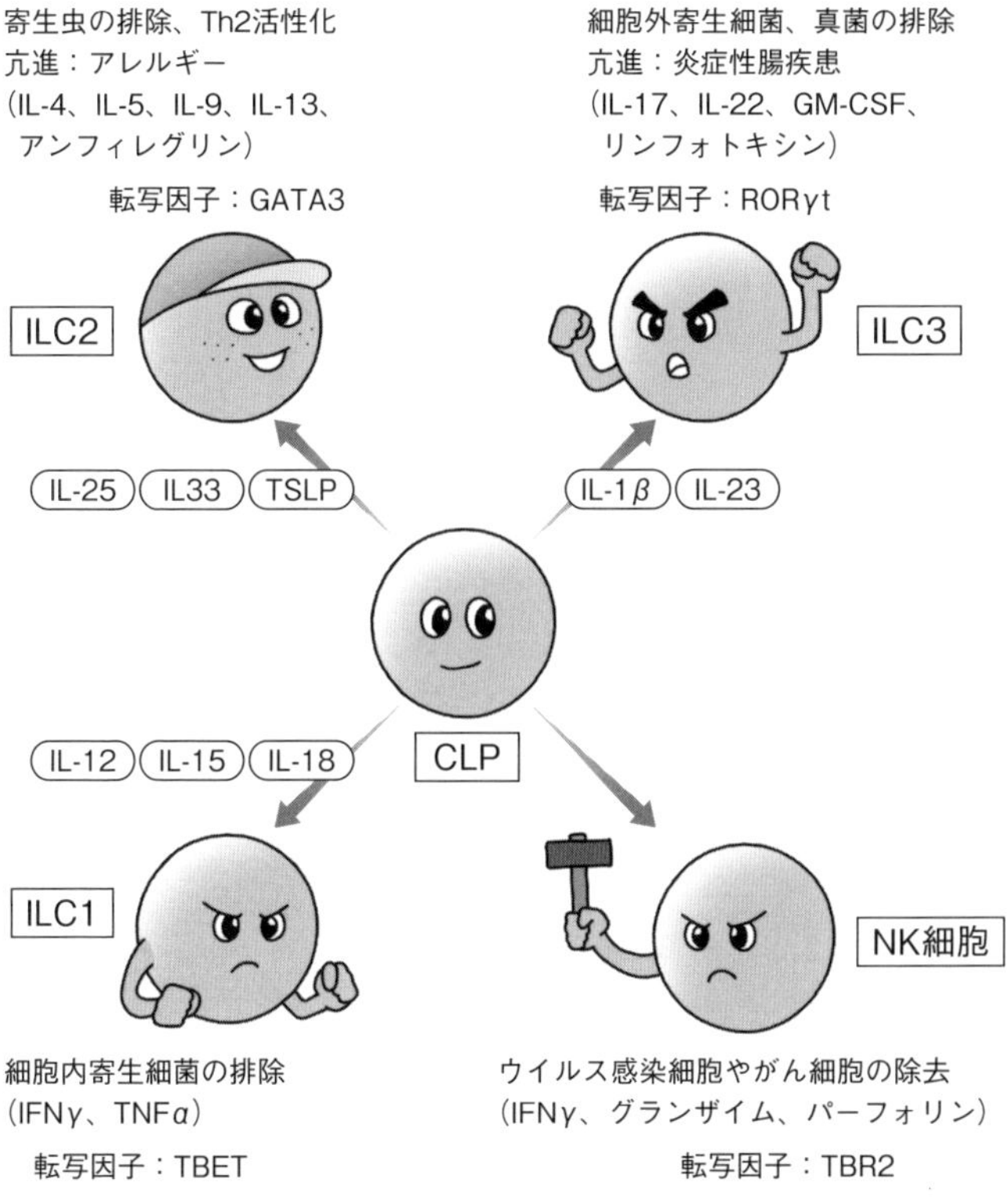

図4-10　様々な自然リンパ球

自然リンパ球（innate lymphoid cell、略してILC）は矢印で示すサイトカインで活性化され、それぞれのサイトカイン（括弧内で示した）を産生する。自然リンパ球は共通リンパ球系前駆細胞（CLP）から分化する。ILC1（１型自然リンパ球）はIFNγでマクロファージを活性化、ILC2（２型自然リンパ球）は壊れた上皮細胞から出るサイトカインに応答してアレルギー反応を助長、ILC3（３型自然リンパ球）はIL-17で好中球を活性化し炎症を促進させる。

キラーT細胞（細胞傷害性T細胞、CTL細胞）がウイルスに感染してMHCクラスIで抗原を提示する細胞を殺すのに対して、NK細胞はMHCクラスIを発現していない、つまり自分の目印を失った細胞を殺す。

然リンパ球など免疫細胞が細かく分けられてきたが、技術は進歩した。

次世代シーケンスという生命の設計図である遺伝子DNA断片の塩基の配列を並列に多数読み進め、高速かつ安くDNA配列を決定する技術が普及している。しかも速度は速くなり続けコストも下がり続けている。DNA配列を読む時に一定の割合で間違いが生じることがあり、同じDNAを三十回以上繰り返し読んで誤差を極めて小さくすることも出来る。この技術で各個人の全てのDNA（ゲノムと呼ぶ）の配列を決定し、DNAのどこの配列に特徴があるとどのような病気と関連するか、どのような薬が効きやすいかが調べられるようになっている。

さらにscRNAseq（シングルセルアールエヌエーシーケンスと呼ぶ）という技術は、一つの細胞で発現しているmRNAを一旦DNAに写し戻してDNA配列として次世代シーケンスで読む。つまり一つの細胞で発現しているmRNAが全てわかり、一つの細胞でどのような蛋白質が多く発現しているか予測出来るようになった。がん細胞でもどの遺伝子に変異があるか決定出来る。

次世代シーケンスでは膨大なデータが出てきてしまうが、病気の症状や検査異常などの臨床の情報との関連性はコンピューターで解釈する。実際、様々な病気で細胞が詳細に解析されている。血液中を流れる免疫細胞のみならず、炎症を起こしている現場、例えば関節リウマチでは関節の滑膜細胞や滑膜に浸潤している免疫細胞が一つ一つどのような細胞であるかが全mRNA発現レベルでわかるようになっている。こうした技術は生物・医学研究で使用され、解析したデータを含む論文をよく目にするが、今後は医療分野にも導入されることだろう。これまで症状や検査異常で分類していた病気もさらに細かく再分類され、それぞれの病態に合った治療が簡単に選択される時代になるかもしれない。

注1　ディナレロ　チャールズ・ディナレロは米国コロラド大学教授。免疫学者。免疫システムの鍵となる新しい分子IL－1の発見により炎症や関節炎に対する薬剤開発の道を開いた。二〇〇九年、もう一つの鍵分子であるIL－6を発見した岸本忠三、平野俊夫とともにクラフォード賞、二〇二〇年フェルドマン、岸本とともに唐奨（タン・プライズ）を授与されている。

注2　CANTOS試験　コレステロール濃度とは別に炎症を鎮めるだけで心筋梗塞が予防出来るかを確かめた一万人規模の臨床試験。二〇一七年に結果が出た。心筋梗塞の既往がありCRPが〇・二㎎／dℓ以上の炎症がある患者にIL－1β阻害抗体カナキヌマブ五〇、一五〇、三

〇〇㎎を三か月ごとに投与しプラセーボと四年間比較した結果、プラセーボと比べ心筋梗塞再発リスク比〇・九三、〇・八五、〇・八六と一五〇㎎投与群で有意に低下した。特にCRPが〇・二㎎／dℓ未満まで低下した場合は心筋梗塞再発が〇・七五まで低下していた。

この試験では意外な発見があった。心筋梗塞再発率をみる試験だったのだが、肺がんの発生率が三〇〇㎎投与でリスク比〇・三三と大きく低下したのだ。腫瘍微小環境に良い影響を与えたのではと考えられている。

注3　マイニとフェルドマン　ラヴィンダー・マイニはインド出身の免疫学者、ケンブリッジ大学卒。マーク・フェルドマンはウクライナ出身の免疫学者、オーストラリアに移住しメルボルン大学卒。一九八四年関節リウマチの関節では炎症性サイトカインが過剰に産生されていることから、その中でもTNFαを主要なサイトカインとして同定した。セントコア社の作成した抗TNFα抗体インフリキシマブを関節リウマチ患者に投与したところ著効し、炎症性疾患に対する抗体療法のパイオニアとして道を開いた。マイニとフェルドマンは共同で二〇〇〇年クラフォード賞、二〇〇三年ラスカー賞、二〇一四年ガードナー賞を授与されている。

注4　長田重一　東京大学理学部卒。分子生物学者。大阪大学教授。IFNαとG－CSFの遺伝子クローニングに成功したのみならず、細胞のプログラムされた細胞死であるアポトーシスの研究で世界をリードしてきた。二〇〇〇年恩賜賞・日本学士院賞、二〇〇一年文化功労者。

注5　長野泰一　北海道帝国大学医学部卒。ウイルス学者。一九五四年東京大学伝染病研究所（現在は医科学研究所）で小島保彦とともにインターフェロンの最初の報告を行った。一九六七年紫綬褒章、一九八一年恩賜賞・日本学士院賞。

注6　小島保彦　東京理科大学理学部卒。ウイルス学者。一九五四年長野泰一教授の下、小島保彦がウイルス感染を阻害する因子についての実験を行った。これがインターフェロンの最初の報告であり、インターフェロンの発見者として世界的に認められている。現在、インターフェロン・ハーブ研究所所長として漢方生薬などからインターフェロンを誘導する物質の研究に従事している。

注7　谷口維紹　東京教育大学理学部卒。免疫学者。東京大学先端科学技術研究センター・フェロー。IFNβ、IL－2、IL－2受容体の遺伝子クローニングの他にインターフェロンの発現を調節する転写因子を発見して病気との関わりを解明した。二〇〇〇年日本学士院賞、二〇〇九年文化功労者。

注8　本庶佑　京都大学医学部卒。免疫学者。B細胞での遺伝子の再編成による抗体のクラススイッチの仕組みを解明。さらに多様性を生じさせるため突然変異を入れる酵素である活性化誘導シチジンデアミナーゼの発見、IL－4、IL－5の遺伝子クローニング、ノーベル賞を授

与された免疫チェックポイント阻害剤による「免疫のブレーキを外すことによるがん治療の開発」など、多くの画期的な研究を行った。まさに我が国の免疫学の巨人。一九九六年恩賜賞・日本学士院賞、二〇〇〇年文化功労者、二〇一三年文化勲章、二〇一八年ノーベル生理学・医学賞など、多くの賞、栄誉を与えられている。現在、京都大学がん免疫総合研究センター長。

一時、大阪大学教授として阪大で研究されていた時期があり、著者は医学生として若い頃の本庶先生の講義を聴講したことがある。ゆっくりと緻密に話される姿は「燃える科学者」風で、阪大医学部が中之島にあった頃、中之島を考え事をされながら歩かれる姿に憧れた。

注9　岸本忠三　大阪大学医学部卒。免疫学者。第十四代大阪大学総長。炎症が起きる時の中心分子であるＩＬ－６の発見、ＩＬ－６受容体の仕組みや細胞内信号伝達経路、ＩＬ－６遺伝子の発現制御を解明した。中外製薬と開発した国産初の抗体医薬である抗ＩＬ－６受容体抗体トシリズマブは関節リウマチを初めとして多くの炎症性疾患の新しい治療法となった。我が国の免疫学を牽引するとともに、阪大を免疫学の中心にした。一九九〇年文化功労者、一九九二年恩賜賞・日本学士院賞、一九九八年文化勲章、二〇〇九年クラフォード賞、二〇一一年日本国際賞、二〇二〇年唐奨など多くの賞、栄誉を与えられている。

現在も大阪大学免疫学フロンティア研究センター教授として研究を続けられている。著者は岸本先生に大学院時代からご指導を頂いているのだが、研究に対する熱心さから、厳しいご指摘を頂くことが多かった。大阪弁でよく怒られたが（今でも怒られるが）、サッパリした怒り方なので救われる。

注10　平野俊夫　大阪大学医学部卒。免疫学者。第十七代大阪大学総長。岸本忠三教授の下でIL－6の遺伝子クローニングに実際に携わった。阪大総長退官後は免疫学から離れて、量子科学技術研究開発機構理事長として重粒子線によるがんの治療を牽引している。二〇〇六年紫綬褒章、二〇〇九年クラフォード賞、二〇一一年日本国際賞。

注11　DNAX研究所　ディナックス研究所と呼ぶ。スタンフォード大学のアーサー・コーンバーグ（DNA合成で一九五九年ノーベル生理学・医学賞）とポール・バーグ（DNA組み換えで一九八〇年ノーベル化学賞）らが一九八一年に設立した。支援していたのは米国のシェリング・プラウ社で「金は出すけど、口は出さない」方針で若手研究者が伸び伸びと研究し、サイトカインと受容体の研究で先端を走っていた。日本からの研究者や留学生も多く、彼らは日本に帰国後に各地でそれぞれの免疫学の研究を立ち上げることになる。二〇〇三年親会社に吸収される。シェリング・プラウ社も二〇〇九年には米国のメルクに吸収合併されている。IL－6の研究をしていた岸本研でもDNAXからの研究成果は常に気にしていた。

注12　ティム・R・モスマン　南アフリカの大学を卒業後、カナダに移住。その後、米国カリフォルニア州パロ・アルトのDNAX研究所でロバート・コフマンとともにヘルパーT細胞の分類

（Ｔｈ１、Ｔｈ２）を提唱した。現在は米国ロチェスター大学教授。

注13　パイエル板　小腸で食べ物と接する内側は栄養を吸収する絨毛で覆われるが、一部絨毛が抜けている場所がある。これがパイエル板で、そこに免疫細胞が集まる。一六七七年スイスの医師ジョセフ・コンラド・ハンス・パイエルが発見。

注14　坂口志文　京都大学医学部卒。免疫学者。愛知県がんセンターでの研究後、京都大学に戻り、その後アメリカに移り、ジョンズ・ホプキンス大学、スタンフォード大学、スクリプス研究所を経て帰国、東京都老人総合研究所と二年から四年毎に研究場所を転々と移っているが、一貫して制御性Ｔ細胞の仕事に取り組んでいる。一九九九年京都大学、二〇一一年以降は大阪大学免疫学フロンティア研究センター。二〇一五年ガードナー賞、二〇一七年文化功労者、クラフォード賞、二〇一九年文化勲章。

著者は何度かご講演を聴講したことがあるが、真面目に淡々と語られる坂口先生からは研究に対する誠実さが伝わる。長年に渡り奥様（坂口教子）と一緒に研究をされてこられた。研究人生から得た教訓として「何事にも時間がかかる」と言われる。

参考文献

［1］ Dinarello CA. "The history of fever, leukocytic pyrogen and interleukin-1." *Temperature (Austin)*. 2(1):8-16. 2015
発熱因子ＩＬ－１の同定の総説。

［2］ Ridker PM et al. "Antiinflammatory Therapy with Canakinumab for Atherosclerotic Disease." *N Engl J Med*. 377(12):1119-1131. 2017

［3］ Aggarwal BB, Gupta SC, Kim JH. "Historical perspectives on tumor necrosis factor and its superfamily: 25 years later, a golden journey." *Blood*. 119(3):651-65. 2012
ＴＮＦの歴史とそのファミリー、その受容体に関する総説。

［4］ Kishimoto T. "Interleukin-6: from basic science to medicine--40 years in immunology." *Annu Rev Immunol*. 23:1-21. 2005
岸本忠三によるＩＬ－６の四十年の研究をまとめたエッセイ。

［5］ Narazaki M, Tanaka T, Kishimoto T. "The role and therapeutic targeting of IL-6 in rheumatoid arthritis." *Expert Rev Clin Immunol*. 13(6):535-551. 2017

［6］ O'Shea JJ et al. "Back to the future: oral targeted therapy for RA and other autoimmune diseases." *Nat Rev Rheumatol.* 9(3):173-82. 2013

[7] Mosmann TR et al. "Two types of murine helper T cell clone. I. Definition according to profiles of lymphokine activities and secreted proteins." *J Immunol.* 136(7):2348-57. 1986

[8] Sakaguchi S et al. "Immunologic self-tolerance maintained by activated T cells expressing IL-2 receptor alpha-chains (CD25). Breakdown of a single mechanism of self-tolerance causes various autoimmune diseases." *J Immunol.* 155(3):1151-64. 1995

[9] 松岡雅雄著「ヒトT細胞白血病ウイルス1型の病原性発現機構の解明」モダンメディア 68巻2号 P24〜29 二〇二二年

参考図書

宮坂昌之監修、小安重夫・椛島健治編集『標準免疫学』第四版 医学書院、二〇二一年

坂口志文著「ゆらぐ自己と非自己—制御性T細胞の発見」JT生命誌研究館、二〇一六年 https://brh.co.jp/s_library/interview/89/

第五章

免疫の起動

――異常を感じる食細胞から始まる

抗原の提示、多様性獲得のための遺伝子再編成、T細胞やB細胞の働き、活性化の補助刺激やサイトカイン、細胞内へ信号が伝わる仕組みが分子レベルで解明され「獲得免疫」の理解が深まった頃、個別にはまだ不明な箇所があるものの、免疫学ではもう大きなテーマに発展するものはないのではないかという空気があった。免疫に関するもう一つの重要な分野の話をする前に十九世紀末に観察された食細胞について知っておいて欲しい。

なんでも食べる食細胞

傷口に感染が起きた時に膿をもつことがある。十九世紀にこのことを観察した学者がいた。ロシアのメチニコフ（図5－1／注1）は自分の子どもたちのクリスマス用に準備していたオレンジの木の小さな棘をヒトデの幼生に刺して、翌日に観察してみると棘の周りに動く細胞が集まっていることを発見した。一八八二年のことである。この細胞は細菌などを食べ込み、消化するのだろうと考え、マクロファージという名前を付けた。「マクロ」は大きい、「ファージ」は食細胞に由来し、大きい食細胞という意味である。マクロファージという名前は現在でも使用されている。この時、小さい食細胞も観察しており、ミクロファージと名前を付けている。現在ではミクロファージという名前は使用されなくなって

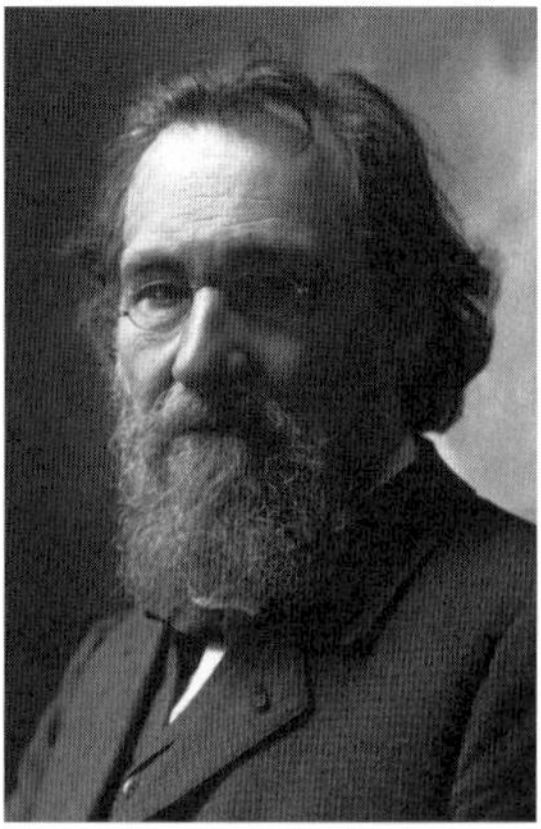

図5-1　イリヤ・メチニコフ
ノーベル賞ホームページより。

いるがメチニコフが観察したのは好中球だと考えられている。

感染症を起こした時に最初に集まり細菌を食べて防御に当たるのが食細胞で、食べた後には食細胞たちは死んでしまう。怪我をした時に出る膿こそ好中球を中心とした食細胞たちの死骸なのである。メチニコフは一九〇八年に「免疫に関する研究」によってノーベル生理学・医学賞を授与されている。

感じる食細胞

食細胞は細菌のみならず細胞の死骸、試験管の中では小さなビーズ玉まで食べ込んでしまう。身体の掃除係のような細胞だ。食細胞はヒトデのような下等動物の体内でも見られることから、原始的な防御を担う細胞として長らく免疫学者たちの興味から遠ざかっていた。しかし、食細胞は病原体を食べた時には活性化されて細胞内での消化能力や殺菌能力が上がる。さらにサイトカインを分泌し、血液中を流れ警戒信号を伝える。

多くのサイトカインが同定され、微量なサイトカインを測定出来る技術が開発され、T細胞やB細胞の活性化の仕組みなど免疫学の知識が確立してきた時期になり、約百年前にメチニコフによって見付けられ、掃除係と考えられていた食細胞に機が熟して光が当たることになる。食細胞は単純な掃除係ではなかった。病原体を感知するセンサーを持っていて、自分が食べたものが危険な相手かどうかを認識し、周囲に異常を知らせて免疫を起動させる重要な掃除係だったのだ。

知られたくない秘密

病原体が消化されMHCによって抗原提示され、ピタリ合った受容体を持つT細胞がクローン選択され、同じ抗原を提示しているB細胞に抗体産生を促す。では、ある蛋白質を注射すると抗体が出来るかというと、実際には蛋白質を注射するだけでは十分な抗体は出来ない。「アジュバント」を一緒に混ぜて投与して初めて十分な抗体が出来るのだ。

アジュバントはラテン語の「助ける」という言葉に語源を持ち、免疫の効果を助ける役割を持つ。抗体を実験動物に作らせるために免疫学の実験で使用する完全型フロイントアジュバントは、加熱滅菌した結核菌を含み強い免疫増強効果がある。一九四二年、ハンガリー生まれのアメリカの免疫学者、フロイントが報告したのでフロイントのアジュバントと呼ばれている。誤って眼に入ると炎症が起きるから、蛋白質とアジュバントを注射器内で混ぜる時はビニール袋で覆うように、と私は大学院時代に教わった。多くの研究者はアジュバントを、抗体がよく出来るからいいじゃない、くらいにしか考えていなかった。

免疫反応を起こすにはアジュバントが必要であることを知っていながら、そのことに関しては深く考えずにいたことを「免疫学者の知られたくない秘密」と指摘し、免疫におけるアジュバントの意味を真正面から考えたのがジェンウェイ（注2）だ。遺伝子再編成の仕組みを獲得した生物よりもっと原始的な生物はどのようにして病原体を認識するのだろうか。ジェンウェイは病原体微生物が持っている特有な分子があるに違いなく、それを「病原体関連分子パターン」と呼び、それを認識する受容体を「パターン認識受容体」と名付けた。この「パターン認識受容体」が人間でも存在するのではないかと予言したのだ。一九八九年のコールドスプリングハーバー（注3）でのシンポジウムでの講演だ。

ハエの免疫

ジェンウェイの予言はハエを研究している学者によって示された。ハエは腐った食物に集まるが感染症にならないのだろうか。一九九六年に大きな発見があった。ホフマン（注4）がショウジョウバエのトル（Toll／ドイツ語でスゴイという意味）受容体が真菌即ちカビに対する感染防御に重要であることを発見したのだ。ショウジョウバエはカビに対して抗真菌ペプチドを産生して身体を守るのだが、トル受容体がないと抗真菌ペプチドが作れずにカビにまみれて死んでしまう。トル受容体が真菌（カビ）を感知していることになる。

なぜハエの研究をするのか。生物学では飼育しやすく短期間で育って大人での異常がわかる下等な生物の仕組みを調べることで、生命の根源的な現象を知ろうとする方法がある。下等な生物で見付かった重要な遺伝子と似た遺伝子が、高等な生物である哺乳動物のマウスや人間で存在しないか調べるのだ。

実際、ホフマンがトル受容体を発見した翌一九九七年には人間にもショウジョウバエと似たような遺伝子があることをジェンウェイが報告した。ハエではトル受容体なので人ではトル様受容体（toll-like receptor、略してＴＬＲ）と呼ばれた。この時点では人間のＴＬＲが何を感知しているのか不明だが、この受容体に細工をして細胞の中に信号が入るようにして調べると、Ｔ細胞を活性化するのに必要なサイトカインや補助刺激分子が強く発現するようになった。

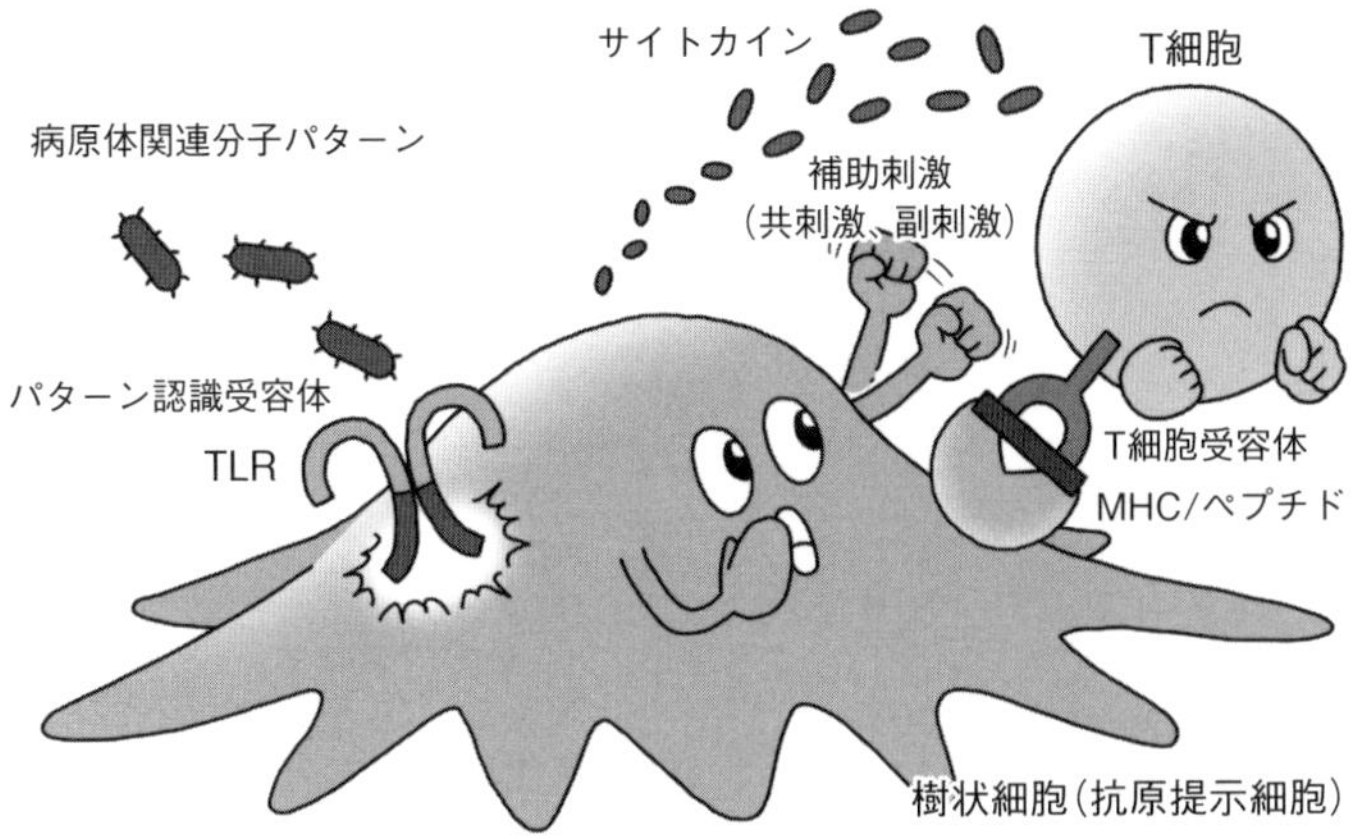

図5-2　パターン認識受容体からの信号でスイッチオン！

樹状細胞がTLRなどのパターン認識受容体からの刺激を受けると、サイトカインの分泌が高まり、樹状細胞表面にはMHC分子とともに補助刺激分子がたくさん現われてくる。T細胞は抗原提示を受けるとともに強く活性化される。

第三章図3－6をもう一度眺めて欲しい。T細胞は抗原提示だけでは活性化されず、サイトカイン刺激や補助刺激が入って初めて活性化されると説明したが、サイトカイン刺激や補助刺激を入れるにはTLRからの刺激が必要なのである（図5－2）。獲得免疫で中心的な役割を果たすT細胞の活性化にTLRからの刺激が重要であることがわかると、人のTLRは一体どのような分子を感知しているのか、免疫学者は興味を持ち始め、免疫学の新しい研究分野が盛り上がってきた。

*Tlr4*遺伝子の発見

大腸菌は便の中に普通にいる菌なのだが、膀胱の中に入ってしまうと膀胱炎を起こす。頻回にトイレに行きたくなったりする。膀胱からさらに尿管を伝って腎臓にまで達して、血液中に大腸菌が入るともう大変。寒気がして高熱が出る。重症の炎症が起きると敗血症性ショックを起こすこともある。こうしたグラム陰性菌（注5）で強い炎症が引き起こされるのは大腸菌の細胞壁の外側にぎっしり埋め込まれたリポポリサッカライド（lipopolysaccharide、略してＬＰＳ）によることが知られている。「リポ」は脂質、「ポリサッカライド」は多糖という意味で、糖の部分と脂質の部分からなる分子だ。

驚くことに強い炎症を引き起こすＬＰＳを注射しても炎症を起こさないマウスがいる。その原因となる遺伝子を遺伝学的手法でボイトラー（注6）が突き止めた。ＬＰＳに反応しないマウスでは*Tlr4*遺伝子に変異があることを見出したのだ。おそらくこの遺伝子に見られた変異がＬＰＳに反応しない原因であろう、という内容の論文が一九九八年十一月二日サイエンス誌に受理された［1］。サイエンス誌はネイチャー誌と双璧をなす科学全般を掲載対象としている権威ある雑誌だ。

病原体感知システムの全貌

同じ頃、大阪大学の審良《あきら》静男《しずお》（図5－3／注7）の研究室でも同じ研究に取り組んでいた。遺伝情報のデータベースを調べることによって複数の人のTLRの遺伝子配列を全て割り出した。そしてそれぞれのTLRを欠損したマウスを作り、それぞれのマウスが様々な菌や菌体成分に対してどのように反応するかを調べ始めたのだ。

LPSに対する反応を無くしたのはTLR4を欠損するマウスであることを突き止めた。「LPSを感知しているのはTLR4である」ことの証明の仕方としては厳密で疑いようのない確固としたデータだ。その論文をネイチャー誌に投稿しようとした日にボイトラーの論文がサイエンス誌で公表された。結局、審良らの論文は一九九九年一月十九日にジャーナル・オブ・イムノロジー誌に受理された［2］。日付を見るとボイトラーの論文からは二か月半の遅れだ。遅れがなければネイチャー誌に掲載されたはずだ。ネイチャーの論文を一つなくした、くらいに

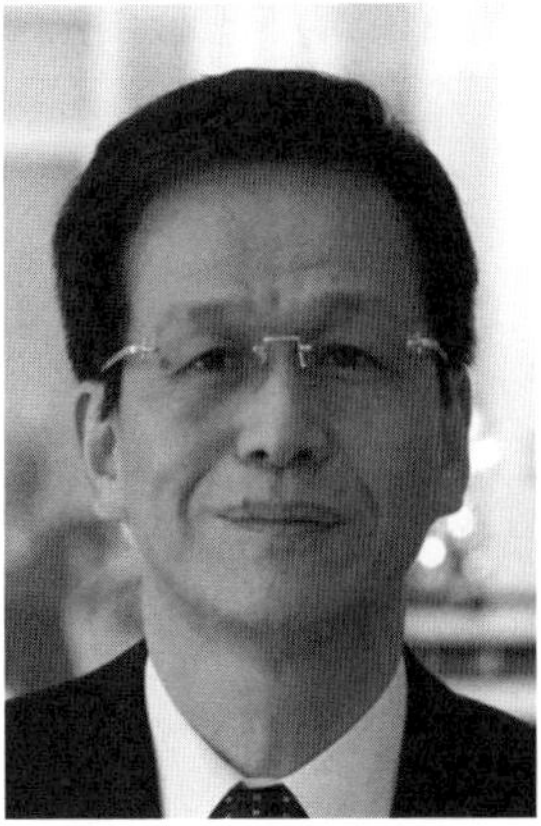

図5-3　審良静男
日本学士院ホームページより。

表5-1　パターン認識受容体とそれが感知する病原体の分子

細胞膜にあって細胞外の病原体成分を認識する	
TLR2	ペプチドグリカン（グラム陽性菌の厚い細胞壁成分）、リポタイコ酸
TLR1/2	三本鎖リポ蛋白質（グラム陽性菌や陰性菌ではリポ蛋白の末端が三本鎖構造）
TLR2/6	二本鎖リポ蛋白質（マイコプラズマではリポ蛋白の末端が二本鎖構造）
TLR4	リポポリサッカライド（グラム陰性菌の細胞壁成分）
TLR5	フラジェリン（細菌の持つ鞭毛の成分）
エンドソームにあってエンドソーム内に取り込まれた病原体成分を認識する	
TLR3	ウイルスの二本鎖RNA
TLR7	ウイルスの一本鎖RNA
TLR8	ウイルスの一本鎖RNA
TLR9	細菌やウイルスのDNA
細胞質にあって細胞質内の病原体成分を認識する	
RIG-1	多くのRNAウイルスが持つ二本鎖RNA
MDA5	ある特定のRNAウイルスが持つ長い二本鎖RNA
cGAS	細菌やウイルスの二本鎖DNA

TLRは同じ二つの分子がくっ付いている。ただしTLR1/2ではTLR1とTLR2がくっ付いて一つになっている。審良静男・黒崎知博著『新しい免疫入門』より。

審良先生は捉えられていた。二〇一一年十月までは。

　審良研究室では各ＴＬＲが何を感知するのか片っ端からあらゆるものを調べた。そして各ＴＬＲが感知するほとんどの分子の一覧表を完成させた（表５－１）。細胞の外にある病原体由来の分子を感知するもの、細胞外の異物を細胞の中の袋（エンドソームと呼ぶ）に閉じ込めて取り込んだ分子を感知するもの、細胞質で病原体由来の分子を感知するものに分けられる（図５－４）。なんと細菌のＤＮＡを感知するものまであり、それがＴＬＲ９である［３］。ウイルスのＲＮＡを認識するものがＴＬＲ３、７、８だ。ＴＬＲは私たちの身体のＤＮＡやＲＮＡと、細菌やウイルスのＤＮＡやＲＮＡを、区別して感知しているというのは驚きである。

　細胞質にも病原体を認識する仕組みが備わっている。新型コロナウイルス感染症で小児が重症化しにくい理由の一つとして、ウイルスが最初に感染する気道の細胞の細胞質に、ＭＤＡ５やＲＩＧ－１などのウイルスＲＮＡを認識する受容体が大人よりもたくさんあり、ウイルス感染した時の反応が素早いことが知られている［４］。

　審良研究室で作られた各ＴＬＲを欠損するマウスは、世界中の希望する研究者に分け与えられ、それによってＴＬＲの働きや病気への関与など研究が一気に進み、後に述べるよ

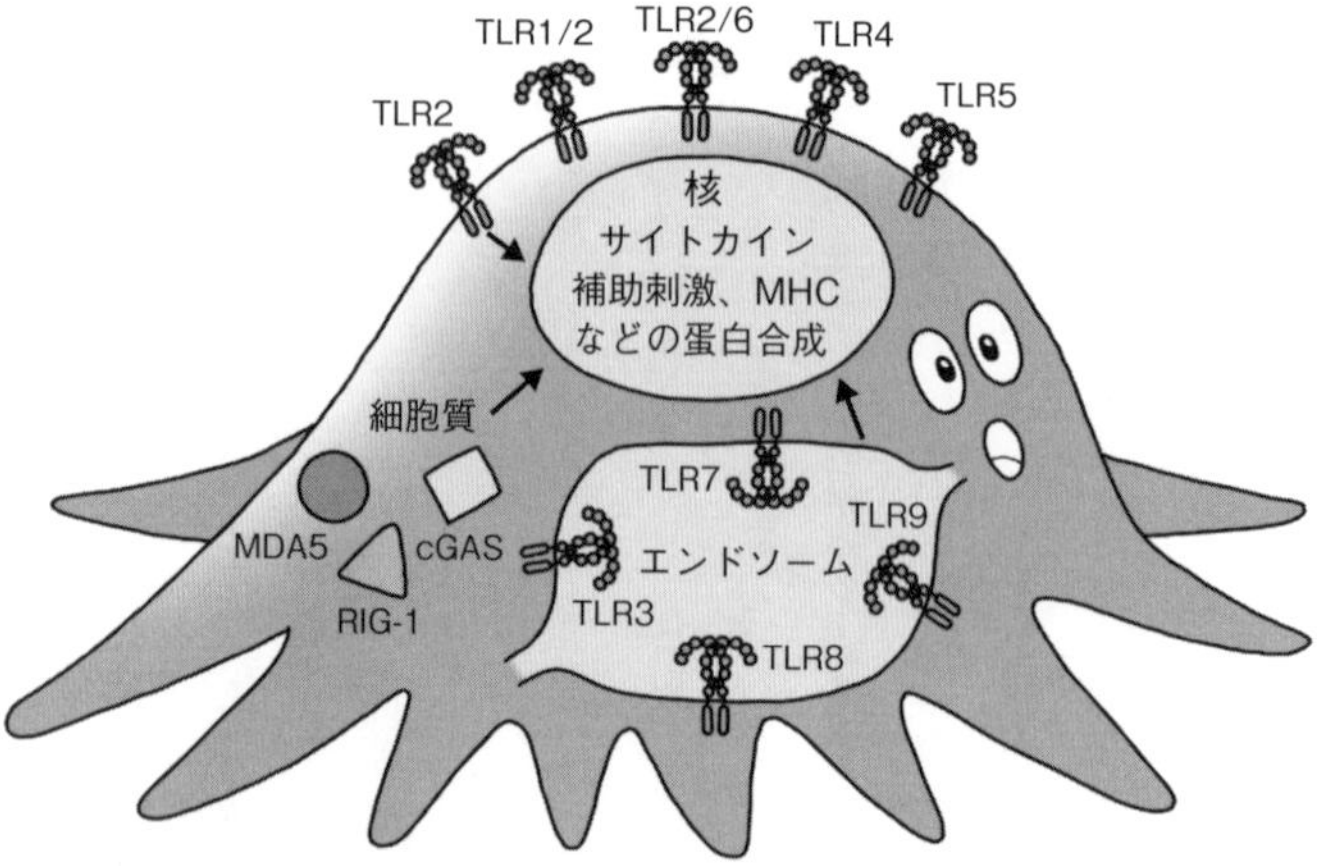

図5-4　食細胞が持つ病原体の分子の感知システム

細胞表面には細胞外にいる細菌の壁や鞭毛の成分などを認識するTLR1、2、4、5、6が、細胞内の袋であるエンドソームには食細胞が食べた細菌を消化して出て来たDNAやRNAを認識するTLR3、7、8、9が、細胞質にはウイルスが感染した時に出て来るウイルスのRNAやDNAを認識するRIG-1、MDA5、cGASが待ち受けている。こうした受容体が病原体成分を感知すると信号が核内に伝わり、ウイルスに抵抗するインターフェロンや炎症を伝えるサイトカイン、T細胞を活性化する補助刺激分子、抗原を提示するMHC分子などが盛んに合成される。

うに病気との関係が指摘されるようになった。

「パターン認識受容体」を介して、病原体をいち早く感知して排除に向かう仕組みを「自然免疫」と呼ぶ。

よそ者DNA、RNA

生命の設計図であるDNAをコピーするようにmRNAに転写されて、mRNAの塩基配列を基にアミノ酸が順次結合して蛋白質が出来る。細菌やウイルスのDNAやRNAはTLRによって感知されるが、私たちの細胞のDNAやRNAまでもTLRによって感知されると大変なことになってしまう。常に発熱や炎症に苦しむことになる。

実は、私たちの細胞のDNAやRNAは、細菌のDNAやウイルスのRNAとは少し異なっているのである。私たちの細胞の中ではDNAを構成するシトシンとグアニンの間がメチル化されていたり、RNAを構成する塩基であるウラシルと糖の結合分子（ウリジンと呼ぶ）がシュードウリジンになっていたりしており、DNAやRNAは修飾（分子が余分にくっ付けられている状態）されることによってTLRによる感知を逃れているのである。こうした修飾を受けていない細菌やウイルスのDNAやRNAはTLRによって感知され、よそ者病原体の侵入として食細胞が警告を発するのだ。

人工的な合成mRNAを注射して体内で蛋白質を作ることは昔から考えられていたが、合成mRNAは自然免疫のパターン認識受容体であるTLR3、7、8に感知されて強い炎症が生じるため、臨床では使われなかった。mRNAを修飾して自然免疫に感知されなくなる工夫を加えて、新型コロナウイルスに対するmRNAワクチンが初めて世界に広まることとなる。

場合によっては自分も認識

阪大病院で胆嚢の手術を行った後に、熱が出るとほぼ同時に血液中のサイトカインIL－6が上昇を始め、二十四時間後には病院でよく測定するCRPが上昇を始める。手術侵襲による炎症の経過を見たデータだが、手術をするとなぜ炎症を伝えるIL－6や熱が出るのか不思議に思っていた。清潔な阪大病院の手術室で感染症が起きるとは考えにくい。細菌成分を認識するTLRが、私たちの身体の成分も認識するということがわかってきた。つまり、手術や外傷、火傷、紫外線などで身体の細胞が死んでしまうと、細胞から出て来た成分がTLRに結合して信号が入るのだ。TLRに結合する身体の成分を「内在性リガンド」という（表5－2）。こうした病原体によらない炎症を「自然炎症」と呼ぶ。

例えば、全ての細胞の中にはミトコンドリア（英語ではマイトコンドリオンと発音する）というエネルギーを作る小さな器官がある。ミトコンドリアはミトコンドリアDNAを持っており、DNAの解析から太古の昔に細胞の中に入り込んだ細菌と考えられている。このミトコンドリアDNAはシトシンとグアニンの間がメチル化されておらず細菌のDNAとしてTLR9に感知されてしまう。核内のDNAでも細胞が死んで大量に出て来てしまうとメチル化されていない領域をTLR9が感知することがある。

表5-2　パターン認識受容体とそれが感知する内在性リガンド

細胞膜にあって細胞外の内在性リガンドを認識する	
TLR2	HMGB1、HSP60、ヒアルロン酸分解産物、ペルオキシレドキシン
TLR4	酸化LDL、HMGB1、HSP、ヒアルロン酸分解産物、ペルオキシレドキシン、(ニッケル、コバルト)
エンドソームにあってエンドソーム内に取り込まれた内在性リガンドを認識する	
TLR3	mRNA
TLR7	低分子二本鎖RNA（siRNA）
TLR9	ミトコンドリアDNA、自己DNA

TLRは身体の中の成分にも反応して炎症を起こす。HMGB1（high mobility group box 1）は主に核の中にある蛋白質。HSP（heat shock protein）は熱などのストレスで増える蛋白質で蛋白質を作る時に安定するよう助ける働きがある。ペルオキシレドキシンは脳梗塞後に放出される蛋白質。

こうした内在性リガンドによるTLRの刺激は様々な病気と関連が指摘され医療現場でも興味を持たれている。例えば、悪玉コレステロールと呼ばれるLDLの中で、特に酸化LDLは動脈硬化との関連が強いが、酸化LDLはTLR4に感知され、血管に炎症を起こす。実際、TLR4欠損マウスでは動脈硬化になりにくい。アクセサリーなどに含まれる金属に対して金属アレルギーが起きることがあるが、ニッケルやコバルトが汗などで微量に溶けると、TLR4に感知され金属に接触している皮膚に炎症が起きるという報告もある。

自然免疫と獲得免疫

ここで自然免疫と獲得免疫について少し復習をする。

病原体は樹状細胞やマクロファージ、好中球などの食細胞によって食べられ、細菌やウイルスなどが持っている病原体関連分子パターンをTLRなどのパターン認識受容体が認識して起動する免疫を「自然免疫」と呼ぶ。一つの細胞でも細胞膜、エンドソーム内、細胞質内に様々なパターン認識受容体を持つ。それぞれのパターン認識受容体はそれぞれの遺伝子に由来し、遺伝子の再編成は起きない。

樹状細胞が自然免疫の刺激を受けると、MHCの発現が増え、サイトカインや補助刺激分子が発現して抗原を認識する受容体を持つT細胞（ヘルパーT細胞やキラーT細胞）を活性化する。樹状細胞は自然免疫と獲得免疫の橋渡し役だ。

「二度なし現象」で見られるようにMHCによる抗原提示を受け、遺伝子再編成によって出来た受容体で、厳密に抗原に対して反応するクローンが選択される免疫を「獲得免疫」あるいは「適応免疫」と呼ぶ。これにはヘルパーT細胞とB細胞による液性免疫、キラーT細胞による細胞性免疫がある。一つの細胞は一種類の受容体を細胞膜に発現している。

獲得免疫は自然免疫の起動がないと始まらないことに注意して欲しい。高度な獲得免疫は病原体の持つ異物の成分の刺激が入って初めて起動するようになっているのだ。例えばウイルスの一本鎖ＲＮＡを感知する自然免疫の受容体ＴＬＲ７を欠損したマウスでは、インフルエンザウイルス（一本鎖ＲＮＡウイルス）に感染しても液性免疫の抗体が出来ない。

二〇一一年の話

二〇一一年十月のことだ。「自然免疫の活性化に関する発見」に対してホフマンとボイトラーにノーベル生理学・医学賞が授与された。ＴＬＲ４がＬＰＳを感知するという論文が二か月半遅れたこと以外、ほとんどのＴＬＲの役割を解明した審良静男の名前はなかった。ノーベル賞は三名まで受賞枠がある。もう一人は「樹状細胞と適応免疫におけるその役割の発見」に対してスタインマン（注８）が選ばれた。因みに、その年のガードナー賞はホフマンと審良静男が選ばれボイトラーは外れている。

ノーベル賞の話題にあえて触れることはないが、審良先生はいつも淡々とされておられ、悔しいと言われた話を聞いたことがない。しかし、病原体の感知システムの全貌を明らかにした審良先生の仕事は、世界中の研究者の論文に引用され、論文が引用された回数が世界一になった年もあり、彼の素晴らしい仕事は研究者の間では皆が知っている。

鼻と舌による感知

私たちの身体では食作用を持つのは口である。身体に取り込む前に最初に匂いや味覚によって異常がないか感知する仕組みになっている。口の上に鼻があるのはよく出来ている。食欲をそそる匂いと美味しい味がすれば食も進む。しかし予想外の匂いがしたり、変な味だと吐き出して、この食べ物は病原体を含むとみなされて身体を防衛することになる。栄養を取り込む前に、嗅覚と味覚は生体防御の働きを担っていると言っても良いだろう。

「先にこっちを食べて」と妻から渡されたどら焼き。頭を使って疲れた時には甘いものは美味しい。食べ終わった後、ふと包みを見ると、あっ、賞味期限が切れている。鼻と舌が異常を感知しなかったから、まあ大丈夫だろう。

注1　メチニコフ　イリヤ・メチニコフは一八四五年生まれのロシアの生物学者。一八七三年最初の妻が結核で亡くなった後メチニコフは多量のアヘンで自殺を図ったが命を取り留めている。二度目の妻が腸チフスになった時も自殺未遂を起こしている。健康を回復させてオデッサ大学（現在はウクライナ）でヒトデの幼生を研究し、一八八二年免疫系の働きの一つとしての食作用を発見し、食細胞として報告した。血液中の白血球が有害な細菌などの微生物を食べ込み破

壊する作用である。食細胞の発見後は悲観的な考えを捨てて研究に専念するようになったそうだ。一八八八年パリのパスツール研究所に移り、七十一歳で亡くなる一九一六年まで過ごした。一九〇八年ノーベル生理学・医学賞。

注2　ジェンウェイ　チャールズ・ジェンウェイは米国エール大学の免疫学者。病原体関連分子パターンをパターン認識受容体が認識して、人の免疫反応に重要な働きをすることを提唱した。その受容体の実体はホフマン、ボイトラー、審良らによって解明された。免疫学の有名な教科書を作っている。存命であればノーベル賞候補だったが二〇〇三年に六十歳で亡くなった。

注3　コールドスプリングハーバー　一九六二年に設立されたコールドスプリングハーバー研究所は、ジョン・F・ケネディ国際空港から電車で一時間、その後バスに乗ってやっと着く。ニューヨーク市東部のロングアイランドの田舎にある。多くのノーベル賞受賞研究がなされた。DNAの二重らせん構造を提唱したジェームズ・ワトソンがおり、分子生物学研究の拠点である。コールドスプリングハーバーではミーティングが定期的に行われており、世界中から熱心な研究者が集まる。著者も参加したことがあるが、都会から離れて静かな自然に囲まれて、研究の好きな者たちが集まる別世界のような場所だった。

注4　ホフマン　ジュール・ホフマンはフランスの生物学者。ストラスブール大学教授。ショウ

ジョウバエの身体の発生に関係することが知られていたトル（Toll）遺伝子に変異を持つハエの研究を通じて、ハエではトル遺伝子が病原性微生物の感知を行う免疫系にとって重要な受容体であることを発見した。二〇一一年ガードナー賞、二〇一一年ノーベル生理学・医学賞。

注5　グラム陰性菌　デンマークの細菌学者、ハンス・グラムが考案した染色法で、細菌は細菌表面の違いによって紫色に染まりアルコール脱色されないグラム陽性菌と、紫色に染まるがアルコール脱色され、後染色で赤色に見えるグラム陰性菌に分けられる。グラム陽性菌はアルコール脱色に抵抗性を示すペプチドグリカン層が厚く、陰性菌では薄い。グラム陰性菌はリポポリサッカライド（ＬＰＳ）を含む外膜を持っておりこれが強い炎症を引き起こす。

注6　ボイトラー　ブルース・ボイトラーはアメリカの免疫学者、遺伝学者。テキサス大学サウスウェスタン医療センターとスクリプス研究所に所属。当初ＴＮＦαの研究でＴＮＦα受容体と抗体のＦｃとの融合蛋白質であるエタネルセプトを作成し、関節リウマチやクローン病などの治療薬として普及させた。その後リポポリサッカライド（ＬＰＳ）に反応しないマウスから、ポジショナルクローニングという遺伝学の手法で原因遺伝子である*Tlr4*を同定した。審良研究室より二か月半早かった。二〇一一年ノーベル生理学・医学賞。

注7　審良静男　大阪大学医学部卒。免疫学者。岸本忠三研究室に入ったが、大学院は本庶佑研

究室に派遣されて分子生物学を学んだ。岸本研ではＩＬ－６遺伝子発現やＳＴＡＴ３の研究で実績を上げたが、その後独立して研究分野を自然免疫の病原体成分感知システムに移して全貌を解明し、世界に名を知られる。大阪大学教授を退官後も大阪大学免疫学フロンティア研究センター特任教授として、難病である臓器の線維化の研究を続けている。二〇〇七年恩賜賞・学士院賞、二〇〇九年文化功労者、二〇一一年ホフマンとともにガードナー賞。審良研は大学院生が夜遅くまで熱心に研究していることで有名である。

注８　スタインマン　ラルフ・スタインマン。ロックフェラー大学教授。樹状細胞という新しい細胞を発見した。樹状細胞はＴ細胞を活性化する能力を持つが、それは自然免疫からの刺激から発生することが示され、樹状細胞は自然免疫と適応免疫を繋ぐ細胞と位置付けられた。ノーベル賞が十月三日に発表される三日前に受賞の知らせを知らずに亡くなった。二〇〇三年ガードナー賞、二〇〇七年ラスカー賞、二〇一一年ノーベル生理学・医学賞。

スタインマンの研究室で実際に実験していたのは京都大学から留学していた稲葉カヨである。

参考文献

［1］ Poltorak A et al. “Defective LPS signaling in C3H/HeJ and C57BL/10ScCr mice: mutations in *Tlr4* gene.” *Science*. 282(5396):2085-8. 1998

[2] Hoshino K et al. "Cutting edge: Toll-like receptor 4 (TLR4)-deficient mice are hyporesponsive to lipopolysaccharide: evidence for TLR4 as the Lps gene product." *J Immunol.* 162(7):3749-52. 1999

[3] Hemmi H et al. "A Toll-like receptor recognizes bacterial DNA." *Nature.* 408(6813):740-5. 2000

[4] Loske J et al. "Pre-activated antiviral innate immunity in the upper airways controls early SARS-CoV-2 infection in children." *Nat Biotechnol.* 40(3):319-324. 2022

参考図書

審良静男・黒崎知博著『新しい免疫入門』講談社ブルーバックス、二〇一四年

自然免疫研究の審良先生とB細胞研究の黒崎先生による共著。免疫が起動する順である自然免疫から始まり、獲得免疫へと記述されている。免疫学の基礎がしっかり伝わる手頃な本である。

第六章

抗体医薬とＪＡＫ阻害剤

――免疫学の臨床への応用

人間のB細胞は遺伝子再編成と変異の導入で数千億種類の異なった抗体を準備することが出来、抗体は高い精度で相手にしっかり結合出来る。ベーリングの工場では馬に抗体を作らせていたが、現代は製薬会社の工場で特定のモノクローナル抗体を大量に作れる時代になっているというお話をしたい。

モノクローナルとは「モノ（mono）」は単一、「クローン」が同一のもの、という意味でモノクローナル抗体は単一で同一の抗体、つまり一種類の抗体ということだ。これに対してポリクローナル抗体は「ポリ（poly）」が〝多〟または〝複〟という意味で、多種類の抗体ということだ。モノクローナル抗体がA、A、A、Aとすると、ポリクローナル抗体はA、B、C、Dなどの抗体の集団になる（図6－1）。

今ではモノクローナル抗体は研究室では試薬として微量なサイトカイン濃度を測定したり、病院ではインフルエンザなど感染症の検査に使用したり、さらに病気に関与する蛋白質に対する抗体は医薬品として広く普及している。

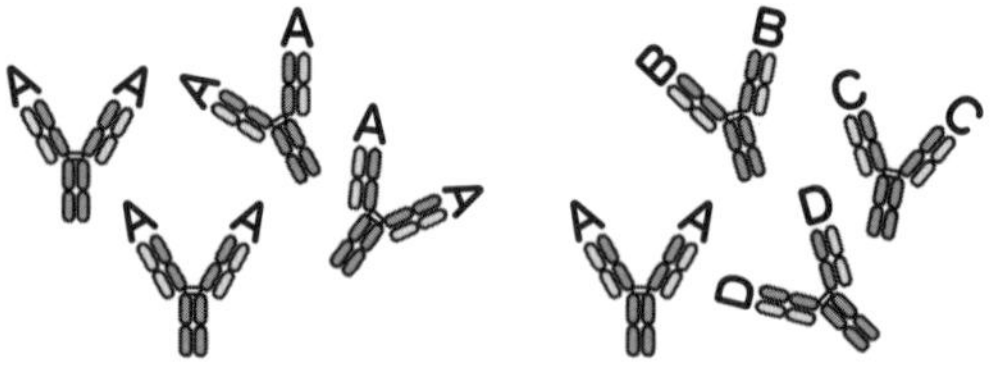

図6-1　モノクローナル抗体とポリクローナル抗体

左は可変領域が均一なモノクローナル抗体、右は可変領域が様々なポリクローナル抗体。

抗体産生細胞とがん細胞を融合

モノクローナル抗体の幕が上がる前の話だ。大阪大学の岡田善雄（注1）が複数の細胞がくっ付いて一つになる「細胞融合」という驚きの現象を一九五七年に報告した。東北大学で発見されたので、その都市名の付けられた「センダイウイルス」を加えると複数の細胞がくっ付いて一つになるというものだ。最初の論文が発表されたのは「ビケン・ジャーナル」という大阪大学微生物病研究所の発行している英文誌であった。しかし、一九六五年にはイギリスから岡田の方法を用いて人の細胞とマウスの細胞を融合出来たことがネイチャー誌に報告され、世界が驚くことになる。新聞には動物の顔をした人物が電車に乗って新聞を読んでいる漫画が掲載されたりもした。

岡田の細胞融合現象を用いて、科学と医学の分野に画期的な発展をもたらすアイディアを思い付き、実験で示したのが英国ケンブリッジのＭＲＣ（Medical Research Council）のケーラー（注2）とミルスタイン（注3）だ。一九七五年にネイチャー誌に報告された、ある特定のモノクローナル抗体を大量に作り出す方法である。蛋白質をマウスに接種して、マウスの脾臓から形質細胞を採集する。形質細胞は抗体を作るが増える能力はない。そこで、無限に増える能力を持ったがん細胞（実際に使われたのは骨髄腫細胞）と形質細胞を混ぜて

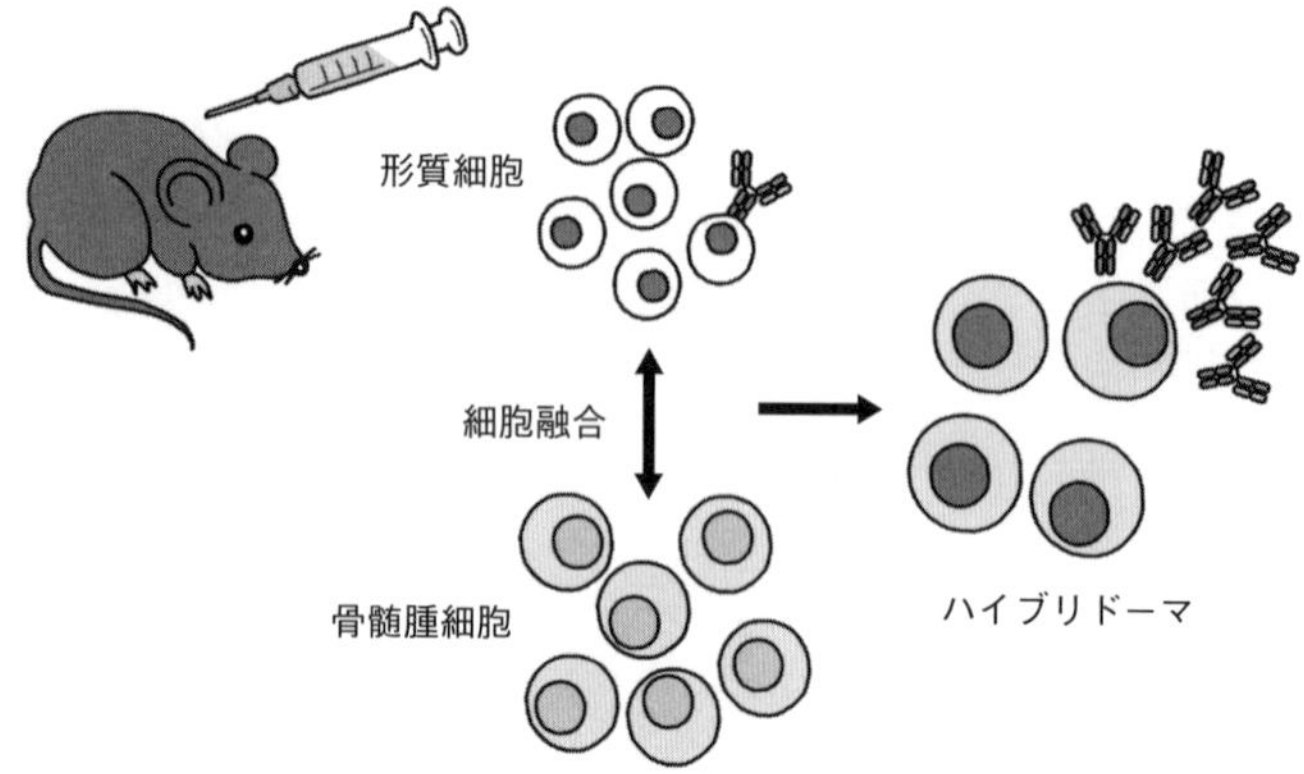

図6-2　細胞融合によるモノクローナル抗体の作成

マウスに抗原とアジュバントを注射する。マウスの脾臓から細胞（抗体を産生する形質細胞を含む）を取り出す。骨髄腫細胞を混ぜ、センダイウイルスを加えて細胞融合させる。この時、正常細胞である形質細胞と融合した時にのみ骨髄腫細胞が増えるような特殊な細胞培養液で培養すれば、骨髄腫同士が融合しても増えないし、形質細胞同士が融合してもそもそも増えない。増えてきた細胞を選別して、目的の抗体を産生する細胞を回収すると抗体を産生する形質細胞と無限に増えるがん細胞の両方の性質をもつハイブリドーマが得られる。

センダイウイルスを加え細胞融合させた。融合した細胞をハイブリドーマと呼ぶ。ハイブリッドとは異なるものを組み合わせたものである。形質細胞とがん細胞がハイブリッドした結果、一種類の抗体を作る細胞が増え続け、大量のモノクローナル抗体が出来上がった（図6－2）。

「モノクローナル抗体産生の原理の発見」でケーラーとミルスタインは一九八四年にノーベル生理学・医学賞を授与された。重要な基礎となる細胞融合現象の発見者の岡田善雄は含まれなかった。岡田は一九八七年文化勲章を授与されている。

モノクローナル抗体を用いた検査

まず、モノクローナル抗体は研究試薬や検査薬として普及する。血液の中に特定の蛋白質がどのくらいの濃度で存在するか簡単に測定出来るようになった。特にＥＬＩＳＡ法（エライザ法と呼ぶ）という方法は今でもよく行う実験、検査手段である。例えば血液の中にＩＬ－６などのサイトカインがどのくらい含まれるかとか、特定のウイルスの蛋白質がどのくらい存在するかなど応用は非常に広い。ＥＬＩＳＡ法は大学院生が最初に習う実験手技だ。図６－３にその原理を示す。

冬になって高熱が出た時、病院でインフルエンザの検査を受けたことがあるだろうか。サンドイッチＥＬＩＳＡ法と似た検査法で、鼻の奥を擦った検体を液体に入れる。液を膜に染み込ませて滲ませると抗原に結合した酵素標識抗体が動いていく（クロマトグラフィーという）。途中に待ち構えている抗原の別のエピトープを認識する抗体で抗原—標識抗体の複合体をキャッチすると、そこに色付きのバンドが現われるという仕組みで、モノクローナル抗体を迅速検査に用いた例である（図６－４）。バンドが出れば陽性である。しかし、ウイルスが少なく抗原量が少ないとバンドが見えないこともあり、これを偽陰性という。免疫反応とクロマトグラフィーを組み合わせているのでイムノクロマト法と呼ぶ。

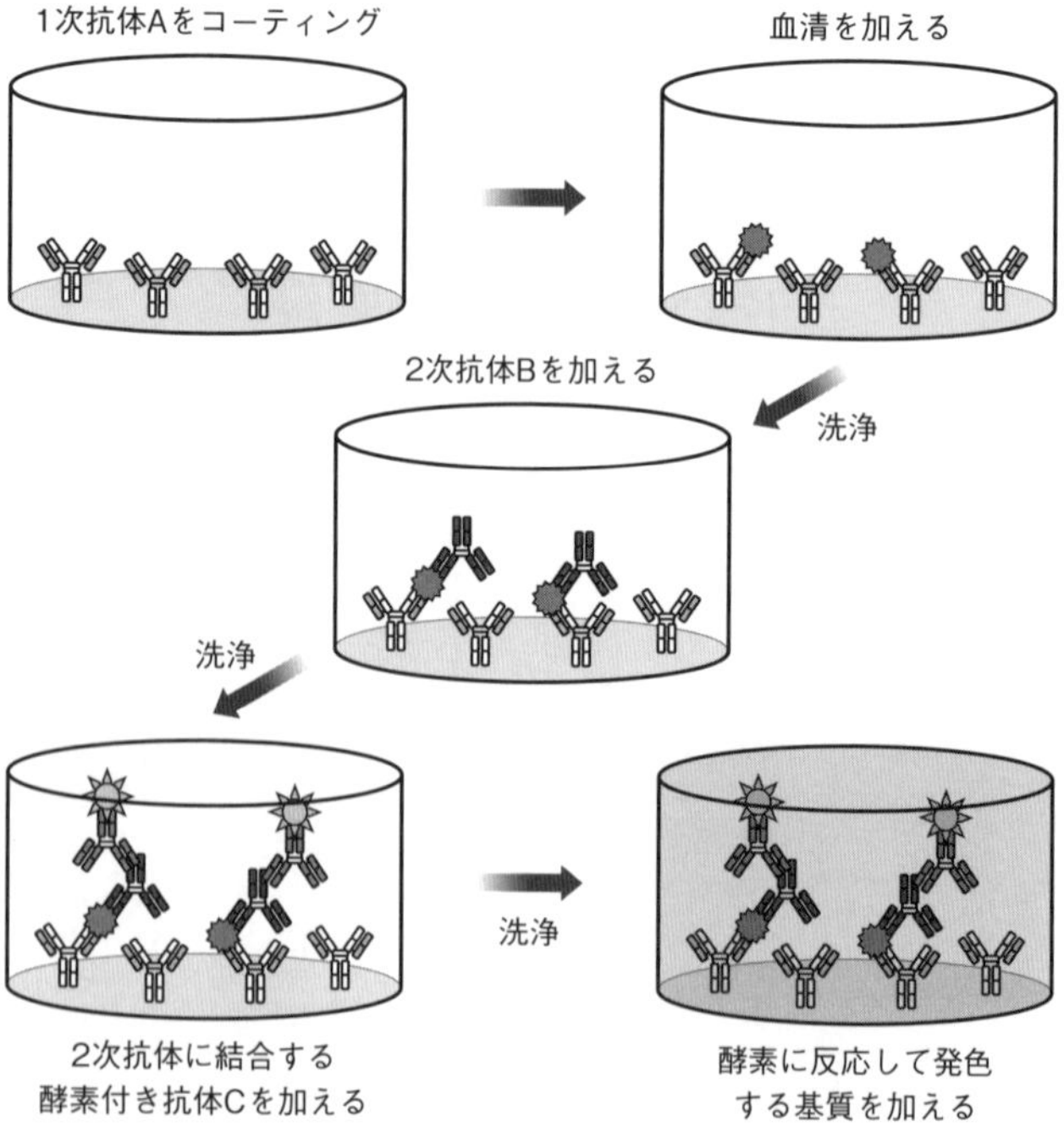

図6-3　ELISA法

ELISA（enzyme-linked immunosorbent assay）法による微量な蛋白質の測定方法。

例えばIL-6に対する一次抗体Aを敷いておく。その後血清や関節液など測定したい試料を加えると抗体にIL-6がくっ付く。さらにIL-6に対する2次抗体B（抗体Aとは異なるエピトープを認識する）を加える。さらに抗体Bを認識する抗体Cを加える。この抗体Cにはあらかじめ酵素がくっ付けてあり、最後に色素のもとを加えて、酵素に反応して色が現われてくればその色の濃さを測定するのである。この方法はコーティング抗体Aとキャッチング抗体Bで挟み込んで検出するのでサンドイッチELISAとも呼ぶ。

他にも様々な方法がある。ELISA法は実際に目で見て色がみるみる濃くなってくるので実験結果がすぐにわかって結構楽しい。色が出てこないとガッカリする。疲れてくると薄い色が見えるような錯覚が生じる。

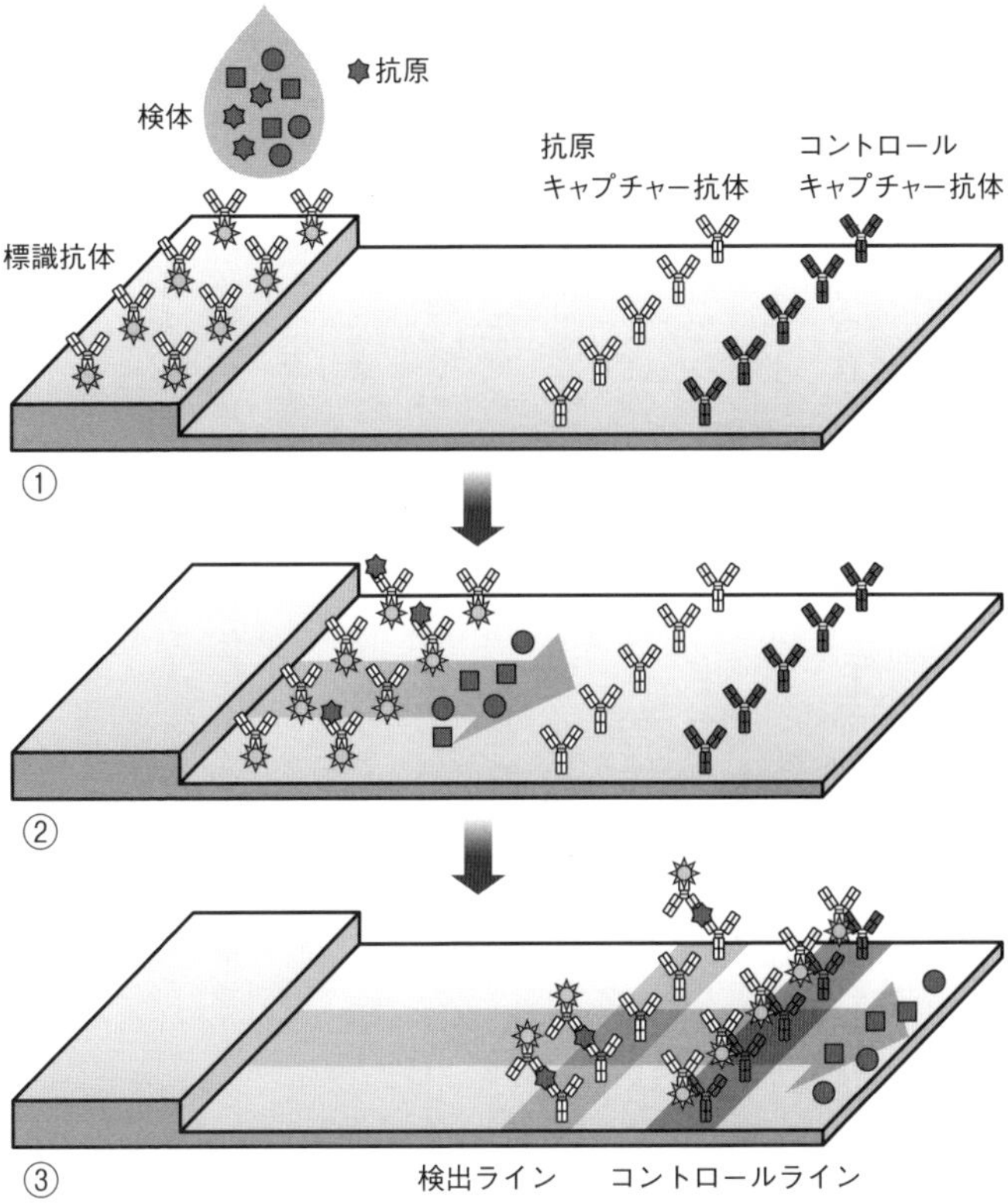

図6-4　イムノクロマト法による迅速抗原検査

①抗原を含む検体を酵素で標識した抗体に滴下する。
②クロマトグラフィーによって蛋白質を分離する。蛋白質の性状で移動のスピードが異なる。
③標識抗体と結合した抗原は別の抗原エピトープを認識する抗原キャプチャー抗体に捉えられる。抗原を結合していない標識抗体は抗原キャプチャー抗体を素通りしてコントロールキャプチャー抗体に捉えられる。抗体に反応しない蛋白質は流れ去る。標識抗体は酵素を結合させており、その場所に色が付く。

検出に用いる抗体を変えれば、同じ原理で様々な感染症のチェックが迅速に出来る。

抗体医薬の登場

モノクローナル抗体を人間の身体に点滴して、病気を治すことが出来るようになるなんて。技術の進歩は素晴らしい。

抗体作成では通常はマウスに蛋白質などの抗原を免疫して、マウスの脾臓から抗体産生細胞を採ってくるので、抗体はマウスの蛋白質で出来た抗体になる。当初はがん細胞に対する抗体でがんを攻撃出来ると期待され「魔法の弾丸」と呼ばれた。しかし、マウスの抗体をそのまま人間に投与してしまうと、当然、人間はマウスの蛋白質を異物と認識して、マウスの蛋白質（抗体）に対する抗体が出来てしまう。そこで抗原を認識するH鎖とL鎖の可変領域は元々のマウスの抗体のまま、それ以外を人の抗体のパーツで置き換え、マウス由来と人由来の蛋白質からなる初めてのキメラ抗体が一九八六年、英国ケンブリッジのMRCから報告された。この時期、世界の医薬品開発は抗体医薬に注目し始めた。

がんに対する「魔法の弾丸」として最初に大きな成功を収めたのはB細胞表面に発現するCD20という分子に対するキメラ抗体リツキシマブ（リツキサン®）で、一九九七年の承

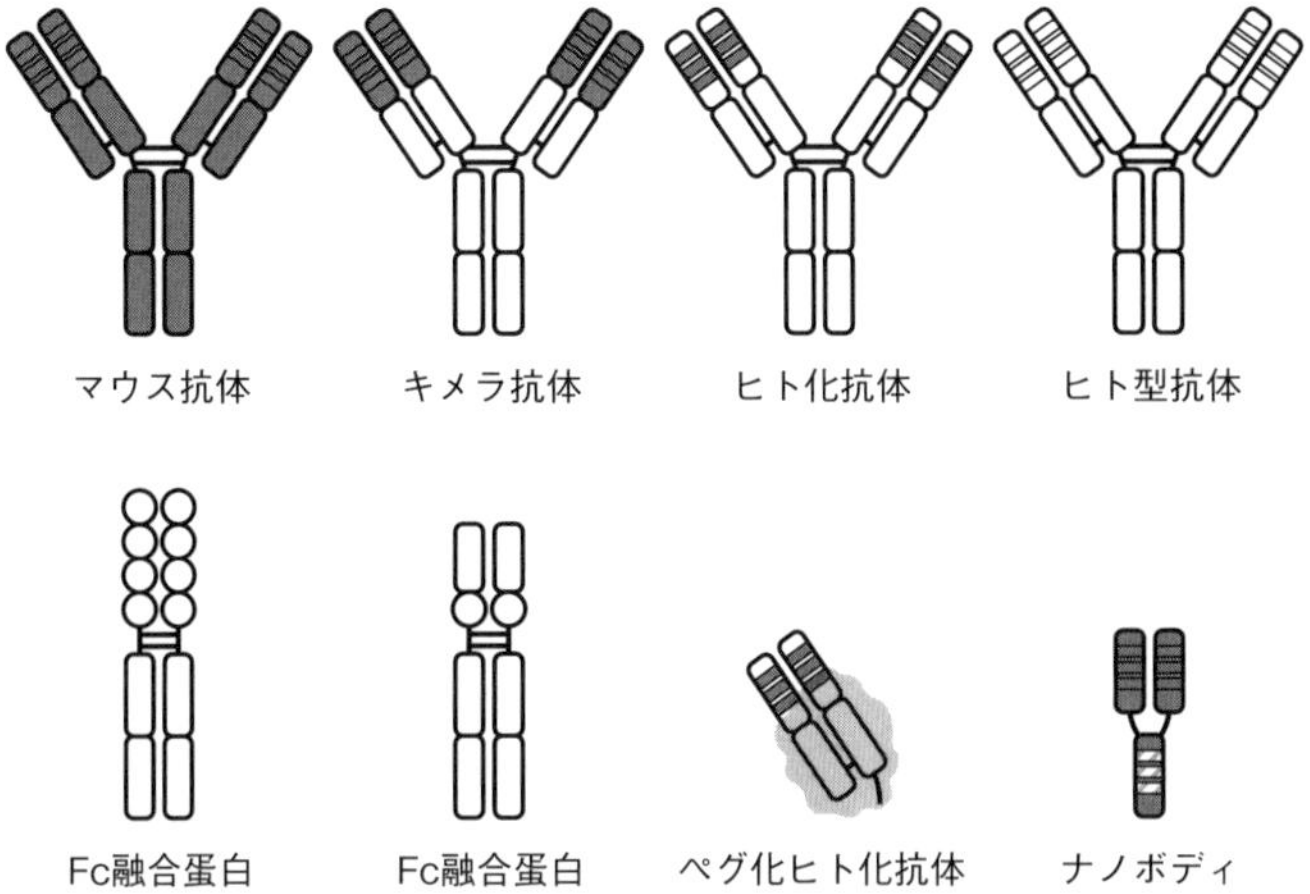

図6-5　関節リウマチの治療で使用されている抗体のタイプ

マウスの蛋白質（抗体）のままでは人に投与することは出来ない。H鎖とL鎖の可変領域以外を人の抗体で置き換えたキメラ抗体、相補性決定領域のみマウス由来でその他は人の抗体と同じにしたヒト化抗体、全体が完全に人の抗体と同じヒト型抗体、様々なFc融合蛋白、半減期を伸ばしたペグ化抗体、さらに小分子にしたナノボディなど、次々と工夫された抗体医薬が登場して来た。

認以来、ＣＤ20陽性のＢ細胞性非ホジキンリンパ腫や慢性リンパ性白血病に対して広く使用された抗がん薬である。リツキシマブはＢ細胞を傷害するため免疫抑制作用があり、多発血管炎性肉芽腫症や顕微鏡的多発血管炎、全身性強皮症などの免疫疾患にも承認されている。

関節炎である関節リウマチの治療にも早くから抗体医薬が導入された。マイニとフェルドマン（第四章参照）によってその治療に革命をもたらしたのがキメラ抗体である抗ＴＮＦα抗体インフリキシマブ（レミケード®）だ（図6－5／表6－1）。

その後、英国MRCと中外製薬との共同研究で抗原と特異的に結合する相補性決定領域のみマウス由来の部分を残して、その他は人間の抗体と同じにしたヒト化抗体の作成技術を用いて、国産初の抗体医薬のヒト化抗IL－6受容体抗体トシリズマブ（アクテムラ®）が作られた。二〇〇五年にIL－6を過剰に産生する病気であるキャッスルマン病（注4）に対して最初に承認され、二〇〇八年には患者数の多い関節リウマチに承認されたのをきっかけに世界中で使用されるようになる。トシリズマブの炎症に対する幅広い作用は第四章の図4－3にまとめた。

さらに抗体作成技術は進歩した。ファージディスプレイ法という大腸菌に感染するファージ（ウイルスのようなもの）に様々なペプチドを作らせ、目的の抗原（例えばTNFα）と結合するペプチドを作るファージを選ぶ、さらに遺伝子に変異を入れてより強く抗原と結合するペプチドを作るファージを選ぶ、このサイクルを繰り返して、抗原と強く結合するペプチドを抗体の可変領域にして作られた抗体はヒト型抗体で人間の抗体に近い。これまでは抗原に結合する抗体を作る形質細胞を選んでいたのだが、抗原に強く結合するよう人工的に変異を繰り返してより強く結合するペプチド配列を手に入れるという方法、

「ファージディスプレイによるペプチドと抗体の作成」に対して二〇一八年ノーベル化学賞がスミス（注5）とウィンター（注6）に授与された。

ノーベル賞受賞技術のファージディスプレイ法で作られたのが抗TNFα抗体アダリムマブ（ヒュミラ®）である（図6－6）。関節リウマチを初めとし炎症性腸疾患である潰瘍性大腸炎、クローン病などに使われている。アダリムマブは二〇一二年から世界の医薬品の中で売上額がトップで、二〇一五年を除いて（この年は一錠五万五千円を超えるC型肝炎治療薬ハーボニー®が一位）、二〇二一年までのデータではトップを独走中なのである。

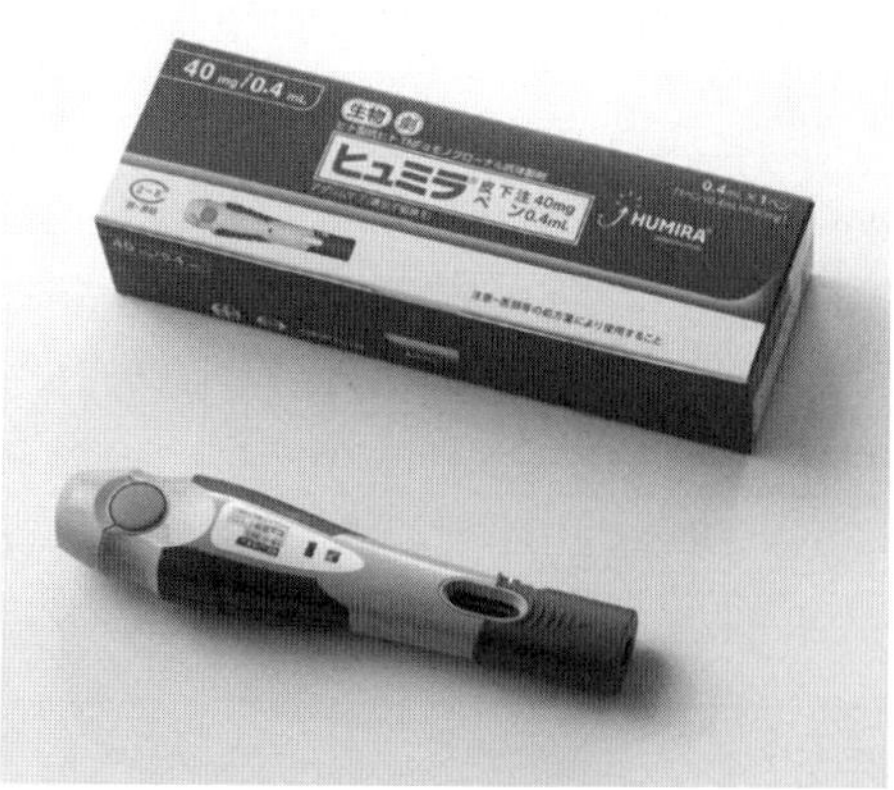

図6-6　2021年世界医薬品売上トップの抗TNFα抗体アダリムマブ（ヒュミラ®）

キャップを外し、お腹に押し当てて、ボタンを押すとバネ仕掛けで自動的に注射出来るようになっている。アッヴィ合同会社ホームページより。

人間に免疫して抗体を作れば理想の抗体が出来るが、それは出来ない。そこで人間の抗体の遺伝子を持つマ

表6-1　関節リウマチで使用されている様々な抗体医薬

抗体のタイプ	標的分子	一般名	商品名
キメラ抗体	TNFα	インフリキシマブ	レミケード®、インフリキシマブBS
	CD20	リツキシマブ	リツキサン®、リツキシマブBS
ヒト化抗体	IL-6受容体	トシリズマブ	アクテムラ®
ヒト型抗体	TNFα	アダリムマブ	ヒュミラ®、アダリムマブBS
	TNFα	ゴリムマブ	シンポニー®
	IL-6受容体	サリルマブ	ケブザラ®
Fc融合蛋白	TNFα	エタネルセプト	エンブレル®、エタネルセプトBS
	CD80/86	アバタセプト	オレンシア®
ペグ化ヒト化抗体	TNFα	セルトリズマブペゴル	シムジア®
ナノボディ	TNFα	オゾラリズマブ	ナノゾラ®

抗体のタイプごとに一般名の語尾が似ている。リツキシマブは欧米では関節リウマチに承認されているが日本では未承認。商品名の最後にBS（biosimilar）と付いているのは後続の抗体医薬品。

ウスが登場したのだ。抗体だけは人間の遺伝子に由来するマウスで、このマウスを用いて作らせた完全ヒト型抗体がゴリムマブ（シンポニー®）やサリルマブ（ケブザラ®）である（図6－5／表6－1）。

抗体のFc領域とサイトカイン受容体の細胞外領域を融合させた蛋白質は、サイトカインが本来の細胞膜上にある受容体に結合する前に奪い取ってしまう。例えば細胞表面のＴＮＦα受容体のＴＮＦαと結合する細胞外領域に、抗体のＦｃを結合させたＦｃ融合蛋白エタネルセプト（エンブレル®）は、血液中のＴＮＦαを奪い取って、細胞表面のＴＮＦα受容体にＴＮＦαが結合出来なくする。関節リウマチに使用されるもう一つのＦｃ融合蛋白はＴ細胞にブレーキをかける蛋白質とＦｃを融合させたアバタセプト（オレンシア®）だ。

さらに工夫されたものがある。ヒト化抗ＴＮＦα抗体のＦａｂの部分にポリエチレングリコールを結合させて半減期を伸ばしたペグ化ヒト化抗体であるセルトリズマブペゴル（シムジア®）、さらにはＨ鎖の可変領域のみを繋げたナノボディであるオゾラリズマブ（ナノゾラ®）も登場した。よりよく効く薬を作ろうとする製薬会社の努力である。

抗体医薬の工場

抗体は分子量１５０ｋＤａ（キロダルトン）で比較的大きい蛋白質である。解熱剤のアスピリンが１８０Ｄａなので分子の大きさでは、相撲取りと鼠くらいの差がある。アスピリンは化学合成出来るが抗体は大き過ぎて複雑過ぎて化学合成など出来ない。

ケーラーとミルスタインは形質細胞と骨髄腫細胞を融合させたハイブリドーマを増殖さ

せ、モノクローナル抗体を多量に作成したが、目的の抗体の遺伝子が形質細胞由来であったり、ファージディスプレイ法で作られたものであったりしても、抗体という蛋白質を超大量に生産するためには工夫された工場が必要である。抗体を作る設計図の遺伝子を大量生産に向いた細胞に入れて蛋白質を作らせるのだ。

細胞はたとえ大きな蛋白質であっても遺伝子の情報通りにアミノ酸を繋げて、折りたたみ、糖鎖修飾も加えて、本物の抗体を作ることが出来る。生きた細胞が持つ蛋白合成の仕組みを利用して作るので「生物学的製剤」、「生物製剤」と呼んだり、「バイオ製剤」、「バイオ医薬品」などとも呼ぶ。遺伝子を入れる細胞には安定して順調に増殖するチャイニーズハムスター卵巣細胞であるＣＨＯ細胞という細胞が使われることが多い。

実際の工程は、抗体遺伝子を導入し凍結保存していた細胞を溶かして培養液に入れ、最初は小規模に増やす、その後巨大な培養液タンクに移して細胞を超大量に増やす、その時、細胞が大量の抗体を分泌する。その後、細胞を取り除き、さらに抗体以外の培養液に含まれる様々な蛋白質を取り除き、複雑な工程を経てやっと完成である（図６－７）。

生きた細胞を増やすには培養液（細胞の餌）が必要で、おそらく培養液だけでも結構な金額だと思う。不純物を取り除く工程や、そもそも工場を新しく作ることも大変だ。こう

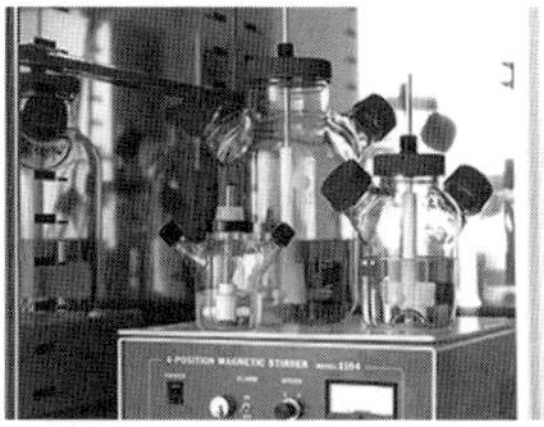

種細胞培養の工程

生産用の元となる凍結保存された種細胞を融解し、比較的小規模な容器で培養を開始する。

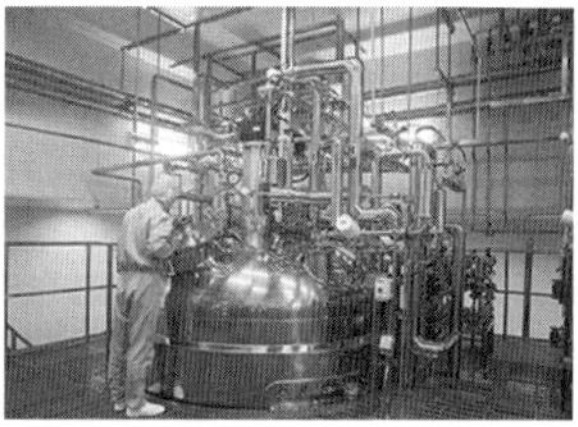

生産培養の工程

1万リットルの巨大な培養槽へ移し生産規模の培養を行う。

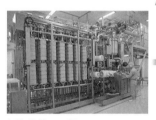

細胞分離の工程

培養液から細胞を除去する。

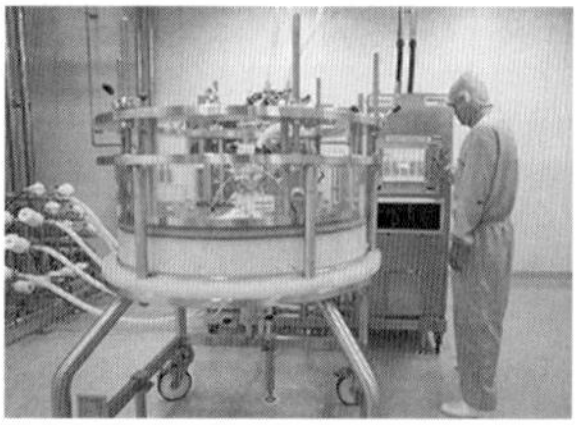

カラムクロマトの工程

カラムクロマトグラフィーにより、不純物を取り除き抗体の純度を高める。

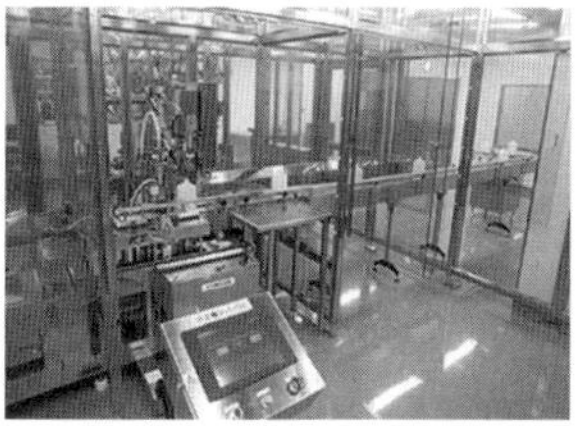

濾過・分注の工程

濃縮された溶液は、フィルターで濾過した後、ボトルに分注される。

図6-7　抗体医薬の製造工程

抗体遺伝子を導入した凍結保存された種細胞を小規模培養、その後大規模な生産培養を経て、細胞分離、カラムクロマトグラフィーを通し、さらに濾過して不純物を取り除き完成させる。中外製薬工業ホームページより作成。

表6-2　自己免疫疾患での標的治療

		SLE	関節リウマチ	ANCA血管炎	巨細胞性動脈炎	若年性特発性関節炎	痛風	クローン病	潰瘍性大腸炎	乾癬	関節症性乾癬	強直性脊椎炎	再発寛解型多発性硬化症	二次進行型多発性硬化症
標的分子	TNFα		◎		◎	◎		◎	◎	◎	◎	◎	×	
	IL-6/IL-6R	○	◎		◎	◎		(×)		×	×	×		
	IL-1		◎			◎	◎							
	IL-12/IL-23							◎	◎	◎	◎	(×)		
	IL-17A		(×)					×		◎	◎	◎		
	CD20	(×)	◎	◎				×		×	×	×	◎	◎
	BAFF	◎	×										×	
	BAFF/APRIL	(×)	×										×	
	CTLA4-Ig	×	◎					×		×	×	×		

◎は臨床試験で有効性が確認された。○は有効である可能性がある。×は臨床試験で効かないことが確認された。(×)は効かない可能性がある。

空欄を埋める臨床試験が必要である。

標的分子に対する生物製剤は、TNFα（アダリムマブ、エタネルセプト、ゴリムマブ、インフリキシマブ、セルトリズマブ)、IL-6（トシリズマブ、サリルマブ、シルクマブ)、IL-1（アナキンラ、リロナセプト、カナキヌマブ)、IL-12/IL-23（ウステキヌマブ、ブリアキヌマブ)、IL-17A（セクキヌマブ、イキセキズマブ、ブロダルマブ)、CD20（リツキシマブ、オファツムマブ、オクレリズマブ)、BAFF（ベリムマブ、タバルマブ)、BAFF/APRIL（アタシセプト)、CTLA4-Ig（アバタセプト)。本邦未承認薬も含む。文献[1]より著者作成。

した抗体医薬の毎月の薬代は三割負担でも二万数千円から四万円近くになる。

現在まで表６－２に示すように、どの病気で、どの標的サイトカイン、あるいは表面分子を阻害すると病状が良くなるか、あるいは良くならないかが臨床試験された。標的分子は次々と増えており、それらを阻害する抗体医薬もすぐに作られ、臨床試験が行われるようになっている。病気で鍵となっている一つの標的分子に対する阻害抗体を作って病気を抑え込むのだ。

ウイルスに対する抗体医薬

ウイルスに対する抗体も大量に作ることが出来る。ＲＳウイルス感染症は零歳から一歳児を中心に風邪のような症状で発症する。健康な乳児であれば心配ないが、早産だったり、先天性心疾患や免疫不全を伴う乳児では重症になることがある。そこで流行期にＲＳウイルスに対する抗体パリビズマブ（シナジス®）を注射すると重症化を防ぐ効果がある。ＲＳウイルス感染症の各都道府県での直近数年間の流行状況から流行開始時期を推測して流行が終わるまで毎月投与する。

二〇一九年から始まり世界中が恐れた新型コロナウイルス感染症に対する抗体医薬も登

場した。軽症や中等症の患者で投与すると重症になるリスクを八割減らす効果がある。カシリビマブ／イムデビマブ（ロナプリーブ®）、ソトロビマブ（ゼビュディ®）である。二〇二〇年十月、七四歳の米国トランプ大統領が新型コロナウイルスに感染した時に点滴を受けたのがカシリビマブ／イムデビマブで、わずか三日間の入院であった。しかし、この抗体はその後変異した新型コロナウイルスには効き目がほとんどなくなってしまった。

様々な病気にも抗体医薬

難しい免疫疾患や恐しいがんに対する抗体だけではない。今では骨粗鬆症《こつそしょうしょう》にも抗体医薬が外来診療で普通に使われている。骨を吸収する破骨細胞の成長に大切なＲＡＮＫＬ（注7）という蛋白質を抑制する抗ＲＡＮＫＬ抗体デノスマブ（プラリア®）は半年に一回の皮下注射で負担が少なく骨折予防効果がある。骨を作る骨芽細胞の働きを邪魔しているスクレロスチン（注8）という蛋白質を抑制する抗スクレロスチン抗体ロモソズマブ（イベニティ®）は月一回皮下注射だが、高い骨折予防効果がある。骨が丈夫になったら、次は筋肉をつければピンシャンする。筋肉の成長を抑制しているミオスタチン（注9）を阻害する薬の開発も進んでいる。もちろん、普段の運動による筋肉・骨格系の鍛錬が重要である。

コレステロールを下げる抗体や片頭痛を予防する抗体まで臨床で使われている。悪玉コレステロール（LDL）を取り込む受容体の分解を促すPCSK9（注10）を阻害する抗体エボロクマブ（レパーサ®）は肝臓のLDL受容体を増やして悪玉コレステロールを肝臓にたくさん取り込ませ、血液中の悪玉コレステロールを低下させる。この抗体は心筋梗塞のリスクが高いが内服薬でコレステロールが十分下がらない場合に適応がある。

片頭痛の原因と考えられているカルシトニン遺伝子関連ペプチド（CGRP／注11）に結合する抗体やCGRPの受容体に結合する抗体は片頭痛発作の抑制に効果がある。

アルツハイマー病では脳でアミロイドβが蓄積し脳細胞が死滅して認知症をきたすが、抗アミロイドβ抗体レカネマブで症状の悪化を抑制するデータが出ている。

がん細胞を攻撃する免疫の作用を高める抗体医薬や、喘息やアトピー性皮膚炎などのアレルギーに対する抗体医薬も多種類登場しているが、それらは後の章でお話したい。

今や何か病気の発症や悪化に関係している蛋白質が見付かると、それらを特異的に阻害する抗体医薬がたちまち登場する時代になっている。ただ薬価が高いため通常の内服薬で効果が不十分な時に使用を考えることが多い。

お腹がへこむ抗体ヤセルマブや、賢くなる抗体デキルマブが出来たらいいなあ。

抗体に薬をつけて届ける

がん細胞に対するモノクローナル抗体に細胞傷害性薬剤を結合させた抗体薬物複合体も登場した。がん細胞を特異的に殺すことを期待されて登場した精密誘導ミサイルだ（表6－3）。がん細胞以外の細胞にも抗原が発現していると、そうした細胞も傷害されたり、抗体に結合させた薬剤そのものによる副作用などがあるが、今後の普及が見込まれている。

抗体薬物複合体のアキャルックス®は頭頸部癌に発現が見られる上皮成長因子受容体（EGFR）に対するモノクローナル抗体に光感受性物質（IR700）を結合させたものだ。点滴後に抗体ががん細胞に結合したところで近赤外線を患部に照射すると光感受性物質が活性化され熱を発してがん細胞の細胞膜を傷害する。モノクローナル抗体によるがん細胞への特異的集積と近赤外線を局所に当てるという患部に対する二重の特異性を持たせ、「光免疫療法」とも呼ばれる。二〇一二年米国オバマ大統領が一般教書演説で紹介して注目された。

バイスペシフィック抗体（二重特異性抗体）

抗体はYの字をしていて、抗原と結合出来る場所を二か所持つ。そこで異なる二つの分

表6-3　日本で承認されている抗体薬物複合体（2022年3月19日現在）

標的分子	抗体薬物複合体	商品名	承認年	適応疾患
CD33	カリケアマイシン結合ヒト化抗体	マイロターグ®	2005	再発又は難治性のCD33陽性の急性骨髄性白血病
CD20	MX-DTPA結合マウス抗体	ゼヴァリン イットリウム®	2008	再発又は難治性のCD20陽性の低悪性度B細胞性非ホジキンリンパ腫、マントル細胞リンパ腫
CD20	MX-DTPA結合マウス抗体	ゼヴァリン インジウム®	2008	集積部位を確認する目的
HER2	エムタンシン修飾ヒト化抗体	カドサイラ®	2013	HER2陽性の手術不能または再発乳癌、術後薬物療法
CD30	MMAE結合キメラ型抗体	アドセトリス®	2013	CD30陽性のホジキンリンパ腫、末梢性T細胞リンパ腫
CD22	オゾガマイシン結合ヒト化抗体	ベスポンサ®	2018	再発又は難治性のCD22陽性の急性リンパ性白血病
HER2	カンプトテシン誘導体結合ヒト化抗体	エンハーツ®	2020	化学療法歴のあるHER2陽性の手術不能又は再発乳癌（標準的な治療が困難な場合に限る）、がん化学療法後に増悪したHER2陽性の治癒切除不能な進行・再発の胃癌
EGFR	サロタロカンナトリウム結合キメラ抗体	アキャルックス®	2020	切除不能な局所進行又は局所再発の頭頸部癌
CD79b	MMAE結合ヒト化抗体	ポライビー®	2021	再発又は難治性のびまん性大細胞型B細胞リンパ腫
nectin-4	MMAE結合ヒト抗体	パドセブ®	2021	がん化学療法後に増悪した根治切除不能な尿路上皮癌

国立医薬品食品衛生研究所生物薬品部ホームページより著者作成。

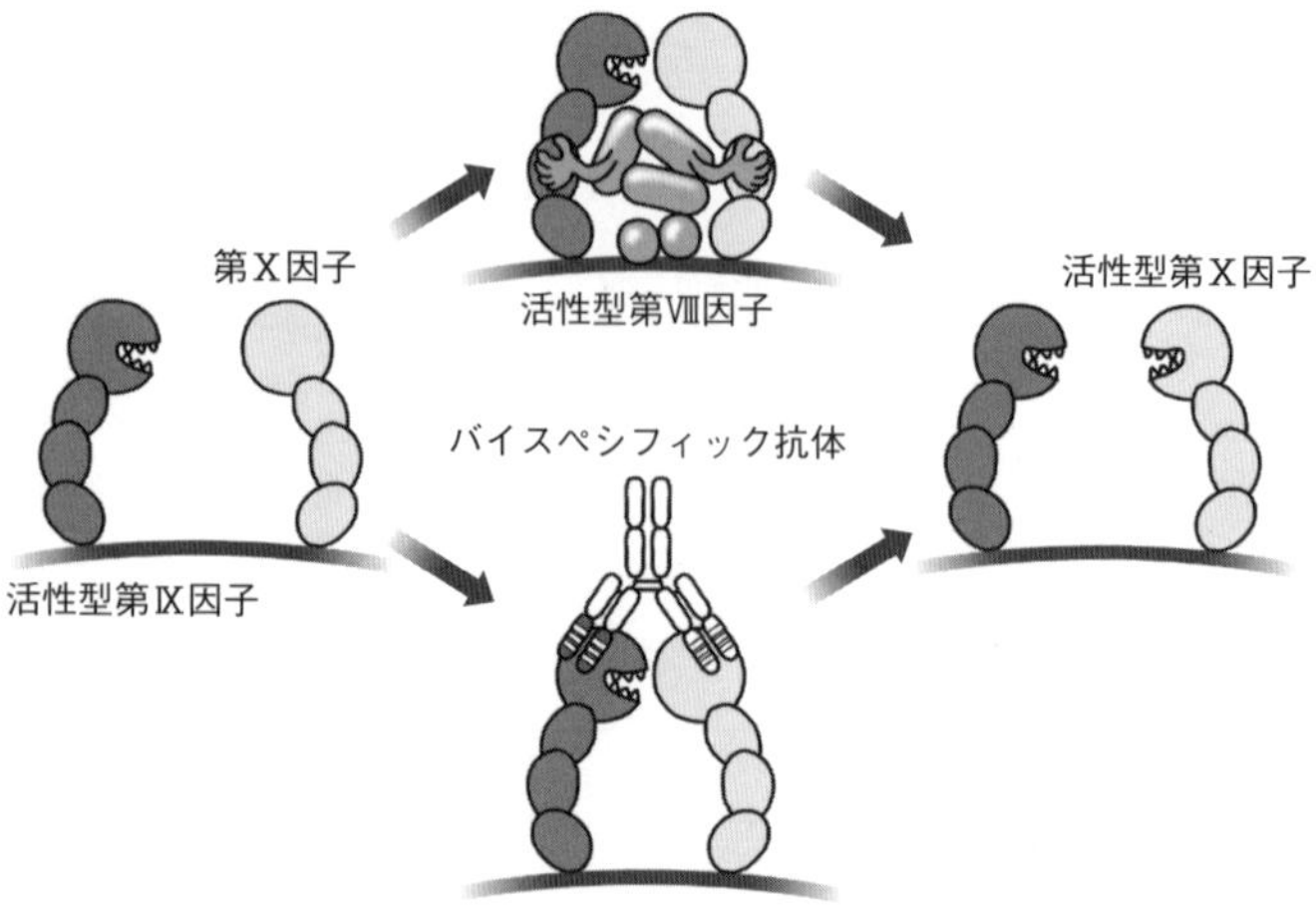

図6-8　バイスペシフィック抗体の作用

活性化された血小板の膜上で、活性型第Ⅸ因子は活性型第Ⅷ因子によって第Ⅹ因子に近付き活性型にする。活性型第Ⅷ因子の代わりにバイスペシフィック抗体エミシズマブ（ヘムライブラ®）は活性型第Ⅸ因子と第Ⅹ因子を結び付ける。

子に結合出来るように工夫された抗体が登場した。

怪我をした時に出血を止める仕組みは、血管の収縮、血小板が集まり破れた血管にくっ付き蓋をする（一次止血）、活性化された血小板の膜の上で血液凝固因子が連鎖反応を起こしフィブリンという蛋白質で網を作り、しっかりした止血（二次止血）を完成させる。

出血が止まらなくなる血友病という病気がある。血液凝固因子の第Ⅷ因子が不足している血友病Aと、第Ⅸ因子が不足している血友病Bがある。日本での血友病患者約七千人の

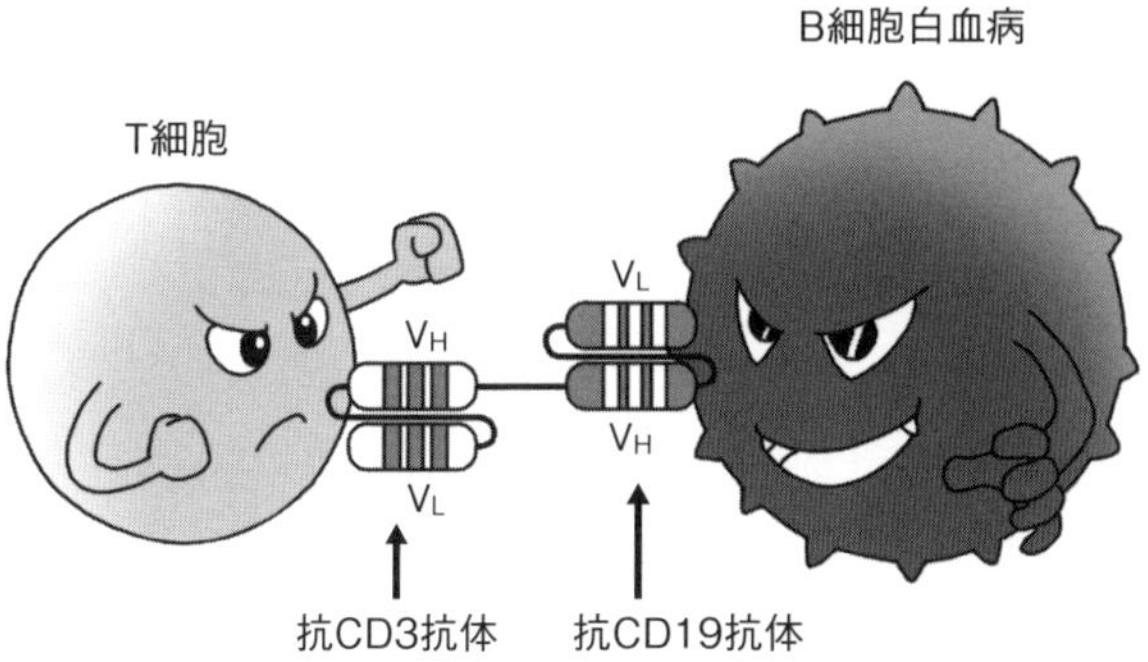

図6-9　B細胞性急性リンパ性白血病とT細胞を結び付ける

B細胞は表面にCD19という分子を発現し、T細胞はCD3を発現する。バイスペシフィック分子ブリナツモマブは両者を結び付け、B細胞性リンパ球性白血病細胞をT細胞によって攻撃させる。

八割以上は血友病Aである。第Ⅷ因子は活性型第Ⅸ因子と第Ⅹ因子を結び付けて第Ⅹ因子を活性型第Ⅹ因子にさせる。バイスペシフィック抗体（二重特異性抗体）のエミシズマブ（ヘムライブラ®）は、二つの異なった結合部位で活性型第Ⅸ因子と第Ⅹ因子を結び付け、第Ⅷ因子の役割を代替する（図6－8）。従来は第Ⅷ因子を週三日静脈注射していたのが、この抗体では最長で四週に一回の皮下注射になり、「自分が血友病だということを忘れた」と話されるくらいの注射頻度の軽減と効果があった［2］。

　がん細胞とそれをやっつけてくれるT細胞を結び付ける薬が開発された。Ｆｃ領域は持たないが異なった二つの抗原結合部位を持つブリナツモマブ（ビーリンサイト®）はCD19とCD3の二つの分子を繋げるように設計されている。この薬はCD19を発現するB細胞性リンパ球性白血病とCD3を持つT細胞をくっ付けて、T細胞に白血病細胞を傷害させるというものだ（図6－9）。白血病細胞以外でもCD19を発現している正常B細胞も傷害されるが、抗体の持つ標的特異性を利用した新しい機序の抗がん剤で二〇一八年に再発または難治性のB細胞性急性リンパ性白血病に対して承認された。

抗体薬物複合体もそうだが、バイスペシフィック抗体も次々と新薬が開発されている状況である。

リサイクリング抗体

文字通り何度も使い回すことが出来るように設計された抗体だ。抗原を結合した抗体が細胞内に取り込まれると、細胞内の酸性環境で抗原と抗体が離れるように設計されている。離れた抗原は分解されるが、抗体はそのまま細胞外に分泌され、再び血液の流れに乗って次の抗原をくっ付けることが出来、リサイクリングされる。抗体の半減期を延ばすことが出来、注射の回数が減る。リサイクリング型ヒト化抗IL－6受容体抗体のサトラリズマブ（エンスプリング®）は視神経脊髄炎スペクトラム障害に承認されている。

細胞内のブレーキ

抗体を作って病気に関係するサイトカインに結合して阻害する抗体医薬の話をしたが、サイトカインが細胞内でＪＡＫ－ＳＴＡＴ経路（第四章　図4－4参照）を介して信号を伝える仕組みがわかってくると、そこを止める薬の開発がなされてきた。

一九九七年にＪＡＫ－ＳＴＡＴ経路が活性化されるとＪＡＫを抑える分子が現われることが発見された。刺激が入るとその後に刺激を止める分子が発現することを、信号のネガティブフィードバック機構と呼ぶ。信号が過剰に入らないようにするためのブレーキだ。

これにはエピソードがある。教室で実験している途中、オーストラリアのメルボルンと久留米大と阪大の三か所で全く別々の実験方法で全く同じ分子を追っていたことがわかった。相談して実験していた訳ではなく、偶然に、世界に考えることが似ている研究室があったのだ。論文に投稿する時に相談して三チーム同時にネイチャー誌に投稿することになった。この時、阪大の論文だけ不受理になったらどうしよう、と一緒に研究していた仲哲治さん（現在は岩手医科大学教授）とともに本当に気が気でなかった。幸い三チーム同時に同じネイチャー誌に受理された時は、胸を撫で下ろしたものだ［3］。分子の名前も三チームで別々に名付けていたのだがオーストラリアのチームのネーミングが良かったので、そのＳＯＣＳ（ソックスと呼ぶ）という名前で統一された。

ＪＡＫ阻害剤

サイトカインの細胞内でのブレーキ分子であるＳＯＣＳの作用を人工の低分子の薬で置き換える探索が行われた。ＪＡＫファミリーのメンバーの中でＪＡＫ1やＪＡＫ2は欠損すると生まれてすぐに死んでしまうため生命維持に必須の分子だ。ＪＡＫ3は主に免疫細胞に発現し、常染色体劣性遺伝の先天性ＪＡＫ3欠損症では重症免疫不全症になるが、身体の成長や造血には影響がなく、免疫細胞に特異的な分子であることが推定された。ならば免疫細胞で信号を伝えているＪＡＫ3を阻害する薬は新しいタイプの免疫抑制剤となるだろう、ということでＪＡＫ3阻害剤が求められた。

ＪＡＫ3特異的阻害剤としてＣＰ－690550が発見され、臓器移植実験では免疫の働きによる拒絶反応を防ぐ効果があった［4］。その後、この薬はＪＡＫ3だけではなくＪＡＫ1も強く阻害し、ＪＡＫ2も弱くだが阻害する報告がなされ「ＪＡＫ3特異的」と

表6-4　関節リウマチに使用されるJAK阻害剤

一般名	トファシチニブ	バリシチニブ	ペフィシチニブ	ウパダシチニブ	フィルゴチニブ
商品名	ゼルヤンツ®	オルミエント®	スマイフラフ®	リンヴォック®	ジセレカ®
製薬会社	ファイザー	イーライリリー	アステラス	アッヴィ	ギリアドサイエンシズ
日本認可	2013年3月	2017年7月	2019年3月	2020年1月	2020年9月
用量	5mg	4又は2mg	150又は100mg	15又は7.5mg	200又は100mg
用法	2回／日	1回／日	1回／日	1回／日	1回／日
薬価(2022.4.1)	5mg 2,660円 10mg 5,320円	2mg 2,706円 4mg 5,275円	100mg 3,155円 150mg 4,771円	7.5mg 2,595円 15mg 5,089円	100mg 2,520円 200mg 4,894円
標的JAK	JAK1,2,3	JAK1,2	JAK1,2,3, TYK2	JAK1,2	JAK1,2, TYK2
適応	関節リウマチ 潰瘍性大腸炎	関節リウマチ アトピー性皮膚炎 SARS-CoV2肺炎 円形脱毛症	関節リウマチ	関節リウマチ 関節症性乾癬 強直性脊椎炎 アトピー性皮膚炎 潰瘍性大腸炎	関節リウマチ 潰瘍性大腸炎

薬価は2022年7月1日厚生労働省より。用量、用法、適応は医療用医薬品の添付文書より。

いう当初の認識は変更された。この薬はトファシチニブ（ゼルヤンツ®）と名前を付けられ、ファイザー社から関節リウマチの薬として発売された。

現在では経口のＪＡＫ阻害剤は日本では五剤が関節リウマチに承認され臨床現場で使用されている（表6－4）。ＪＡＫ阻害剤は小さな内服薬だが、関節リウマチに対しては注射薬の抗ＴＮＦα抗体と同じくらいの効き目が得られる。生物製剤である抗体医薬を大量に作るのとは異なり、低分子化合物は化学合成されるので製造コストは生物製剤より遥かに安いはずだが、日本では関節リウマチの生物製剤よりやや高めの薬価が付けられている。

ＪＡＫ阻害剤は多くのサイトカインを同時に阻害

関節リウマチに承認されているＪＡＫ阻害剤は強弱の違いはあるが全てＪＡＫ１とＪＡＫ２を阻害することが共通している。炎症性サイトカインを複数同時に阻害するからよく効くのだと言われるが、ＪＡＫ１とＪＡＫ２を阻害した場合、第四章図４－６からもわかるようにほとんど全てのサイトカインの働きが止まってしまう。それらのサイトカインを完全に抑えると様々な副作用が生じるに違いない、致死的になってもおかしくない。実際、ＪＡＫ１欠損マウスやＪＡＫ２欠損マウスは早期に死亡する。

しかし、実際の関節リウマチの臨床現場ではそうはなっていない。ＪＡＫ阻害剤と言っても完全にＪＡＫの働きを抑える訳ではない。また、血液中の濃度には変動があり二十四時間抑制し続けているのでもない。おそらく、多くのサイトカインが影響を受けるものの、生理的な作用は残り、強い信号が入っている炎症性サイトカインの信号が比較的目立って

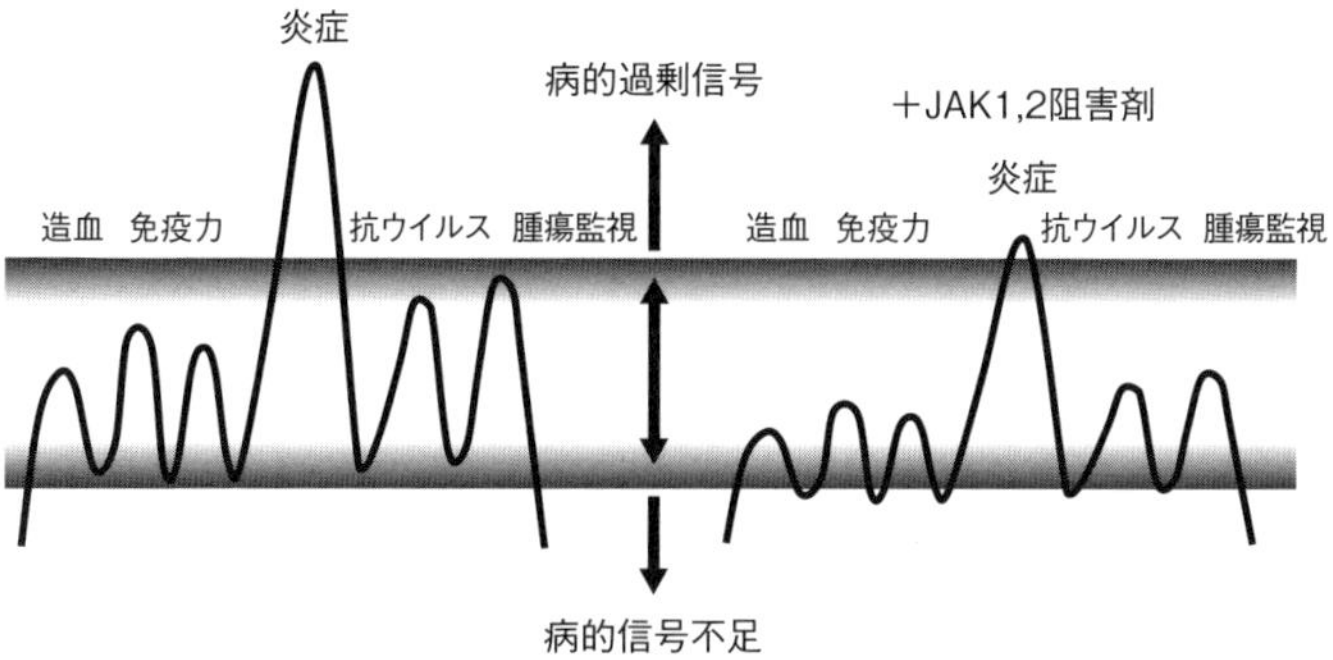

図6-10　JAK阻害剤は多数のサイトカインの信号を抑制する
多くのサイトカインの信号が抑制されても信号は生理的状態内に留まるが、強い炎症の信号を伝えるサイトカインは生理的なレベルに近付く。

抑えられるのではないだろうか（図6－10）。

様々な疾患に効くＪＡＫ阻害剤

抗ＴＮＦα抗体や抗ＩＬ－６受容体抗体が関節リウマチに著効することがわかったが、その後、様々な免疫の病気に対して臨床試験がなされた。抗ＴＮＦα抗体は炎症性腸疾患、強直性脊椎炎や皮膚疾患などに有効性が確認された。一方、抗ＩＬ－６受容体抗体は血管炎や成人スティル病、サイトカイン放出症候群など強い炎症を示す疾患に有効性が確認されたが、強直性脊椎炎や炎症性腸疾患には有効性が示されていない（図6－11）。

ＪＡＫ阻害剤は今のところは抗ＴＮＦα抗体や抗ＩＬ－６受容体抗体が有効性を示す疾患に

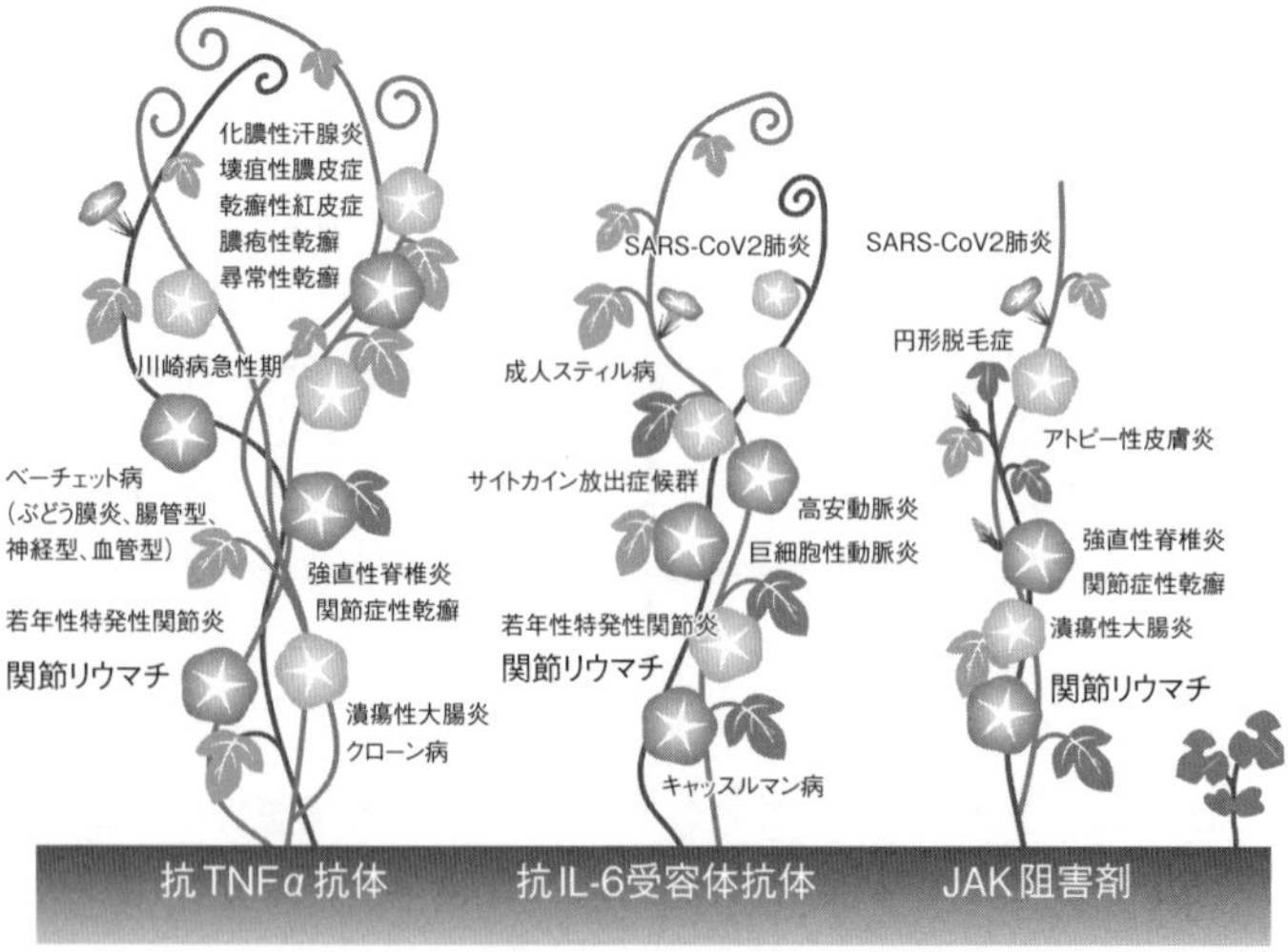

図6-11　各種薬剤の適応疾患のイメージ

生物製剤の抗TNFα抗体、抗IL-6受容体抗体、経口薬のJAK阻害剤の各種医薬品の添付文書に記載されている適応疾患をまとめた。適応承認された疾患を咲くのが待ち遠しい朝顔の花に例えてみた。

良い種（優れた薬）と良い栄養（効果がありそうな病気を考え、うまく臨床試験を行い薬の効果を証明）があればたくさんの花が咲く。害虫（重症副作用の出現）が付いたり、水不足（臨床試験の不備）があると枯れてしまう。

加えて、アレルギー疾患であるアトピー性疾患にも有効性を示すことが特徴である。JAK阻害剤は多数のサイトカインの細胞内での信号を抑制する。従って、色々なサイトカインの過剰な刺激で病気が悪化するそれぞれの病気に有効なのだろう。例えばアトピー性皮膚炎ではIL－4やIL－13が悪化に関与するが、JAKを阻害するとこれらのサイトカインの働きもおとなしくなる。

細胞外で働く抗体医薬、細胞内で働くＪＡＫ阻害剤

関節リウマチに抗ＴＮＦα抗体、抗ＩＬ－６受容体抗体、ＪＡＫ阻害剤は高い効果を示すが、抗体医薬は注射薬、ＪＡＫ阻害剤は低分子の内服薬。両者を比較してみたい。

抗体医薬は分子量が大きい蛋白質で、内服すると消化管で消化分解されるので、注射で身体の中に入れざるをえない。抗体医薬は血液を流れて身体の隅々に届けられるが細胞内で作用する訳ではない。抗体医薬は最終的にはリンパ節や脾臓などの免疫細胞によって分解される。半減期（血液中の濃度が半分になる時間）は長く七日から十日くらいだ。抗体医薬はＴＮＦαやＩＬ－６などのサイトカイン一つだけをしっかり抑えるので、副作用は比較的限られるが、免疫が低下して感染症のリスクがある。まれに注射によるアレルギー反応がある。皮下注射する場合注射部位が赤くなることがある。

一方、多くの経口内服薬は消化管から吸収されて血液を流れて身体の隅々に届けられ細胞の中にまで入って細胞内の蛋白質に結合して働きを止める。ＪＡＫ阻害剤の場合は細胞の中のＪＡＫに結合して阻害する。内服薬は最終的には肝臓細胞の中に入ったり、腎臓の細胞の中に入ったりして便や尿の中に排泄される。

各ＪＡＫ阻害剤は主に肝臓から排泄されるものと、腎臓から排泄されるものがある。半

減期は短く十時間くらいなので毎日内服する必要がある。ＪＡＫ阻害剤は同時に多数のサイトカインの細胞内信号を抑えるのでやはり免疫が低下して感染症のリスクがある。造血サイトカインも抑制するため白血球や赤血球の産生が抑制されることがある。まれに薬によるアレルギーが生じることもある。また肝臓や腎臓の働きにも気を付ける必要がある。

肝臓や腎臓の働きが低下している場合には内服薬は体外に排泄されにくくなり身体に溜まって強く作用する。好ましくない副作用も強くなる。病院でよく採血され検査されるのは病気が悪くなっていないかどうか確認するとともに薬の副作用が現われていないか、薬を排泄する肝臓や腎臓にダメージがないかを確認しているのである。

内服薬は確かに便利だし、臨床試験では軽症から重症まで副作用の調査を経て承認されるのだが、多くの内服薬は身体中の細胞の中にまで入り込んで作用していることを考えると、注射の煩わしさはあるが抗体医薬のように細胞の外で働く薬も悪くはない。

私が学生時代の薬理学の講義で唯一ハッキリ覚えている内容がある。教授が黒板に「クスリ」と大きく書かれ、「逆に読むとリスクなんやで」と大阪弁でおっしゃられた。「クスリはリスク」、薬には良い作用もあれば悪い作用もあることを教えられた。しかしこの言葉以外、教授の講義内容は、とても申し訳ないが、忘れてしまった。

医師は日常診療では、「薬の種類はなるだけ少なく」、必要な薬であっても「投与量もなるだけ少なく」、を心掛けなければならないと思う。この言葉だけは忘れずに。

バイオシミラーと高額療養費制度

抗体医薬は開発費に加え、生きた細胞を大量に培養して作らせるため製造コストが高く付く。そこで特許が切れた抗体医薬には後続品が次々と作られるようになった。しかし細胞の培養液や細胞の種類によっては完全に同じ抗体は作れない。そのため後続の抗体医薬はバイオシミラー（シミラーとは似ているものという意味）と呼ぶが、勿論、先発の抗体医薬と効き目が同じことを示した臨床試験を経て認可される。日本では先発品より三割前後低価格のことが多い。値段は安い方がいい、日本の医療費を抑制したい、と思われる方にはバイオシミラーは選択肢である。

抗体医薬やJAK阻害剤を使用して毎月の医療費が高額になる場合には、高額療養費制度という有難い制度がある。これは毎月支払う医療費（病院での支払いと薬局での支払い含めて）には年齢や所得によって異なる上限額が設定されており、上限額を超える金額が支給される制度だ。同じ月なら別の医療機関での支払いや世帯が同じ家族の支払い分もまとめて合計出来る。さらに、一年で三回以上、上限額に達した場合は、四回目から上限額がグッと下がる、という条件が付いている。申請を忘れていたとしても二年間は支給を受ける権利が消滅しない。是非、「厚生労働省」「高額療養費制度」で検索して欲しい。

医療費が高額になる場合の説明

関節リウマチの患者さんは女性が多く、家族のことを考えて自分の治療費をためらわれる方もおられる。このことを塾通い、私学と親の脛をかじってきた学生に聞いてみると「薬の効き目を強調して説明する」とか、「うまく言いくるめる」（それじゃ詐欺だ）とか歯切れが悪い。

私は三パターン用意している。「早期に関節リウマチを抑え込まないと、関節が変形して将来身体が不自由になる可能性があります」は現実直視型。「関節リウマチが改善して仕事や家事がしっかり出来れば、医療費を十分超える労働価値が生じます」はアメリカ型。「次回の診察時に、ご主人にも一緒に治療のお話をしましょう」は仕掛け型。

ご主人が一緒に来られたら間違いなく「医療費は全く心配しないでいいです。どうか、病気を直してやって下さい」という涙が出るような感動的返事がもらえることになる。そう言わない場合、ご主人が自宅に帰ってどのような目に遭うのか、想像するのも恐しい。

注1　岡田善雄　大阪大学医学部卒。一九五七年大阪大学で生物学の常識を覆すウイルスによる細胞融合現象を報告した。大阪大学に分子生物学研究の拠点となる細胞工学センター設立に尽力し、初代所長を務めた。当時細胞工学センターにはＩＬ－６の岸本研究室やＩＬ－２の谷口研究室があった。一九八〇年恩賜賞・日本学士院賞、一九八二年文化功労者、一九八七年文化勲章。大変穏やかで朴訥とした講義をされていた記憶がある。

注2　ケーラー　ジョルジュ・ケーラーはドイツの生物学者。セーサル・ミルスタインとともに、一九八一年ガードナー国際賞、一九八四年ラスカー賞、ノーベル生理学・医学賞を受賞している。

注3　ミルスタイン　セーサル・ミルスタインはアルゼンチン出身の免疫学者。英国ケンブリッジのＭＲＣ分子生物学研究所で抗体の構造の研究をしていた。その研究室にケーラーがポスドク（博士号を取得した後の研究者）としてやって来て実験を行った。大きな賞は研究室を主催し指導する者が受賞するのが普通だ。しかし、ミルスタインはケーラーがいなければこの研究は出来なかった、と彼の重要な貢献を認めた。ミルスタインは立派だ。

注4　キャッスルマン病　ベンジャミン・キャッスルマンが最初に報告したリンパ節腫大と炎症を伴う病気である。発熱、貧血、CRPなどの急性期蛋白質の上昇、高ガンマグロブリン血症などの全身性の炎症を伴うが、こうした症状や検査異常は腫大したリンパ節から産生されるIL－6によるものであることが明らかにされた。この病気の仕組みから抗IL－6受容体抗体が効くと予測され、実際これらの症状は抗IL－6受容体抗体で全て消失し軽快した。

注5　スミス　ジョージ・スミスは米国ミズーリ大学の細菌学、免疫学者。生物は様々な環境へ適応するために遺伝子が変化し選択されて進化してきたが、それと同じ原理を用いて蛋白質を目的に向けて進化させる方法であるファージディスプレイ法を開発した。二〇一八年ウィンターとともにノーベル化学賞を受賞。

注6　ウィンター　グレゴリー・ウィンターは英国ケンブリッジのMRC分子生物学研究所の研究者。抗体医薬開発の会社（Cambridge Antibody Technology：CAT）を設立しファージディスプレイ法を使用して実際の抗体医薬アダリムマブを作成した。二〇〇六年にCATはアストラゼネカ社に買収された。二〇一三年ガードナー賞、二〇一八年ノーベル化学賞。

注7　RANKL　Receptor activator of nuclear factor-kappa B ligandは炎症性サイトカインであるTNFファミリーの一つ。その受容体はRANK。RANKLは破骨細胞の分化成熟に

重要な因子で、成熟した破骨細胞は骨吸収を担い骨密度の調整をしている。RANKLは骨粗鬆症のみならず、関節リウマチで骨にびらんが生じたり、がんの骨転移で骨が溶けたりする時にも関与している。RANKLの働きを抗体で止めると骨粗鬆症の改善のみならず、関節リウマチによる骨破壊、がんの骨転移の溶骨が改善する。

注8　スクレロスチン　骨が過成長し、肥厚・硬化する「硬結性骨化症」という病気を持った南アフリカの家系の研究によって、骨を減らす作用を持つスクレロスチンが欠損しているために骨が変化していることが明らかになった。骨細胞から分泌されるスクレロスチンは、骨芽細胞による骨の形成を低下させ、破骨細胞による骨の吸収を増加させる。その結果骨量を下げる。従って、抗体医薬でスクレロスチンの働きを阻害すると骨量が増えて丈夫になる。

注9　ミオスタチン　筋細胞によって作られる蛋白質で筋肉の成長を止めさせる信号を伝えている。ミオスタチンを生まれ付き欠損しているマウスは筋肉量が二倍になる。ミオスタチン阻害剤は筋力が低下する病気に期待されている。

注10　ＰＣＳＫ９　Proprotein convertase subtilisin kexin 9 はＬＤＬ受容体に結合してＬＤＬ受容体の分解を促進する。ＰＣＳＫ９を阻害すると肝細胞表面にＬＤＬ受容体が増えて血液中のＬＤＬの肝臓内への取り込みが増す。コレステロールを下げる薬はこれまで内服薬のスタチ

ン系（アトルバスタチンやプラバスタチンなど）が主流だったが、異なる機序の抗体医薬である。

注11　ＣＧＲＰ　片頭痛を起こしている原因物質と考えられているカルシトニン遺伝子関連ペプチドcalcitonin gene-related peptideは三十七個のアミノ酸からなる血管拡張作用を持つペプチド（短い蛋白質）である。三叉神経が刺激されてＣＧＲＰが分泌され頭部の血管が拡張して片頭痛が生じる。片頭痛は若い女性に多く、ズキンズキンとした拍動性の頭痛が数時間から数日続く。頭痛の前に目がチカチカしたり、雷のような光が見える（閃輝暗点《せんきあんてん》）前駆症状を伴うことがある。

参考文献

［1］ Dörner T, Lipsky PE. “Beyond pan-B-cell-directed therapy - new avenues and insights into the pathogenesis of SLE.” *Nat Rev Rheumatol*. 12(11):645-657.2016

［2］ 嶋緑倫《しまみどり》著「血友病Ａ：エミシズマブ」『小児内科』50(10):1495-1499、東京医学社、二〇一八年

［3］ Naka T, Narazaki M et al. “Structure and function of a new STAT-induced STAT inhibitor.” *Nature*. 387(6636):924-9. 1997

［4］ Changelian PS et al. “Prevention of organ allograft rejection by a specific Janus kinase 3 inhibitor.” *Science*. 302(5646):875-8. 2003

第七章

免疫でがんを攻撃

――がん治療の新しい柱

感染症とともに多くの人が恐れる病気「がん」に対して免疫を高めて治療する試みは昔からあったが、治療効果の再現性に乏しい現象と考えられてきた。しかし、最近のがんに対する免疫療法では、これまで万策尽きて手の施しようがなかった状態からまるで治ったかのように縮小する例も増えている。

コーリーの毒

医学部を卒業したばかりの外科医コーリー（注1）は担当した十七歳の少女の小指に出来た肉腫（注2）が瞬く間に全身に転移し痩せ衰えて命を奪われたことに強いショックを受けた。救う良い方法はなかったのか。ニューヨークがん病院（後のアメリカ屈指のがん病院であるメモリアル・スローン・ケタリングがんセンター）の分厚い患者台帳を調べ彼女と似たような症状を探し、三十一歳の患者に目を留めた。何度も手術された頬の肉腫に、最後は傷口が開いたまま感染症（皮膚の浅い部位の感染症を丹毒と呼ぶ。連鎖球菌によるものが多い）になった症例だ。不治の腫瘍と感染症で絶望的と見做されたが、患者台帳にはその腫瘍が小さくなるという不思議な現象が記載されていた。患者の腫瘍は消え感染症も治り退院することになるが、コーリーはその患者を探し訪ねて、全く健康になった奇跡的な経過を自分の目で確認した。一八九三年の報告である。

　丹毒にかかると悪性腫瘍の成長が抑制されたり消えたりすることは、これまでパスツールやコッホらによる記録があったらしいが、科学的な説明がされず再現性に乏しかった。しかしコーリーは絶望的な病状から回復させた丹毒による腫瘍の治療法を試みることを決めた。偶然の感染症ではなく治療として感染症を用いたのだ。腫瘍が首に出来た患者への細菌の最初の投与ではあまり効果がなかったので、より強い毒性を持つ細菌をベルリンのコッホの研究所から譲り受け、同じ患者に再び投与すると高熱を伴う強い炎症を引き起こし、二週間後には首の腫瘍が完全に消失したことを確認したのだ。

　コーリーは細菌の調合を「コーリーの毒」として特許を取得し、その後四十年に渡り何百人という患者に「コーリーの毒」を用いたという。しかし、他の医師が同じ治療を試みたが、使用した細菌にばらつきがあり、がんが消えるという治療効果の再現性は困難であった。一九六五年には効果が証明されていない治療法と断定されてしまうことになる。

菌体成分によるがん治療

　その後、コーリーの毒を改変して、病原体の成分をがんの治療に使用したものがいくつかある。アクセルを踏んで免疫細胞を活性化させ、がん細胞への攻撃を期待した治療だ。第五章で病原体の成分によって刺激を受けた樹状細胞がT細胞を活性化することを話した。病原体の成分は自然免疫を活性化し獲得免疫を発動することから、免疫学が解明された後に考えてみれば、こうした治療は可能性のある試みであった。

結核患者やライ菌感染症であるハンセン病患者ではがんが少ないことから、丸山千里（注3）が結核菌の抽出物を用いて開発したのが丸山ワクチンだ。実際に腫瘍が縮小し延命した症例があり熱心な支持者がいるものの、臨床試験では有効性が十分確認されておらず、現在に至っても医療現場で使用出来る薬事承認が得られていない。

筆者の所属する教室の昭和時代の山村雄一教授らによって結核のワクチンで使用されるBCG菌の細胞骨格成分であるBCG‐CWSが一九七〇年代に開発された。胃癌患者に投与して効果が見られたという図が教室の廊下に長く掲示されていたが、これも有効性を客観的に示す臨床試験がなされておらず医療現場では広く使用されなかった。しかし、BCGは膀胱癌での膀胱内注入療法が標準的に行われており、表在性の膀胱癌に有効である。

一九七五年に承認されたピシバニール®は連鎖球菌の乾燥粉末の注射薬で胃癌や肺癌で化学療法との併用で延命効果が承認されている。一九八〇年代にカワラタケから抽出された多糖類成分はクレスチン®として胃癌や大腸癌の治療用に使用されたが、現在は医薬品から削除されている。椎茸より抽出したレンチナンという多糖類も一時は胃癌への使用が承認されていたが、今では販売を終了している。

その他にもキノコ類、海藻、サプリメントなどがんに効果があるように宣伝されているものがある。免疫細胞が活性化されたというデータをもとに免疫効果を推定して抗がん作用があると考えたり、熱心な支持者による宣伝もある。しかし、残念ながらこうしたサプリメントには未だきちんとした臨床試験で明確な有効性が証明されているものはない。医師からこれ以上の治療はないと告げられた時に奇跡を信じて試すようなものであろう。

T細胞を増やせ

若き外科医ローゼンバーグ（注4）にもコーリーと同じような印象深い出会いがあった。担当した胆石患者が十二年前に末期の胃癌で匙を投げられていたのだが、胆石の手術時にはその癌は全く見当たらなかった。この不思議な現象を説明出来るのは「免疫が作用した」としか考えられないと、ローゼンバーグは免疫を活性化するがん治療に取り組む。

多くの失敗を繰り返し、一九八〇年代になり同定されたT細胞を増やすサイトカインI

L－2に注目した。皮膚のがんである悪性黒色腫（メラノーマ）患者からT細胞を取り出してIL－2を加えて試験管で大量に増やし、T細胞を患者に戻すとともに患者にもIL－2を投与したところ、がんが消えるのを観察したのだ。一九八五年治療結果を臨床医学では最高峰のニューイングランド・ジャーナル・オブ・メディシン誌に「二十五名中十一名では腫瘍の体積が半分以下になり一人は完全に消失した」と報告した。ローゼンバーグは脚光を浴びることとなる。この治療法はLAK療法（lymphokine-activated killer cell therapy：リンフォカイン活性化キラー細胞療法）と呼ばれた。リンフォカインはサイトカインの別名である。しかし、IL－2による死亡例が報告されると熱は一旦冷める。進行したがんであっても免疫を操作することによって退縮する可能性を示した意義は大きい。しかし、ローゼンバーグのLAK療法が広く普及することはなかった。T細胞をより活性化するのではなく、T細胞にかかったブレーキを外せばもっと確実に有効性を示すことがわかったからである。

T細胞のブレーキ

免疫学の展開を追う。T細胞受容体に抗原が結合するだけではT細胞は活性化されず、アクセルが必要であることは述べた。その一つがT細胞表面にあるCD28という分子による補助刺激である（第三章　図3－7参照）。

アメリカの免疫学者アリソン（注5）はCD28と一部が似ているCTLA－4という分子を遺伝子情報の中からコンピュータで見付けた。しかし予想外に、この分子はCD28とは逆にT細胞を抑制する働きを持つことを一九九五年に報告した。T細胞の活性化を止めるブレーキ信号の発見である（図7－1）。抗原を認識したT細胞がCD28からの補助刺激でアクセルを踏み活性化されるか、CTLA－4からの刺激でブレーキを踏み大人しくなるか、二つのペダルが用意されているのだ。T細胞を大人しくする仕組みはT細胞活性化の「チェックポイント」（検問所という意味）と呼ばれる。

アリソンは幼くして母親をがんで失っており、いつも研究の成果をがん治療へ応用出来ないか考えていたそうだ。CTLA－4のブレーキとしての役割を報告した後、すぐにがん治療を考えた実験に取り組んでいる。T細胞のブレーキを塞ぐことによってブレーキを壊したT細胞が強く活性化されることを期待したのだ。マウスに腫瘍を移植した後、CTLA－4阻害抗体を注射すると、しばらくして期待通り腫瘍が小さくなることを確認し、一九九六年サイエンス誌に報告した。このように免疫のブレーキを阻害する薬を「免疫

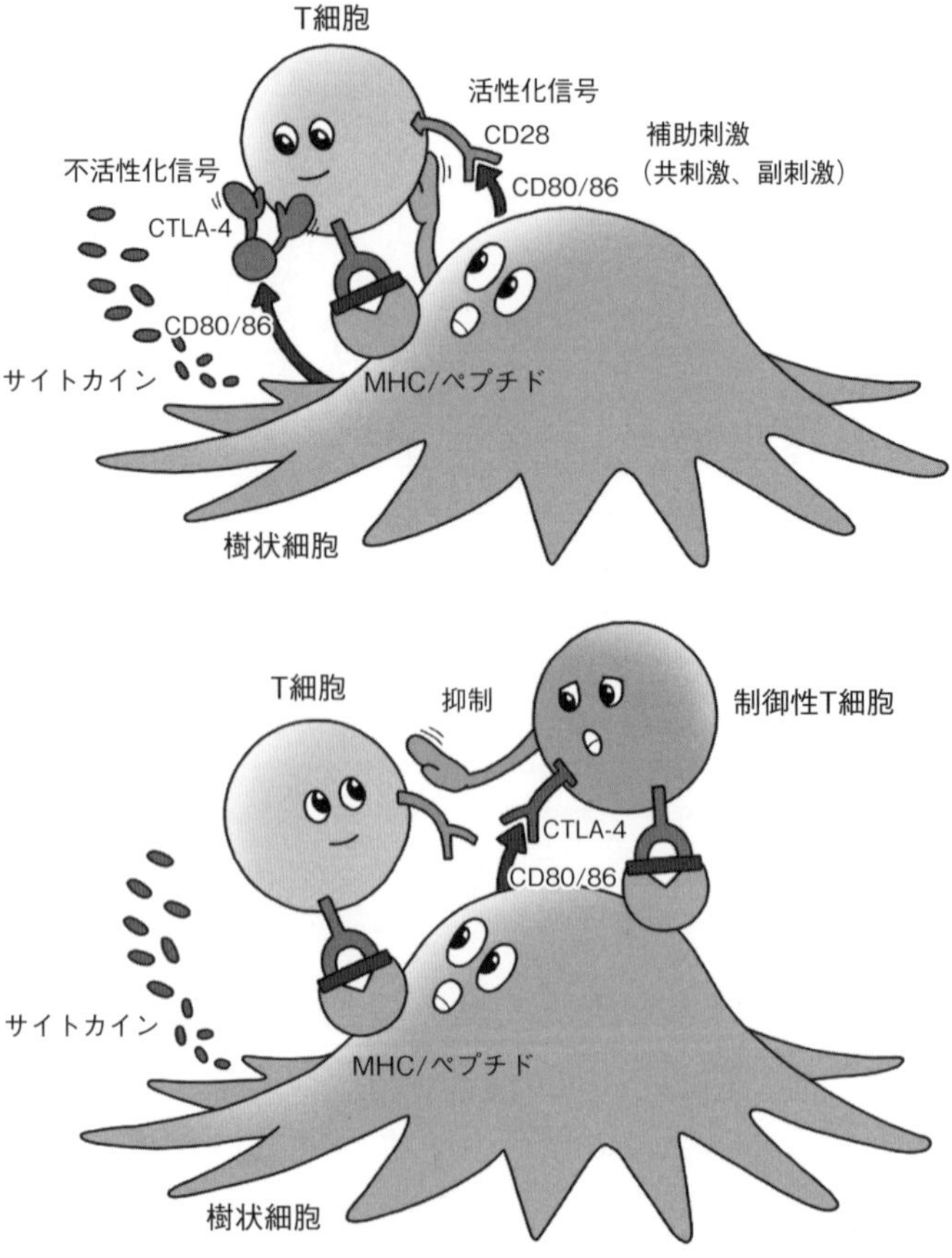

図7−1　CTLA-4の働きを阻害してやるとT細胞が活性化される

樹状細胞から出される信号（CD80/86）を受け取るT細胞側には二つの異なる受け取り方がある。活性化信号（アクセル）として受け取る分子（例えばCD28）と不活性化信号（ブレーキ）として受け取る分子（例えばCTLA-4）である（上図)。CTLA-4を多く発現しているブレーキ役専門の制御性T細胞による抑制作用も考えられている（下図)。どちらのモデルにしてもCTLA-4の働きを阻害してやるとT細胞が活性化されることになる。

チェックポイント阻害剤」と呼ぶ。新しい「がん免疫療法の夜明け」である。

アリソンの抗CTLA－4抗体はメダレックス社によって製造が始まり、二〇〇三年米国で手術不可能な悪性黒色腫患者に対して臨床試験が始まった。この抗体はイピリムマブ（ヤーボイ®）と呼ばれる。二〇〇九年メダレックス社はブリストル・マイヤーズスクイブに二十四億ドルで買収されることになる。二〇一〇年ニューイングランド・ジャーナル・オブ・メディシン誌に発表された臨床試験の結果は明らかな延命効果が示され、二割は四年以上の生存がみられるという、治癒という言葉さえ現実的になる、悪性黒色腫の治療を大きく変える結果であった［1］。

関節リウマチにブレーキ

がん免疫療法の話からは逸れるが、CTLA－4はがん治療の現場に登場する前に、関節リウマチの治療薬として臨床現場に登場している。CTLA－4と抗体のFc部分を融合した蛋白質を作ると、樹状細胞からT細胞へ刺激を入れるCD80／86に蓋をしてT細胞の活性化にブレーキがかかることになる。アバタセプト（オレンシア®）と名付けられた生物製剤である（第六章　表6－1）。

炎症を伝えるサイトカインであるＴＮＦαやＩＬ－６を阻害する抗体医薬と同じくらいＣＴＬＡ－４－Ｆｃは関節リウマチに効き目がある。樹状細胞からのＴ細胞の活性化が一律に阻害されてしまうと、Ｔ細胞がヘルパーＴ細胞になれず、液性免疫や細胞性免疫が低下して様々な不都合が起きるのではないかと心配されるが、実際にはＣＴＬＡ－４－Ｆｃを点滴しても強い免疫抑制状態になることはなく、重篤な感染症の発生率は抗ＴＮＦα抗体よりやや低いとされている。

Ｔ細胞のもう一つのブレーキ

第三章のクローン選択の箇所で述べたように、Ｔ細胞は病原体やウイルスに感染して変化を起こした細胞を攻撃するようになっているが、自己抗原に強く結合する受容体を持つＴ細胞は胸腺で「負の選択」を受けて死んでしまう。自分自身を攻撃しないように、危ないＴ細胞は計画的に死んでしまうよう細胞にプログラムされているのだ。こうした現象をプログラム死（programmed death、略してＰＤ）と呼ぶ。

京都大学の本庶佑研究室（図７－２）ではこのプログラム死には新しくｍＲＮＡの合成が必要であることから、プログラム死を誘導した時のｍＲＮＡからプログラム死を起こす前のｍＲＮＡを引き算して、ＰＤ－１（programmed death-1）という分子を一九九二年に報告した。その働きを調べるためにＰＤ－１を欠損するマウスを作成したが当初は何も起こらなかったそうだ。しかし、自己免疫疾患を起こしやすい遺伝背景のマウスでＰＤ－１を欠損させて根気強く観察したところ、自己免疫疾患で見られる関節炎と腎炎が生じた。一九九九年、ＰＤ－１は免疫にブレーキをかける働きがあることがわかったのだ。

ＰＤ－１の働きの解明と同時にＰＤ－１が結合する相手の探索も行われ、アメリカとの共同研究でＰＤ－Ｌ１、ＰＤ－Ｌ２が同定された。ＣＴＬＡ－４は樹状細胞がＴ細胞を活性化する免疫の中枢で抑制するが、ＰＤ－１の相手方であるＰＤ－Ｌ１はがん細胞に発現しており末梢でＴ細胞を抑制する分子である。

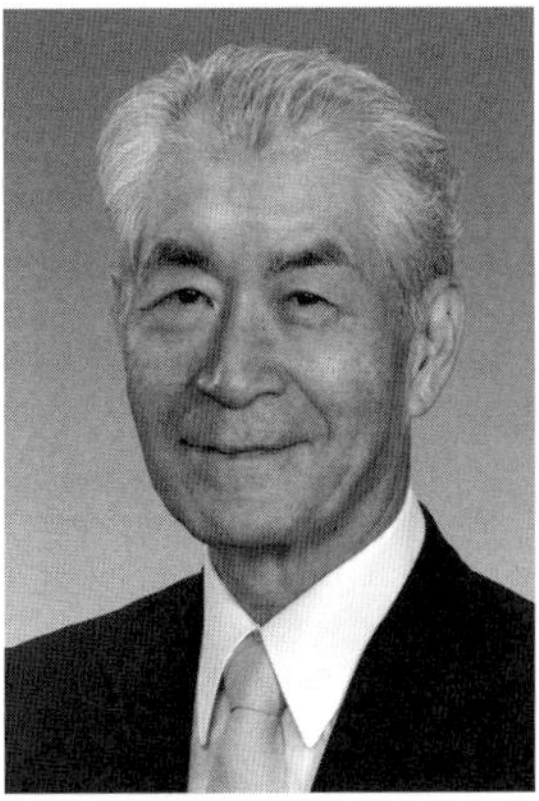

図7-2　本庶佑

京都大学高等研究院ホームページより。

ある分子が同定されるとその分子に対する阻害抗体が作られ、その分子を阻害すると何が起きるかを調べることは比較的簡単である。本庶研究室ではＰＤ－１を阻害してがんに対する免疫応答を高めることが最

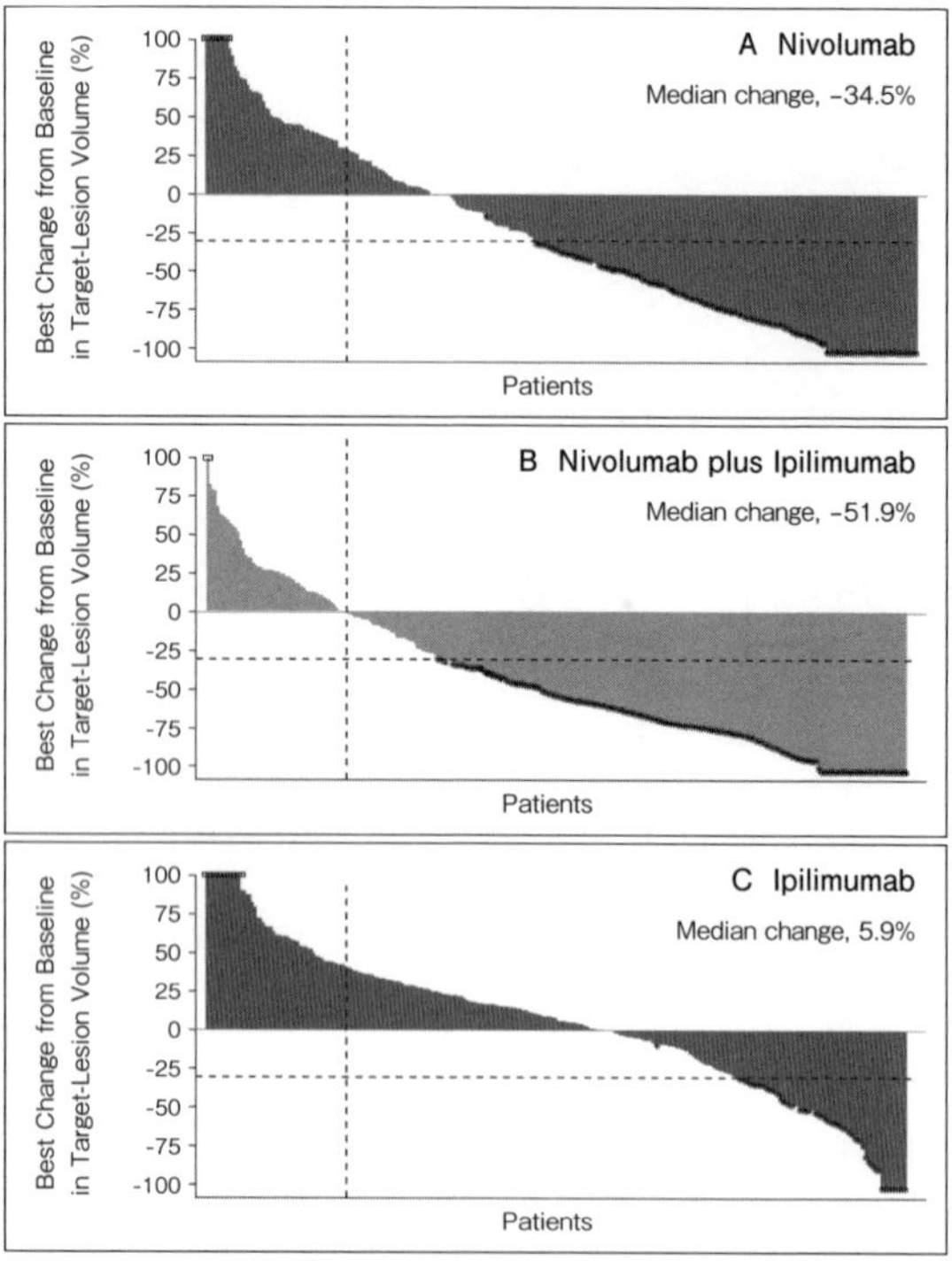

図7−3　悪性黒色腫に対してのイピリムマブとニボルマブの単独と併用の結果

手術不能な悪性黒色腫の未治療の患者945人を、ニボルマブ（抗PD-1抗体）単独（上）、ニボルマブとイピリムマブ（抗CTLA-4抗体）併用（中）、イピリムマブ単独（下）の三つに割り当てた。無増悪生存期間の中央値はそれぞれ、6.9か月、11.5か月、2.9か月で、併用群で最も長かった。

図の横軸は一人一人の患者、縦軸は腫瘍容積の最大変化量。0以下の部分が大きい方が腫瘍体積をより減らしたことになる。真ん中のニボルマブとイピリムマブを同時に投与した群で0以下の部分が最も大きい。文献「3」のFigure 2より。

初の目標となり、二〇〇二年にはＰＤ－１とＰＤ－Ｌ１の結合を邪魔することが腫瘍の免疫療法に有望な戦略である、とマウスを用いた腫瘍の実験で報告している。小野薬品とメダレックス社が協力した。

抗ＰＤ－１抗体に関する最初の第Ｉ相臨床試験は、メダレックス社を買収したブリストル・マイヤーズスクイブの支援を受けて行われた。悪性黒色腫、非小細胞肺癌、腎癌の患者の約二〇から三〇パーセントで非常に有望な完全または部分的な反応を示し、さらに、患者は治療後一年以上にわたって前例のないほど良好な健康状態を維持したことが二〇一二年ニューイングランド・ジャーナル・オブ・メディシン誌に発表された［２］。この抗体はその後ニボルマブ（オプジーボ®）と呼ばれることになる。

ブリストル・マイヤーズスクイブはがん免疫療法の有望な薬である抗ＣＴＬＡ－４抗体と抗ＰＤ－１抗体の両方とも手に入れたのである。

その後、イピリムマブ、ニボルマブ、さらにＰＤ－１の相手方であるＰＤ－Ｌ１に対する阻害抗体を用いて、様々ながんに対する臨床試験の結果がニューイングランド・ジャーナル・オブ・メディシン誌に次々と誇らしく発表されるようになる。効く場合はまるで治ったかのように長期生存が得られることには驚く。悪性黒色腫に対してはイピリムマブとニボルマブを併用するとさらに良好な結果が得られている（図７－３）［３］。

ノーベル賞の治療

二〇一八年「免疫の負の制御を阻害することによるがん治療の発見」に対してアリソンと本庶にノーベル生理学・医学賞が授与された。ノーベル賞のホームページのイラストには車のハンドブレーキとブレーキペダルに抗体がくっ付いてブレーキが効かなくなりがん細胞に突進する車が描かれていたが、二つのブレーキとはCTLA－4とPD－1である。免疫の抑制分子の発見と臨床応用の素晴らしい結果が二人を選ぶ理由となった。

免疫のブレーキに対する抗体医薬（免疫チェックポイント阻害剤）は現在八つ承認され臨床現場で使用されている。表7－1にまとめた適応疾患に注目して欲しい。様々な種類のがんに対して有効性が確認されていることがわかる。たとえがん細胞の顔が違ってもT細胞のブレーキを外してやると賢く戦ってくれるのだ。

免疫関連有害事象という新たな病気

免疫チェックポイント阻害剤により過度にT細胞が活性化されて、免疫細胞が自分自身の身体を攻撃することがある。免疫関連有害事象（immune-related adverse event、略してirAE）と呼ぶ、リウマチ性疾患、自己免疫疾患で見られるような症状が現われる。

表7-1　日本で承認されている免疫チェックポイント阻害剤
（2023年3月3日現在）

標的分子	一般名（商品名）	日本での承認年	適応疾患
PD-1	ニボルマブ（オプジーボ®）	2014	悪性黒色腫、非小細胞肺癌、腎細胞癌、ホジキンリンパ腫、頭頸部癌、胃癌、悪性胸膜中皮腫、結腸・直腸癌、食道癌、尿路上皮癌、原発不明癌
CTLA-4	イピリムマブ（ヤーボイ®）	2015	悪性黒色腫、腎細胞癌、結腸・直腸癌、非小細胞肺癌、悪性胸膜中皮腫、食道癌
PD-1	ペムブロリズマブ（キイトルーダ®）	2017	悪性黒色腫、非小細胞肺癌、ホジキンリンパ腫、尿路上皮癌、腎細胞癌、頭頸部癌、食道癌、結腸・直腸癌、乳癌、子宮体癌、子宮頸癌、固形癌
PD-L1	アベルマブ（バベンチオ®）	2017	メルケル細胞癌、腎細胞癌、尿路上皮癌
PD-L1	アテゾリズマブ（テセントリク®）	2018	非小細胞肺癌、小細胞肺癌、肝細胞癌、乳癌
PD-L1	デュルバルマブ（イミフィンジ®）	2018	非小細胞肺癌、小細胞肺癌、肝細胞癌、胆道癌
CTLA-4	トレメリムマブ（イジュド®）	2022	非小細胞肺癌、肝細胞癌
PD-1	セミプリマブ（リブタヨ®）	2022	子宮頸癌

国立医薬品食品衛生研究所生物薬品部ホームページ、薬剤添付文書より著者作成。

免疫関連有害事象で最も多いのは関節が痛くなる多関節炎で、他に筋炎やリウマチ性多発筋痛症様症候群などのリウマチ性疾患、心筋炎、下垂体炎、急激に糖尿病になる劇症1型糖尿病、大腸炎など様々な病状が知られている。免疫チェックポイントは自己の細胞を攻撃しないように備えられた「検問所」なのだから、検問がなければ自分を攻撃する危ないT細胞が現われることになるのだ。こうした免疫関連有害事象を発症した場合、がんを治療する医師と自己免疫疾患の治療に慣れているリウマチ医と共同で治療に当たることもある。

がんを狙い撃つ人工改変T細胞

がん細胞を攻撃する方法にも技術進歩が起きている。

ウイルスに感染した細胞は細胞表面にウイルス蛋白質をＭＨＣクラスＩによって提示している。その抗原を認識する受容体を持ったキラーT細胞がクローン選択されて細胞を殺すのだが、受容体によらずキラーT細胞をがん細胞に結び付けて攻撃させる方法をアメリカのジューン（注6）が開発した。クローン選択を人工的に行うようなものだ［4］。

ＣＤ19はＢ細胞の表面に特徴的に発現している分子だ。ＣＤ19を認識する抗体のＦａｂ

部分を細胞の外側に持ち、Ｔ細胞活性化信号を伝える部分を細胞の内側に持つ分子を作る。二つの働きを持つように蛋白質をくっ付けたキメラ分子で、キメラ抗原受容体（chimeric antigen receptor、略してＣＡＲ）と呼ぶ。この分子を作る遺伝子をＴ細胞に入れてキメラ抗原受容体を発現させてやる。実際には患者さんからＴ細胞を採取し遺伝子を導入して試験管で大量に増やした後にＴ細胞を患者さんに点滴して戻すのだ（図７－４）。

キメラ抗原受容体を発現するＴ細胞はＣＤ19を細胞表面に発現しているＢ細胞にくっ付いてＢ細胞を殺すことになる。この治療法をＣＡＲ－Ｔ細胞療法と呼ぶ。白血病化したＢ細胞も正常のＢ細胞も無くなってしまうが、化学療法に抵抗性を示す難治性再発性の白血病であっても、人工的に操作したＣＡＲ－Ｔ細胞による攻撃は非常に強く、狙った細胞を確実に殺してしまう。

アメリカＦＤＡによって二〇一七年承認されたＣＡＲ－Ｔ細胞療法がノバルティスファーマ社のチサゲンレクルユーセル（キムリア®）である。史上初の「生きた薬」としてなんと四七・五万ドルの値段が付けられた。日本では難治性のＢ細胞性急性リンパ芽球性白血病とびまん性大細胞型Ｂ細胞リンパ腫に対して二〇一九年に承認され、アメリカよりは安いがそれでも三三四九万三四〇七円という過去最高の薬価となっている。大学病院

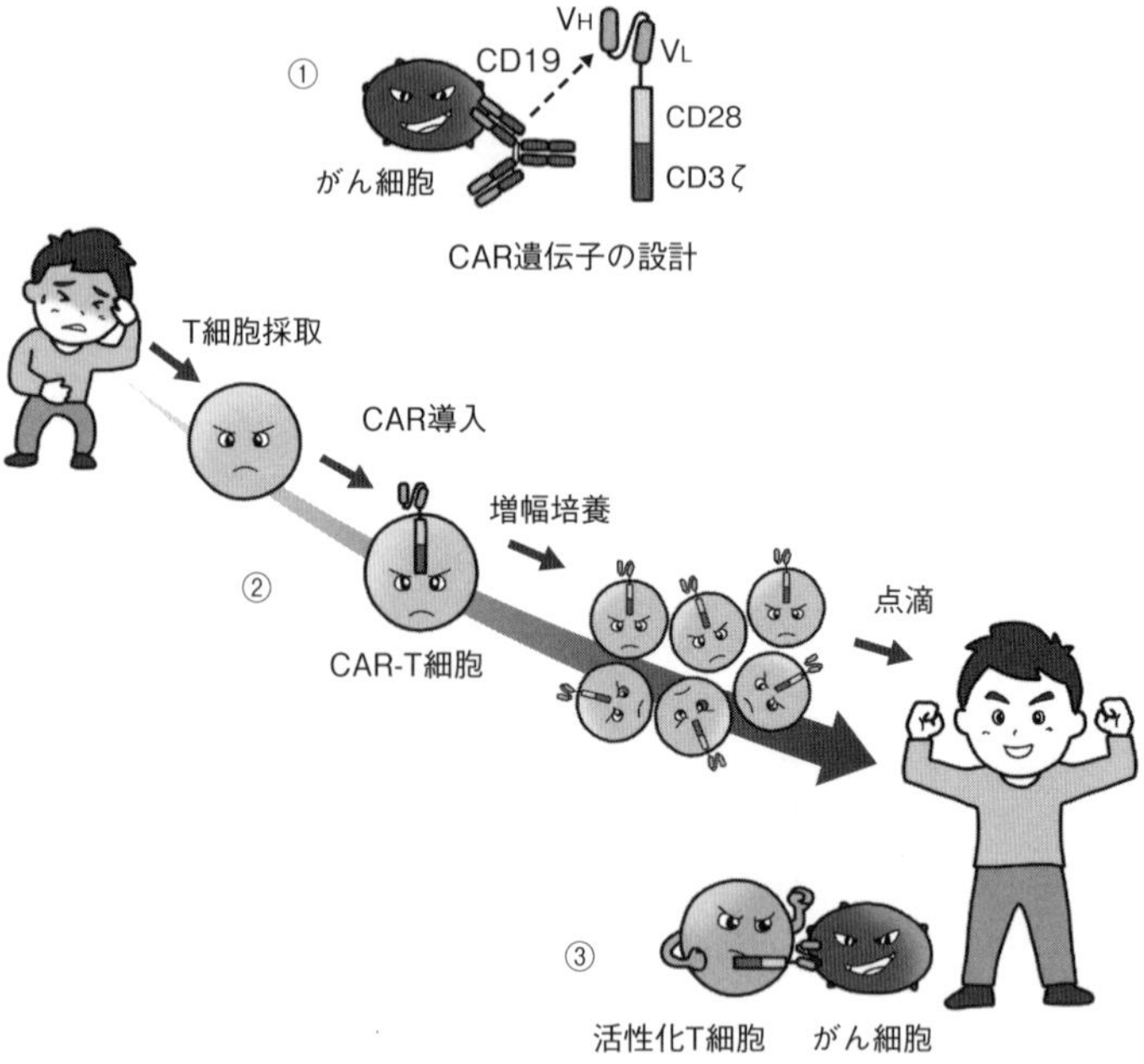

図7-4　CAR-T細胞療法

①B細胞の白血病であればB細胞表面にCD19という分子が発現しており、CD19に結合する抗体の抗原認識部位（図ではVHとVLで記載）とT細胞を活性化する部位(図ではCD28とCD3ζで記載)を持つキメラ抗原受容体(CAR)が出来るように遺伝子を設計する。
②患者から採取したT細胞に遺伝子を入れてキメラ抗原受容体を発現させる。試験管でCAR-T細胞を大量に増やした後に、細胞を患者に点滴する。
③CD19を発現しているがん細胞にキメラ抗原受容体が結合するとT細胞が活性化され、がん細胞を傷害する。

CAR-T細胞療法はモノクローナル抗体の作成、細胞内の信号伝達の仕組み、細胞内で安全に遺伝子を導入する技術、身体の外でT細胞を増やす技術など多くの先端技術が応用されている。何よりアイディアとそれを実行に移すために行った忍耐強い挑戦の継続が実を結んだ。

を中心として特定の病院でのみ治療が行われる。

少女の最後ののぞみ

二〇一二年十二月九日のニューヨークタイムズ紙に「少女の最後ののぞみ、改変免疫細胞が白血病を打ち負かす」と題して記事が掲載された。化学療法にも拘らず再発する瀕死の白血病であった六歳の少女エマに、ペンシルバニア大学で開発された臨床試験中のＣＡＲ－Ｔ細胞療法が最後ののぞみとしてジューン医師によって施されたのだ。

治療に反応している兆しとして免疫細胞の活性化が見られた。しかし余りにも過剰な活性化が生じたため四十度を超える発熱と呼吸困難を引き起こし危険な状態に陥ったのだ。これはサイトカインの嵐であるサイトカイン放出症候群（cytokine releasing syndrome）と呼ばれる症状で、血液の中で炎症を伝えるＩＬ－６が数千倍に上昇していた。

しかし、ジューンは自分の娘が関節リウマチで抗ＩＬ－６受容体抗体のトシリズマブによる治療を受けており、炎症を鎮める効果を知っていたことから、トシリズマブを投与した。すると数時間後に容態は安定し、一週間後の七歳の誕生日に目を覚ましたエマは集中治療室のスタッフが歌う「ハッピーバースデー」の歌を聞くこととなる。その後エマのがん細胞は消滅し、無事に最後ののぞみは叶えられた。

四つ目の柱

がんの治療は外科療法、化学療法、放射線療法が主であったが、現在ではがん免疫療法も確立された。コーリーの時代のような奇跡的な事象ではなく、薬を投与すると統計学的に差が付いて効果が得られる治療法である。

現在では多くのがん免疫療法の臨床試験が実施されている。他の免疫チェックポイント分子を標的としたもの、従来の治療法と組み合わせる方法、ブレーキを阻害するとともにがん細胞の持つ抗原に対してアクセルを入れる工夫など、より良い治療成績が追求されている。同じ種類のがんでも、がん免疫療法が十分効かない場合と治癒したように効く場合があるのは何が違うのか、治療前に効果予測が出来ないのか、免疫関連有害事象(ｉｒＡＥ)がなぜ特定の人に起きるのか、新しい治療法は新しい研究も生んでいる。

ＣＡＲ－Ｔ細胞療法もＴ細胞内への活性化信号をより強くしたもの、Ｂ細胞のＣＤ19分子以外のがん細胞表面分子に対してＴ細胞を向かわせるものなどが開発されている。

◇コラム　本庶先生の六つのC――好奇心、挑戦、勇気、そして、集中、継続、自信

二〇〇〇年に「独創的研究とは」に関して免疫学会会員によるネット公開討論会が行われ、本庶先生が独創的研究には六つのCが大切であると述べられた。本庶先生のエッセイ全文はネット上で読むことが出来る［5］。ノーベル賞ホームページに掲載された本庶先生の伝記にも、科学に対する以下の心得が英文（著者訳）で記載されている［6］。

「科学を行うにあたり、いつも生徒たちに言っていることがある。好奇心（Curiosity）がなければ、科学を仕事として選ぶべきではない。科学者には多くのタイプがあるが、自分が本当に知りたいことを見付けることが常に重要である。研究とは神秘的な川の源流を見付けるための山奥への旅だと想像して欲しい。道の途中で興味深い石を見付け、持ち帰って注意深く調べると非常に貴重な石であることがわかる場合がある。科学を行う私のスタイルは、全く未知なものを見付けること、水が湧き出る未知の洞窟への全く新しい道筋を見付けることだ。何が出来るかではなく何を知りたいか、を問い続けるべきだ。挑戦（Challenge）を受け入れ、努力

と時間を費やすために勇気（Courage）を持つ必要がある。この三つの「C」が私の研究生活の基礎だった。

一旦プロジェクトに取り組んだなら、さらに三つの「C」が必要である。勿論、しっかり集中（Concentration）して研究を継続（Continue）しなければならない。集中とは研究を人生の中心に位置させることを意味する。目標に集中するために時には他の重要な時間を犠牲にすることもある。継続し集中するには、それが出来るという自信（Confidence）が必要かもしれない。逆に自信があるから継続し集中出来るのかもしれない。集中と継続によってついに自信を得る可能性もある。後の三つの「C」は、最初のCと同じくらい重要なのだ」

注1　コーリー　ウィリアム・コーリーはハーバード大学を卒業したばかりの二十八歳の時に、十七歳の肉腫に侵された不幸な転帰をとる少女の診察を行った。その少女は財閥の御曹司ジョン・ロックフェラー・ジュニアの友人だった。彼は友人を失った悲しみからがんに関わる慈善活動としてコーリーを支援している。また、彼の息子のネルソン・ロックフェラーはコーリー

の娘ヘレンを支援し、マンハッタンにがん研究所（Cancer Research Institute、ＣＲＩ）を設立している。

コーリーの晩年は感染症によるがんの治療である「コーリーの毒」の再現性の乏しさから攻撃されることも多く、コーリーの死後は娘ヘレン・コーリー・ノーツがコーリーの観察記録をまとめ父親の仕事の検証を訴えていた。

注2　肉腫　胃、腸、肺の上皮細胞が増える場合は「癌」と漢字で、筋肉、骨、血管など上皮細胞以外の細胞が増える場合の「肉腫」、造血細胞が増える場合の「白血病」――これらの無秩序に増える悪性腫瘍全体を「がん」とひらがなで表記することが多い。

注3　丸山千里　日本医科大学卒。日本医科大学皮膚科教授。日本医科大学学長。丸山千里が開発した丸山ワクチンはヒト型結核菌青山Ｂ株に熱処理を繰り返して蛋白質を除いたもので、主成分は結核菌が含むアラビノマンナンという多糖類である。当初は皮膚結核に使用されたが、一九六六年に初めてがん治療薬として日本皮膚科学学会誌に報告された。がんに対する有効症例の報告はあるが、本邦での消化器癌と肺癌を対象にした二重盲検臨床試験ではプラセボ群と比べて有効率に差はなく、延命効果については統計手法により差の有無が異なる（後藤由夫他、「医学のあゆみ」第一二七巻第一号　医歯薬出版、一九八三年）。副作用が少ないこともありこれまで四十一万人に使用されている。

日本医科大付属病院ワクチン療法研究施設の丸山ワクチン　オフィシャルウェブサイト、特定非営利活動法人「丸山ワクチンとがんを考える会」ＨＰなどから情報が得られる。

注４　ローゼンバーグ　スティーブン・ローゼンバーグはポーランドのホロコーストの生き残りとして米国に移民してきた両親のもとに生まれた。米国立衛生研究所（National Institutes of Health、略してＮＩＨ）の中にある米国立がん研究所（National Cancer Institute、略してＮＣＩ）の精力的な外科医であった。ローゼンバーグは進行したがん患者に対する最初の効果的な免疫療法をもたらした。レーガン大統領の主治医でもあった。

著者は米国のＮＣＩで研究していた頃、ローゼンバーグ先生を見掛けることがあった。彼の白衣の左胸には蟹を退治する戦士の刺繍があったことを覚えている。「癌」を表わす英語の「Cancer」は蟹の意味もある。進行した乳癌の皮膚浸潤が蟹のように見えたことからだそうだ。

注５　アリソン　ジェームス・アリソンは米国テキサス大学ＭＤアンダーソンがんセンター教授。Ｔ細胞受容体蛋白質を一九八二年に初めて同定している。Ｔ細胞受容体に抗原が結合するだけでは活性化されないことから、Ｔ細胞を活性化する仕組みの研究に取り組み、一九九五年ＣＴＬＡ－４がＴ細胞のブレーキとして働くことに気付いた。翌年にはブレーキを解除することで免疫細胞を解き放ち、がん細胞を攻撃出来る可能性を示した。この概念はがん患者を治療するための新しい方法に発展した。

注6　ジューン　カール・ジューンは米国ペンシルバニア大学の医師、免疫学者。二〇一一年彼の研究チームによる新しい治療法ＣＡＲ－Ｔ細胞療法を行った最初の患者が発表され、寛解状態が十か月持続した。

参考文献

［1］ Hodi FS et al. "Improved survival with ipilimumab in patients with metastatic melanoma." *N Engl J Med.* 363(8):711-23. 2010
［2］ Topalian SL et al. "Safety, activity, and immune correlates of anti-PD-1 antibody in cancer." *N Engl J Med.* 366(26):2443-54. 2012
［3］ Larkin J et al. "Combined Nivolumab and Ipilimumab or Monotherapy in Untreated Melanoma." *N Engl J Med.* 373(1):23-34. 2015
［4］ Porter DL et al. "Chimeric antigen receptor-modified T cells in chronic lymphoid leukemia." *N Engl J Med.* 365(8):725-33. 2011
［5］ https://www.med.osaka-u.ac.jp/pub/molonc/www/old/immune/Originality.html
［6］ https://www.nobelprize.org/prizes/medicine/2018/honjo/biographical/

参考図書

岸本忠三・中嶋彰著　『現代免疫物語beyond――免疫が挑むがんと難病』講談社ブルーバックス、二〇一六年
研究者間の競争、思惑、意外な展開など豊富なエピソードを交え、免疫学の新事実が新しいがん治療法を開いていく過程で臨場感をもって展開されている。
チャールズ・グレーバー著　河本宏監修　中里京子訳　『がん免疫療法の突破口［ブレイクスルー］』　早川書房、二〇二〇年
「コーリーの毒」から免疫チェックポイント阻害剤の開発、臨床試験など患者のエピソードも交えながら展開される。著者はアメリカのジャーナリストであるためか、日本人研究者の業績が十分記載されていない。

第八章

アレルギー——困った免疫反応

アレルギー（allergy）はウィーン大学の小児科医、クレメンス・フォン・ピルケが一九〇六年に使用した「allos（変じた）」と「ergo（作用）」が語源で「変じた作用」に由来する（注1）。身体を守る免疫の仕組みが変化して身体に悪い作用をする状態である。

どのように免疫が作用するかによって様々なアレルギーが生じるのだ。ゲルとクームス（注2）が一九六三年に提唱したⅠ型からⅣ型までのアレルギーの分類は免疫の仕組みと発症までの時間がわかりやすく、この分類は今でも医学生が学んでいる。Ⅰ型からⅢ型は抗体の関与、Ⅳ型は細胞性免疫が関与する現象で分けている。

Ⅰ型アレルギー

一般の方が頭に浮かべるアレルギーのタイプである。「くしゃみ、鼻水、涙、痒み、喘息、下痢」などの症状を伴う。Ⅰ型アレルギーを起こす原因物質を「アレルゲン」と呼ぶ。元々こうした免疫の作用は身体を守る反応で、鼻水や涙で鼻や眼の異物を洗い流し、くしゃみで気管の異物を吹き飛ばす。痒みで虫を払い除け、下痢で腸管内の異物を早く排出させる。

細菌やウイルスのように小さい病原体には食細胞、抗体と補体、キラーT細胞などで対処出来るが、虫や寄生虫などは巨大過ぎて顕微鏡でしか見えない免疫細胞が頑張っても退治出来る相手ではない。鼻水や下痢で洗い流し、痒みで払い除けるのが早い。Ⅰ型アレルギーで起きる炎症は熱を持ったり痛くなったりする細菌感染症による炎症とは異なり「2型炎症」と呼ばれる。「Ⅰ型」アレルギーなのに「2型」炎症だが、混乱しないで頂きたい。

Ⅰ型アレルギーの関与する病気は、鼻に症状があればアレルギー性鼻炎、眼に症状があればアレルギー性結膜炎、花粉が飛ぶと出てくる花粉症、皮膚に症状があるのが蕁麻疹やアトピー性皮膚炎、気道に症状があるのが喘息、消化管に症状があればアレルギー性胃腸炎となる。また全身に急速に生じる恐しいアナフィラキシーショックという病態もある。

Ⅰ型アレルギーは時間にして十五分から二十分で現われる即時型の反応だ。ヘルパーT細胞のTh2細胞、抗原を認識する受容体を持たないILC2（2型自然リンパ球、第四章参照）、これらの細胞が産生するIL－4、5、10、13などのサイトカインが信号を伝えている。抗体ではIgEクラスが関与し、アレルゲンに対してIgEクラスの抗体が作られることを「感作《かんさ》（注3）」されるという。現場では肥満細胞（注4）や好塩基球、好酸球が実際に悪さをしている。

Ⅱ型アレルギー

Ⅱ型アレルギーは抗体と補体の働きによって身体に悪い作用をするアレルギーだ。抗体のＩｇＧやＩｇＭが抗原にくっ付くと、ドミノ倒しの様に補体が古典経路で活性化され膜侵襲複合体で抗体がくっ付いた相手に穴を開ける（第四章参照）。

例えば、赤血球に対する抗体が赤血球を溶かしてしまう「自己免疫性溶血性貧血」や不適合輸血による「溶血性貧血」、血を止める血小板に対する抗体が血小板を攻撃して、血小板がなくなってしまい出血しやすくなる「特発性血小板減少性紫斑病」、などがこのタイプのアレルギーだ。抗体によるオプソニン化で抗体がくっ付いた相手をマクロファージが食べて攻撃する反応もこのタイプに含む。

Ⅲ型アレルギー

Ⅲ型アレルギーは抗原にくっ付いた抗体（免疫複合体と呼ぶ）が多量に発生し蓄積して生じるアレルギーのタイプだ。抗原に抗体のＩｇＧやＩｇＭがくっ付いても食細胞のマクロファージなどが食べきれず、古典経路で補体が過剰に活性化されてしまう状態である。

ベーリングと北里が開発した血清療法（第一章参照）で馬の血清を人間に投与すると、

多量の馬の蛋白質に人間の免疫が反応して蕁麻疹や発熱、関節痛、時にはショックを起こすことがある。これを血清病と呼ぶ。Ⅲ型アレルギーが基礎にある病気である。また全身性エリテマトーデスで合併する腎炎や皮疹も免疫複合体の沈着が腎臓や皮膚に観察される。これもⅢ型アレルギーが関与しているのである。Ⅲ型アレルギーは時間にして三時間から八時間で現われる遅発型の反応だ。

Ⅳ型アレルギー

Ⅳ型アレルギーは細胞性免疫（キラーT細胞、細胞傷害性T細胞、CTL細胞とも呼ぶ細胞が異常細胞を攻撃する免疫。第二章参照）を介する病態である。

結核の感染状態を調べるツベルクリン反応や、結核で結節、腫瘤、空洞などが出来て肺が破壊されるのはⅣ型アレルギー反応による。煮沸して殺した結核菌をウサギに投与してもウサギの肺に空洞が出来ることを山村雄一（注5）が発見した。こうした結核による肺の破壊は自分の細胞性免疫によるⅣ型アレルギー反応なのである。臓器移植での拒絶反応や接触性皮膚炎などもこのタイプのアレルギーが機序と考えられている。時間にして二十四時間から七十二時間で現われる遅延型の反応だ。

花粉症

ここからはⅠ型アレルギーの関与する疾患、花粉症、蕁麻疹、血管性浮腫、アトピー性皮膚炎、喘息、アナフィラキシーについて話をしよう。最近では日本人の半数以上が何らかのⅠ型アレルギーの疾患を有する。

Ⅰ型アレルギーの代表は花粉症だろう。日本は南北に長いので地域によって花粉の飛散するシーズンが異なるが、三月スギ、四月ヒノキ、九月ブタクサ、五月から十月まで飛散するイネ科の植物（カモガヤ五、六月、オオアワガエリ七、八月、ススキ九、十月）。花粉症での鼻の症状はくしゃみ、鼻水、鼻づまり、眼の症状は痒み、充血、涙である。

スギ花粉症では郊外や山間部で育ったスギが花粉を放出して、都市部まで飛んで来る。晴れた日の昼前頃から症状が出始めるので、外出しない、窓を開けない、洗濯物を外に干さない、空気清浄機を使用する、花粉が付きやすい服装を避ける、マスクをする、ゴーグルのような覆いの付いたメガネを掛ける、などの花粉を避ける対策をとる。

花粉の成分に対して感作されてＩｇＥ抗体が出来てしまうと、次に同じ花粉が来た時にＩｇＥに捉えられ、ＩｇＥが粘膜や皮膚の下にいる肥満細胞や血液を流れる好塩基球のＦｃε受容体に結合してこれらの細胞内に蓄えられたヒスタミンが放出される。ヒスタミンは血管の壁を緩《ゆる》め、血管透過性が亢進して血液の水分が外に洩れやすくなる。鼻で生じるとポタポタと垂れるような水鼻が出る。鼻の粘膜が腫れると鼻づまりとなる。

肥満細胞はIL－5を分泌して好酸球を刺激し、好酸球からも肥満細胞を刺激する物質を出している。肥満細胞と好酸球はI型アレルギーの現場でよく見られ、悪友の関係だ。

花粉症の薬はヒスタミンの作用を抑える抗ヒスタミン剤を用いる。クロルフェニラミンマレイン酸塩（ポララミン®）は第一世代の抗ヒスタミン剤で、副作用として眠気が起きやすい。現在は眠気を少なくした第二世代抗ヒスタミン薬が主に処方されており、フェキソフェナジン（アレグラ®）、ロラタジン（クラリチン®）、セチリジン（ジルテック®）などは薬局で市販されている。因みに風邪に伴う鼻水症状を軽くするために総合感冒薬の中にも抗ヒスタミン剤が含まれているものが多い。これに大抵は解熱作用のあるアセトアミノフェンが加えられている。

花粉を食べる

抗ヒスタミン剤は症状を和らげる薬であって、根本的に治している訳ではない。しかし根本的に治せる、あるいは軽くする方法がある。アレルゲンをごく少量ずつ摂取する方法だ。現在、スギとダニのアレルギーに対して舌下免疫療法《ぜっかめんえきりょうほう》が普及している。

スギ舌下免疫療法はスギ花粉の飛散が終わった時期から開始する。スギ花粉シーズンに開始すると、既にＩｇＥが多く産生されており副作用が強く出る可能性があるからだ。実際には舌の下にスギアレルギーの原因のアレルゲンを置いて一分待つ。その後、飲み込んでも吐き出してもいい。次に量を増やして投与して身体をアレルゲンにならしていく。三年くらいこれを毎日繰り返す。アレルゲンを口の中に入れるので口の中がアレルギーを起こして痒くなったり腫れたり、強いアレルギー反応でショックを起こすこともあり得るので、舌下免疫療法の講習を受けた医師のみ実施が可能になっている。

アレルゲンが鼻に入るとアレルギー症状が出るのに、少量を毎日口の中に入れるとアレルギー症状が軽減、時に消失することがあるのはなぜなのか。口の中の粘膜には樹状細胞がいる。この細胞がアレルゲンを取り込んで顎下リンパ節に移動、そこでアレルゲンに特異的に免疫をなだめる制御性Ｔ細胞を誘導するためだとの報告がある［1］。

蕁麻疹と血管性浮腫

皮膚の浅いところでヒスタミンの働きで血管透過性が亢進して血管から水分が漏れると、

皮膚表面が盛り上がり蕁麻疹となる。蕁麻疹の境界は比較的明瞭である。広がると隣同士で融合して広く盛り上がることもある。Ⅰ型アレルギーで生じる蕁麻疹は経過が早い。時間単位で広がり消退していく。

皮膚から深いところで血管から水分が漏れると局所全体が腫れる様な感じになる。血管性浮腫（最初に報告したドイツ人医師クインケに因んでクインケ浮腫とも呼ぶ）と呼び、腫れが強いと唇がタラコの様になったり、眼が開けられなくなるほど周囲が腫れ上がったりする。Ⅰ型アレルギーによるものであれば抗ヒスタミン剤やステロイドで軽快する。

Ⅰ型アレルギーの機序ではないが、遺伝的に血管性浮腫を起こす遺伝性血管性浮腫という稀な病気がある。抗体の働きを補う補体の活性化や、血液が固まる時の経路を抑制する蛋白質C1インヒビターの異常が原因で、十代頃から症状が出始めることが多く、口腔や気道に血管性浮腫を起こすと窒息の危険があるため専門医受診が必要である。原因物質カリクレインに対する抗体医薬ラナデルマブ（タクザイロ®）で浮腫の予防が可能である。

アトピー性皮膚炎

アトピー性皮膚炎は肘や膝の屈曲側などに慢性に湿疹を繰り返す病気だ。生命に関わる病気ではないが、痒みで眠れなく、服に血が付いたり、子どもの場合は荒れた皮膚でいじめられて心が傷付いてしまう。

皮膚は外界から身体を守るバリア機能を持つ。しかし、皮膚表面の角質層に含まれ、バリア機能や保湿に関係するフィラグリン蛋白質に異常があったり、乾燥などが加わったりしてバリア機能が低下すると、Ｔｈ２細胞やＩＬＣ２が誘導され、それらの細胞が作るサイトカインやＩｇＥを介したⅠ型アレルギーなどによって2型炎症が引き起こされる。２型炎症が皮膚に痒みを起こし皮膚を掻いて傷が付き、ますます皮膚のバリア機能が壊れる。

アトピー性皮膚炎は保湿とステロイドの外用剤が中心だが、難治性であれば2型炎症を抑える抗体医薬デュピルマブ（デュピクセント®）や、サイトカインの細胞内信号伝達を阻害するＪＡＫ阻害剤（バリシチニブ、ウパダシチニブ、アブロシチニブ）などの内服薬が使用され、高い効果を示す。また主にＩＬ－31によって痒みが生じることがわかり、アトピー性皮膚炎の痒みを抑える抗ＩＬ－31受容体抗体のネモリズマブ（ミチーガ®）が承認されている。スキンケアと外用薬を中心に、内服薬、注射薬などの薬を上手に使い分けて、慢性の皮膚炎を抑えることが必要だ。

喘息

空気の通り道を気道と呼ぶ。気道の壁に慢性の炎症が起きて、気道が細くなったり戻ったりして、息苦しさや咳が出る病気が喘息だ。息を吐く時に肺が押されるので気道がより狭くなり息を吐きにくくなるのが特徴である。夜や明け方に発作が多く、喘息発作は当直医泣かせだ。日本では有病率四％くらいで、二歳から三歳に患者のピークがあり二十歳頃には十分の一くらいまで減少するが、その後は年齢とともに患者数が増えている。

喘息が恐いのは呼吸困難になり死亡することがあるからだ。喘息による死亡者数は一九九五年七千人がピークで、二〇一七年には千七百人まで減少している。六十五歳以上の高齢者の死亡が八割を占めるが、若年での死亡例もある。

喘息が起きる三つの仕組み

アレルゲンの関与する喘息発症の仕組みは、気道にいる樹状細胞によるアレルゲンの抗原提示から始まる。アレルゲンに対する受容体を持つＴｈ２細胞が刺激を受けて活性化され、サイトカインＩＬ－４、ＩＬ－５、ＩＬ－13を産生する。ＩＬ－４はＢ細胞にクラススイッチを起こして抗原特異的ＩｇＥクラスの抗体産生をもたらす。ＩＬ－５は好酸球を増やし、IL－13は粘液の産生を促す。IgEは肥満細胞のFcε受容体に結合してヒスタミンを放出し、血管透過性を亢進させて気道の壁がむくむ。これらはアレルゲン特異的な2型炎症である（図8－1）。

アレルゲンの関与しない喘息発症の仕組みもある。排気ガスや細菌の成分で気道の表面の細胞が壊れると、細胞の中からIL－33が漏れて放出され（壊れた細胞から出て免疫細胞を刺激する分子をalarmin、アラーミンと呼ぶ）、気道の細胞がIL－25やTSLP（thymic stromal lymphopoietin、胸腺間質性リンパ球新生因子）を産生、これらのサイトカインはTh2細胞に似ているがT細胞受容体を持たないILC2（2型自然リンパ球）を刺激して、サイトカインIL－5、IL－9、IL－13を産生する。IL－5は好酸球を増やし、IL－9は肥満細胞を増やし、IL－13は気道にある杯細胞《さかずきさいぼう》を刺激して粘液を分泌する。これらはアレルゲン非特異的な2型炎症である。

このような2型炎症を反映する検査がある。

IL－5は血液や痰の中に好酸球を増やす。血液検査で白血球（WBC）の数に好酸球の割合を掛け算すると好酸球数が計算されるが、白血球数が六〇〇〇／μLで好酸球が五パーセントだと三〇〇。末梢血で好酸球数が三〇〇～四〇〇／μL以上だと喘息増悪のリ

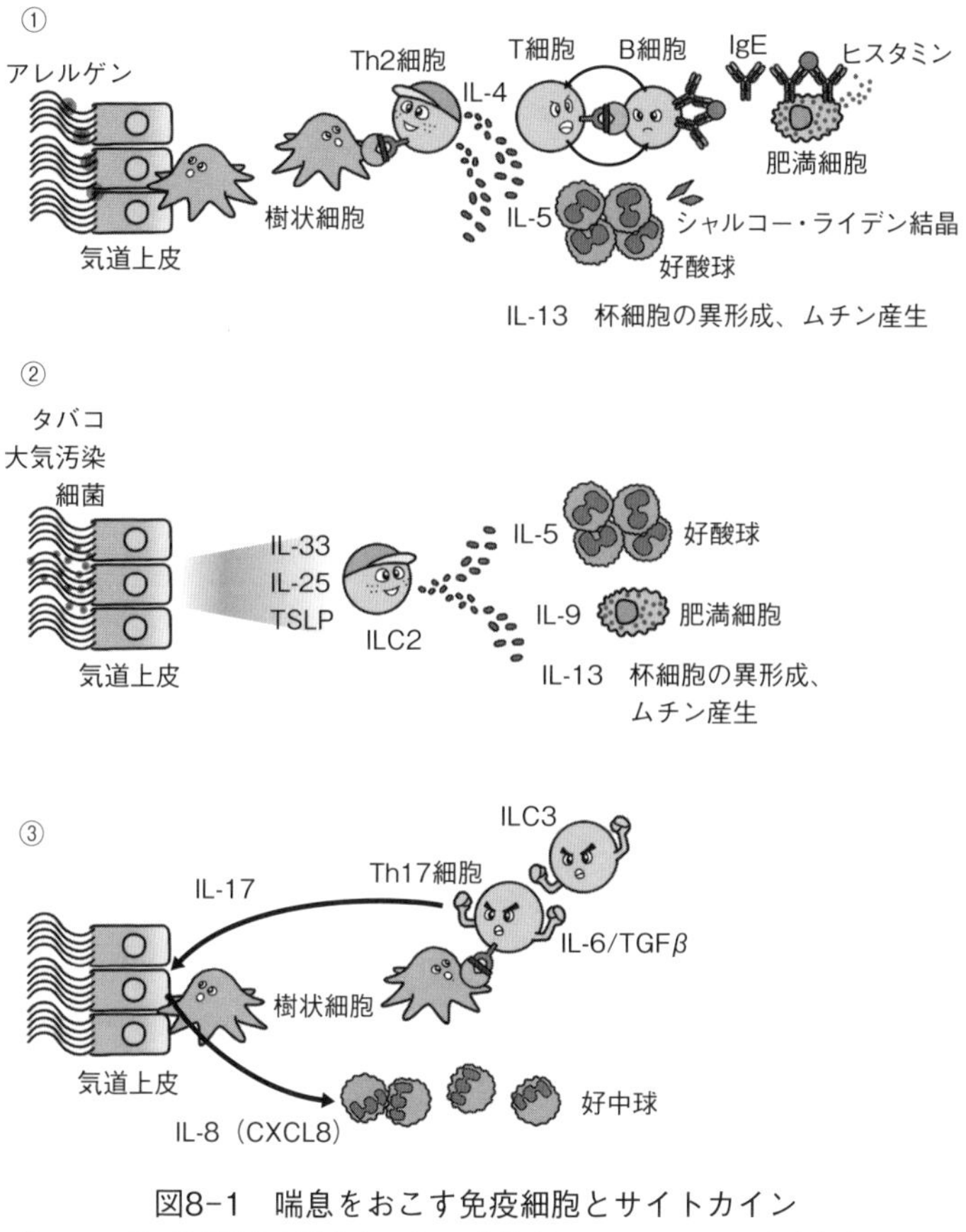

図8-1　喘息をおこす免疫細胞とサイトカイン

①アレルゲン特異的な２型炎症ではTh2細胞がIL-4、IL-5、IL-13を産生する。

②アレルゲン非特異的な２型炎症では気道上皮細胞からのIL-33、IL-25、TSLPがILC2を刺激しIL-5、IL-9、IL-13を産生する。

③非２型炎症ではILC3や、Th17細胞から産生されたIL-17が気道の細胞に働きケモカインIL-8（別名CXCL8とも）が産生され、それに反応して好中球が集まる。

スクが上がる。多数の好酸球が気道に集まると、好酸球が死ぬ時に出来る長い菱形をしたシャルコー・ライデン結晶（ガレクチン10蛋白質／注6）が形成され、これがさらに2型炎症を促進する。

ＩＬ－4やＩＬ－13は吐く息の中の一酸化窒素濃度（fractional exhaled nitric oxide、略してＦｅＮＯ、フィーノと呼ぶ）を上昇させることが知られている。濃度が22ｐｐｂ以上で喘息の可能性が高くなるので測定すると喘息の診断の助けになる。治療により2型炎症が治ると値が下がる。ＦｅＮＯはアレルギー性鼻炎やアトピー性皮膚炎でも上昇する。

喘息では2型炎症でない炎症の仕組みもある。この場合は気道の粘膜に好中球が目立って集まっている。ＩＬＣ３（3型自然リンパ球）や、Ｔｈ17細胞から産生されたＩＬ－17が気道の細胞に働くとケモカインであるＩＬ－８（ＣＸＣＬ８）が産生され、ＩＬ－８に反応して好中球が集まることが病態に関与している。実際には喘息では2型炎症に非2型炎症が小さくあるいは大きく重なる。

喘息日記で治療を考える

体重が気になる人は体重計で毎日体重を測定し、体重を記録して意識することから始め

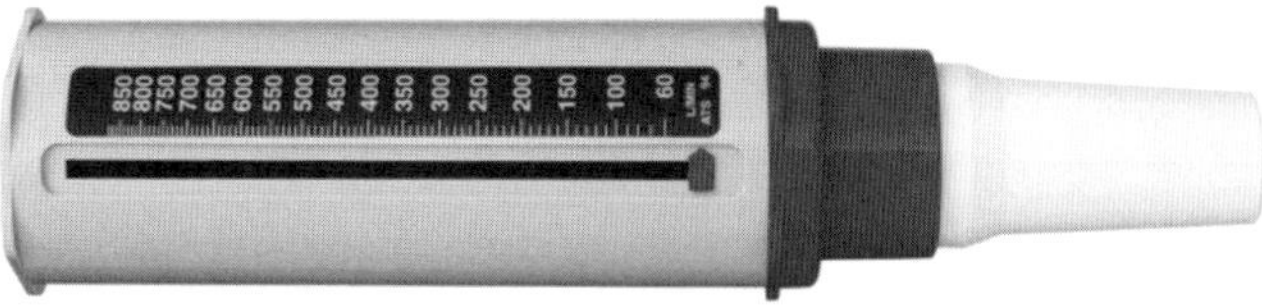

図8-2　ピークフローメーター

大きく息を吸い込んでピークフローメーターを咥えて思いっきり息を吐き出すと、矢印が吹き飛んで動いて、示した目盛りのところがピークフローの値だ。松吉医科器械ホームページより。

る。高血圧では自宅で血圧を測定して「血圧手帳」に記録して主治医に見せて薬の調整をしてもらう。同じように、喘息では「喘息日記」を付ける。

喘息は症状が良くなったり悪くなったりするので毎日の喘息の症状（息苦しい、ぜいぜいヒューヒューするか、夜目が覚めたか、日常生活が普通に送れたか）とともに、ピークフローメーター（図8－2）を使って息を吐き出す強さを測定してノートに付ける。力いっぱい息を吐き出した時の息の速さの最大値をピークフローという。ピークフローメーターは目盛りが付いていて、大きく息を吸い込み思いっきり吐き出すと矢印が動いて数値を指し示す。喘息発作がなくてもピークフローが低下するようになると要注意だ。

喘息日記で症状をモニターしながら、炎症を止めるステロイドという薬を吸入する。吸入では内服のステロイドと異なり全身性の副作用は少ない。さらに長時間作用性$\beta 2$

表8-1　重症喘息で使用される抗体医薬

標的分子	一般名	商品名	作用判定	適応
IgE	オマリズマブ	ゾレア®	なし	難治性喘息、季節性アレルギー性鼻炎、特発性慢性蕁麻疹
IL-5	メポリズマブ	ヌーカラ®	血中好酸球	難治性喘息、好酸球性多発血管炎性肉芽腫症
IL-5受容体α	ベンラリズマブ	ファセンラ®	血中好酸球	難治性喘息
IL-4受容体α	デュピルマブ	デュピクセント®	血中好酸球、FeNO	難治性喘息、難治性アトピー性皮膚炎、難治性の鼻茸を伴う慢性副鼻腔炎
TSLP	テゼペルマブ	テゼスパイア®	血中好酸球、FeNO	難治性喘息

難治性喘息の場合に投与を考える。薬剤投与後に血中好酸球数やFeNOが低下することで作用が判定出来る。IL-4受容体αはIL-4とIL-13に共通した受容体なので、これに対する抗体デュピルマブはIL-4とIL-13を同時に阻害する。FeNOは呼気中の一酸化窒素濃度。TSLP（thymic stromal lymphopoietin）は胸腺間質性リンパ球新生因子。

刺激剤（気管支を広げる作用がある）を吸入するのだが、ステロイドと長時間作用性β２刺激剤の二つの薬が入った吸入薬がよく使用される。それでも発作があるなら吸入ステロイド量を増やす、長時間作用性抗コリン剤（気管支を広げる作用がある）やロイコトリエン受容体拮抗剤などを追加してみる。それでも症状が安定しなければ生物製剤の登場だ（表８－１）。

難治性の喘息に使用される生物製剤は、喘息の病態に関与するＩｇＥ、ＩＬ－５、ＩＬ－４、ＩＬ－13、ＴＳＬＰなどを阻害する抗体医薬が使用されている。薬価が高いので、高用量の吸入ステロイド及び長時間作用性β２刺激剤に加えて、その他の管理薬による治療を要するような難治性の喘息の場合に投与を考える。

恐いアナフィラキシー

アレルゲンに感作された後、再度アレルゲンを摂取した時、強いⅠ型アレルギーが複数の臓器に生じ、生命の危機を生じる反応をアナフィラキシーと呼ぶ。なかでも呼吸困難や血圧低下、意識障害をきたし本当に生命が危ない状態をアナフィラキシーショックという。

「先に言っておく、ためらわずエピペン（図８－３）使え、すぐ１１９番」。

アナフィラキシーは皮膚粘膜症状（全身に発疹、痒み、紅潮、浮腫）、呼吸器症状（呼吸困難、

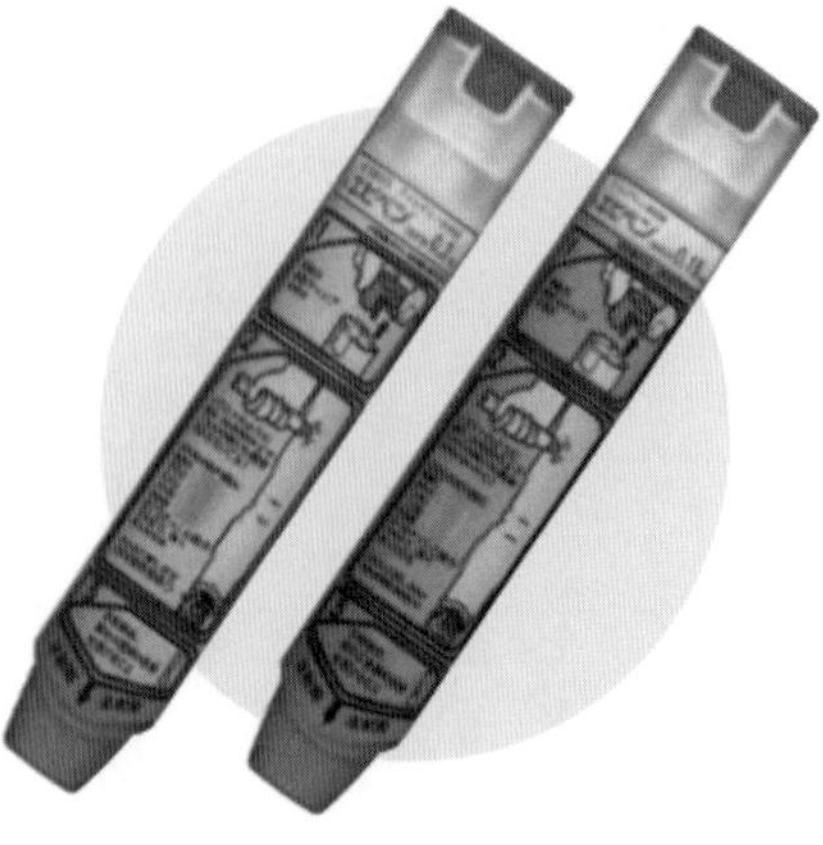

図8-3　エピペン®

頭の安全キャップを外してペンを握りしめ、ペンの頭とは反対側（少し細くなっている）を太もも外側に強く押し当てるとアドレナリンが筋肉注射される。VIATRISホームページエピペンサイトより。

気道狭窄、ゼーゼーヒューヒューとした息使い）、循環器症状（血圧低下、意識障害）、持続する消化器症状（腹部の強い痛み、嘔吐）を特徴とする。

アレルゲンを食べたり触れたりした後にこうした症状が二つ以上現われたり、血圧が低下するようであればアナフィラキシーと診断する。アナフィラキシーを起こすアレルゲンとして卵、牛乳、小麦、そば、ピーナッツなど、あるいは蜂に刺されて毒が身体に入った時、また薬でも生じることがある。

アナフィラキシーでは救急車が到着するまでに死亡することがある。アナフィラキシーを生じたことがある場合は、アドレナリン自己注射薬（エピペン®）を前もって処方してもらう。アレルゲンに接した後などで消化器症状の持続、強い呼吸器症状、血圧低下など全身症状がある場合は、ためらわずに自分で打つか周囲の人に打ってもらう。アドレナリンが身体にまわると一時的に血圧が上がり気管が拡張して時間がかせげる。その間に救急車の到着を待つ。

アナフィラキシーではアレルゲンに対してＩｇＥ抗体が反応し、Ｆｃε受容体を持つ肥満細胞や好塩基球からヒスタミンなどが一気に放出されるが、ＩｇＥを介さない反応もある。抗原に抗体が結合し補体の急速な活性化の途中でＣ３ａやＣ５ａ（これらをアナフィラトキシンとも呼ぶ）などが形成されると、これらが肥満細胞や好塩基球にくっ付いてこれもヒスタミンの放出に繋がる。肥満細胞を直接刺激するような薬剤（造影剤や鎮痛剤など）によるアナフィラキシーもある。

アレルギーの衛生仮説

戦前では子どもの病気は感染症や栄養不良で、アレルギーや喘息は問題になっていなかったが、戦後の高度経済成長が始まる頃からアレルギーや喘息が問題になり始めた。日本で食物アレルギーが唱えられたのは一九七〇年頃からである。経済と公衆衛生が良くなった都市部にアレルギー患者が多いことから、生活環境とアレルギーの関係が考えられた。

「衛生仮説」という言葉は一九八九年にイギリスのストラカン（注7）が作った言葉で、子どもがアレルギー性鼻炎を発症するリスクは家族内の年長の兄姉の人数と反比例することから、アレルギー疾患は、年長の兄姉との非衛生的な接触でうつる幼児期の感染が減ったことによる、と提唱した［2］。その後ドイツでの副鼻腔炎などの感染症がアレルギーの減少と関係しているという疫学でも裏付けられた。また、農村で育つと花粉症の発症やアレルゲンへの感作が少なくなるという疫学データがあり、乳児期に多様な細菌や抗原に接することがアレルギーになりにくい体質を作るのではと考える、つまり「現代の都市生活のような過剰な清潔環境」がアレルギーを助長していると言う仮説である。

衛生仮説と言っても、風呂に入らない手も洗わない生活を推奨しているのではない。後遺症を残し、時に生命を脅かす感染症のリスクを容認する訳でもない。都市のライフスタイル、屋内で長く過ごし、炭水化物や脂肪が多く繊維の少ない食事、少ない運動、肥満傾向が、腸内、皮膚、鼻などの細菌叢の多様性の減少をもたらし、生後初期の免疫系の発達に影響を及ぼしていることが、アレルギー疾患が急速に増えた原因ではないか。非衛生的な昔の生活に戻るのではなく、微生物と人間との間の共生関係を回復することでアレルギーを予防出来る可能性が提唱されている［3］。

二〇二〇年から二〇二二年はコロナウイルスの蔓延により日本中でマスクが着用され、子ども同士が屋外で遊ぶことも少なくなり、頻回の消毒、空気の入れ替え、イオンで空気中のカビや細菌の蛋白質を分解する機器（個人的感想だが、吸入して気道の細胞表面の蛋白質は大丈夫なのだろうか）も宣伝され、出来るだけ細菌を減らす環境が良いという考えが広がっている。しかし乳幼児期に多彩な菌に触れる機会の少ない環境で育った場合、免疫系が十分発達出来るのか、将来アレルギー疾患が増えるのではないかと心配する。

食物アレルギーと皮膚バリア

妊娠中や乳児期に卵や牛乳やピーナッツを除去することによって、これらの食物アレルギーの発症が予防出来るか調べたいくつかの報告では否定的な結果が多い。

疫学調査では乳児期に滲出液や痂皮《かひ》即ち「かさぶた」を伴う湿疹があったり、ピーナッツ入りオイルを肌に塗られていた乳児がその後ピーナッツの食物アレルギーになることが多いことが指摘された。乳児期に炎症を起こしている湿疹部位を介して、食物の抗原に感作（経皮感作という）されることがその後の食物アレルギーの危険因子と考えられている。

経皮感作による食物アレルギーとして、二〇一一年頃小麦アレルゲンを含んだ石鹸を使用した方が小麦アレルギーを発症するようになり社会問題になった事件があった。外の世界と体内の境界である皮膚の下では免疫細胞が見張っており、たとえ普段食べ慣れている食品でも皮膚から侵入すると免疫細胞が反応することがある。

先天性ＩＬ－６受容体異常でアレルギー体質に

サイトカインのＩＬ－６は細菌感染症などで感染局所の白血球が産生し、全身に危険信号を伝えて炎症を引き起こす（第四章　図４－３参照）。生まれつきＩＬ－６の信号が入らないＩＬ－６受容体に異常がある二人の患者が見付かり、二〇一九年に報告されている［４］。副鼻腔炎や肺炎、皮膚の感染症を繰り返しても発熱や発赤がないことが特徴なのは頷ける。確かに抗体医薬の抗ＩＬ－６受容体抗体を関節リウマチで使用した時には感染症を起こしても熱が出にくく、炎症症状も起こりにくい。

興味深いことに、報告されたＩＬ－６受容体異常の二人とも喘息やアトピー性皮膚炎を生じている。好酸球数とＩｇＥクラスの抗体が異常高値を示し、Ｔ細胞はＴｈ２細胞が増えているという特徴がある。つまり、ひどいアレルギー体質になっているのだ。大人の関節リウマチや、子どもの若年性特発性関節炎に対してＩＬ－６を阻害する抗ＩＬ－６受容体抗体を投与した時にはこうしたアレルギー症状、好酸球やＩｇＥの上昇は見られない。従って先天性ＩＬ－６受容体異常のように、胎児期や生まれて早期の時期からＩＬ－６の信号が身体に入らないとアレルギー体質になるのではないかと推測される。

「衛生仮説」と合わせると、生まれて早期の時期に多様な細菌にさらされることによるＩＬ－６の刺激がアレルギー体質から逃れるのに必要なのかもしれない。

講義アレルギー

数学を勉強すると眠くなったり、気分が悪くなったりする場合、数学アレルギーと呼ぶ。講義中に眠くなり意識を消失する者もいる。「講義アレルギー」と呼んでも良いだろう。学生が眠らないよう、重要点を括弧で故意に抜いて講義プリントを配布し、講義中に埋めていく授業をしたことがあったが学生からの評判は悪かった。眠れなくなるからだろうか。

私も学生時代は講義アレルギーだったので、学生を叱ったりはしない。講義する側になってやっと講義中に眠くなることはなくなった。眠っていたら講義は出来ない。最近悩むのは会議アレルギーだ。よく眠ってしまう。

この拙著にはアレルギーを示して欲しくないのだが、難し過ぎて頭が痛くなったり、眠気症状をもよおしたりしたら、私の責任である。

注1　アレルギー　オーストリアの小児科医クレメンス・フォン・ピルケが一九〇六年に初めて自身のエセーで使った言葉。ギリシア語の「allos（変じた）」と「ergo（作用）」が語源で、身体を守る免疫の仕組みが「変じた作用」で有害な症状を起こすことを表わす。鼻水、くしゃみなどのアレルギー症状以外にも様々な免疫の病気をまとめて広い意味でアレルギーと呼ぶ。

注2　ゲルとクームス　フィリップ・ジョージ・ハウセム・ゲルとロバート・ロイストン・アモス・クームスは英国の免疫学者。背景にある免疫反応を元にしてアレルギー反応（免疫の変じた反応）を四つの型に分類した。クームスは赤血球に対する抗体を調べるクームス試験を開発した。クームスは一九六五年、ゲルは一九六九年英国王立協会フェロー。

注3　感作　抗原が身体に入ると免疫反応が起きるが、特にI型アレルギーを起こしやすい免疫の状態になることを「感作される」と呼ぶ。感作を減らす治療を「減感作療法」と呼び、ダニやスギのアレルゲンを薄い濃度から徐々に濃くして皮下注射で投与し、ＩｇＧクラスの抗体を

誘導してアレルギー症状を軽減する治療法である。しかし、スギとダニのアレルギーに関しては注射より簡便で安全な舌下投与による減感作療法が普及している。

注４　肥満細胞　好塩基球とともにヒスタミンを主に放出する細胞で粘膜や皮膚の下にいる。マスト細胞とも呼ぶ。ＩｇＥにアレルゲンが結合するとＩｇＥを介して肥満細胞表面上のＩｇＥ受容体（Ｆｃε受容体）が架橋され、それが引き金となり細胞内に蓄えたヒスタミンや蛋白加水分解酵素などを放出する。比較的大きな細胞で、細胞内顆粒は食べ込んだものと考えられた頃の名前の大食細胞（Mastzellen）がマスト細胞の語源だが、これを誰かが肥満細胞と呼んだ。

注５　山村雄一　大阪大学医学部卒。太平洋戦争中は日本海軍軍医（中尉）。大阪大学医学部第三内科（現、呼吸器・免疫内科）教授。終戦後結核の研究で結核性空洞の形成は結核菌成分に対するアレルギーであることを提唱した。岸本忠三、平野俊夫など免疫学の俊才が門下に集まった。抗体のクラススイッチを解明した本庶佑を呼び、阪大に岡田善雄を初代所長とする細胞工学センターを設立し、分子生物学者の谷口維紹を阪大に呼び、阪大で免疫学を育てた。第十一代大阪大学総長。日本免疫学会初代会長、日本内科学会会長、国際免疫学会会長などを務めた。多くの人から慕われ、「夢みて行い、考えて祈る」、「愛・信・恕」などの言葉が教室に伝わり、長く教室員の心の支えとなってきた。一九八五年日本学士院賞、一九八八年文化功労者。著者も学生時代に一度だけ講義を聴講したことがある。細かいことは言われず、「遺伝子ク

ローニングなんて濁酒の中に釣り糸を垂れるようなものだ」と説明されて驚いた。学生のみならず白衣を着た第三内科の教室員も多くやって来て聴講されていたのを覚えている。「山村先生は回診の時、辛い患者さんの背中をさすってあげていたのよ」、当時を知る看護師さんから伺った。（第四章コラム参照）

注6　シャルコー・ライデン結晶（Charcot-Leyden crystal）　一八五三年に解剖病理学のフランスのシャルコー、一八七二年にドイツのライデンによって発見、確認された。好酸球が集まる疾患で生じる。アレルギー疾患である喘息の喀痰やアレルギー性鼻炎や好酸球性副鼻腔炎での鼻水、あるいは寄生虫感染症での便中にも見られる。シャルコー・ライデン結晶はこうした病気の特徴として十九世紀から知られており、好酸球性炎症の特徴である。結晶の元は好酸球に多量に含まれるガレクチン10という蛋白質で好酸球の細胞死（エトーシス）の過程で結晶化し、細胞外に放出されて細胞の数倍のサイズの大きな結晶になる。

注7　ストラカン　英国ロンドン大学衛生熱帯医学校の疫学者ダヴィッド・ストラカンは、一九五三年三月生まれの英国人一万七四一四名を二十三歳まで追跡調査し、花粉症や湿疹の保有や既往の割合は兄弟姉妹の人数に反比例し、特に兄姉の人数に依存していることを見出し、乳幼児期までにおける様々な感染症への曝露頻度が高いとアレルギー疾患の発症が下がると考え、衛生仮説を提唱した。近年にアレルギー患者が増えたのは、子どもの減少や自宅での娯楽、衛

生向上などが子ども間での感染症の機会を減らしているからだ、と推測している。

参考文献

［1］ Tanaka Y et al. "Oral CD103-CD11b+ classical dendritic cells present sublingual antigen and induce Foxp3+ regulatory T cells in draining lymph nodes." *Mucosal Immunol.* 10(1):79-90. 2017

［2］ Strachan DP. "Hay fever, hygiene, and household size." *BMJ* 299(6710):1259-1260.1989

［3］ Lambrecht BN, Hammad H. "The immunology of the allergy epidemic and the hygiene hypothesis." *Nat Immunol.* 18(10):1076-1083. 2017

［4］ Spencer S et al. "Loss of the interleukin-6 receptor causes immunodeficiency, atopy, and abnormal inflammatory responses." *J Exp Med.* 216(9):1986-1998. 2019

参考図書

一般社団法人日本アレルギー学会　「アレルギー総合ガイドライン２０１９」　協和企画、二〇一九年

日本アレルギー学会の専門医による分担執筆。アレルギーの教科書。

第九章

関節リウマチ——免疫が自分を攻撃する病気

免疫系が自分の身体を攻撃する疾患を自己免疫疾患と呼ぶが、免疫細胞は関節、皮膚、筋肉、腱、内臓の肺、心臓、肝臓、膵臓、腎臓、膀胱、消化管、あるいは涙腺、唾液腺、甲状腺、血液中の細胞、神経や血管まで、身体中の至る所を攻撃する可能性がある。どこがどのように攻撃を受けるかで病名が決まるが、全身性エリテマトーデスや全身性強皮症などは、病気の経過で「全身性」にあちこち症状が現われることがある。ここでは代表的な自己免疫疾患である関節リウマチについて語ろう。

阪大免疫内科外来

阪大病院免疫内科の外来患者の四分の三以上は何らかの関節症状を呈することがある疾患で占められる（図９－１）。こうした疾患の鑑別として、関節症状が急性か慢性か、痛む関節の場所、関節以外の症状などを検討し、さらに血液検査を行うとほぼ診断が絞られる。末梢の小関節であれば関節リウマチ、比較的急性に生じ肩や股関節周囲の痛みが主であればリウマチ性多発筋痛症、急性に生じ手背が腫れ上がるＲＳ３ＰＥ症候群、若くて慢性腰痛があり運動すると軽快し、朝方に身体のこわばりがあれば脊椎関節炎を疑う。

また、関節以外にどのような症状を伴うかが鑑別に大切で、若い女性で頬に紅斑が見ら

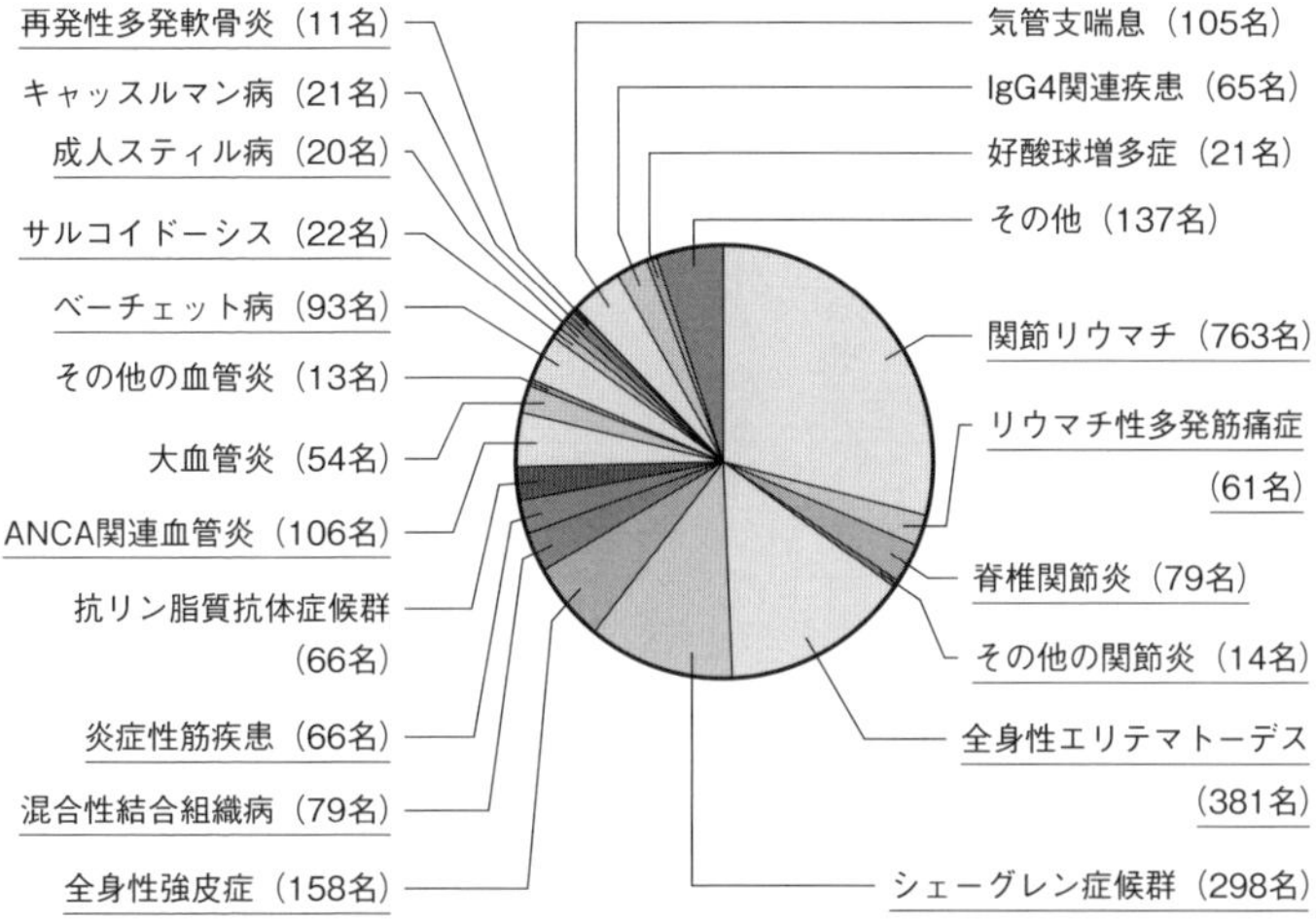

図9-1　2021年阪大病院免疫内科外来患者内訳

下線を付けた疾患は関節痛や関節のこわばりを伴うことが多い。グラフからわかるように四分の三以上は関節症状をきたしうる疾患であるため、他の所見や追加検査を行って専門医による鑑別が必要となる。教室ホームページより。

れ発熱が続くなら、全身性エリテマトーデス、口内乾燥や眼の乾燥の自覚があればシェーグレン症候群、手指や手背の皮膚を指先でつまみ硬く腫れてつまみにくいようだと全身性強皮症や混合性結合組織病、口内潰瘍があればベーチェット病、筋肉痛や筋力の低下があれば多発性筋炎が鑑別の上位にくる。

内臓などの病変は症状が現われるまでには至らなくても、血液検査で各臓器に異常がないか確認する。血球（検査項目としてWBCは白血球数、Hbで貧血の有無、plt

は血小板の略）、肝臓（ＡＳＴ／ＧＯＴ、ＡＬＴ／ＧＰＴ、γＧＴＰなど）、腎臓（Ｃｒ、ＢＵＮなど、検尿所見）、筋肉（ＣＫ、アルドラーゼ、ミオグロビンなど）、甲状腺（ＴＳＨ、ＦＴ４など）、肺（聴診、胸部レントゲンや胸部ＣＴ）、心臓（聴診、心電図や心臓エコー）などの各臓器を調べ、さらに炎症の印（ＣＲＰ、血沈など）、液性免疫（ＩｇＧ、補体成分のＣ３、Ｃ４など）で免疫状態を、様々な自己抗体を含む抗核抗体や免疫疾患で陽性になりやすいリウマトイド因子はスクリーニングで検査する。関節、皮膚、口腔粘膜、神経などは診察で異常が見られないか所見をとる。

各病気に特徴的な自己抗体を調べて診断の補助にする。関節リウマチ（リウマトイド因子、抗ＣＣＰ抗体）、全身性エリテマトーデス（抗ｄｓＤＮＡ抗体、抗Ｓｍ抗体、抗リン脂質抗体）、混合性結合組織病（抗Ｕ１－ＲＮＰ抗体）、シェーグレン症候群（抗ＳＳ－Ａ抗体、抗ＳＳ－Ｂ抗体、抗セントロメア抗体）、全身性強皮症（抗Ｓｃｌ－70抗体、抗セントロメア抗体、抗ＲＮＡポリメラーゼⅢ抗体）、ＡＮＣＡ関連血管炎（ｐＡＮＣＡ、ｃＡＮＣＡ）、多発性筋炎（抗ＡＲＳ抗体）、皮膚筋炎（抗ＭＤＡ５抗体、抗ＴＩＦ１γ抗体、抗Ｍｉ－２抗体）などである。

最初の診察で多くの自己抗体を一度に測定して、陽性で検出された抗体から病気を推測する医師もいるが、診断を特徴づける症状や臓器障害がなければ自己抗体が陽性というだけで病名を付けるものではない。自己抗体が陰性であっても診断を特徴付ける症状や臓器障害があれば診断を下す。

◇コラム　免疫内科——視点で変わる診療科名

阪大免疫内科では、「免疫」の調子が悪くなって生じる様々な病気を診療している。自己を攻撃する自己免疫疾患、活性化されたまま炎症が持続する慢性炎症性疾患、免疫反応によるアレルギー疾患、働きが不十分である免疫不全症などだ。

免疫の病気はわかりにくい。しかも大学での講座名と病院での診療科名が混乱している。関節リウマチや全身性エリテマトーデスなどを診療している診療科名は、日本の大学や市中病院では「リウマチ科」、「膠原病科」、「アレルギー科」、「免疫内科」、組み合わせて「リウマチ・膠原病科」、「アレルギー・リウマチ科」など。

「リウマチ性疾患（rheumatic disease）」は語源が「流れる（rheuma）」に由来する。「流マチ」と書くと覚えやすい。主に関節、筋肉、腱、靭帯などに症状が見られる。「アレルギー疾患（allergic disease）」の語源は免疫が「変じた作用」に由来する。「リウマチ」も「アレルギー」も言葉の由来は臨床症状を表わす。

「膠原病（collagen disease）」は一九四二年にアメリカの病理学者、ポール・クレンペラーが提唱した血管や結合組織が傷害されて生じるフィブリノイド変性という病理学的特徴に由来する。古典的膠原病として関節リウマチ、全身性エリテマトーデス、全身性強皮症、多発性筋炎／皮膚筋炎、結節性動脈周囲炎、リウマチ熱（これはのちに溶連菌感染症と判明）の六つの疾患を上げたが、海外では膠原病という言葉はあまり使用されていない。

関節リウマチは関節痛を伴う「リウマチ性疾患」、広義の「アレルギー疾患」、病理学的には「古典的膠原病」である。自己抗体の産生や免疫細胞の活性化が背景にあり「免疫疾患」とも考えられ、免疫に関係するサイトカインなどを標的として治療する。リウマチ、アレルギー、膠原病、免疫疾患は異なる視点で呼んでいるのだ。

現在、内科系の診療科名が臓器別、システム別（循環器内科、消化器内科、血液内科、神経内科など）であることを考えると、免疫系の異常によるリウマチ疾患、膠原病、アレルギー疾患を総じて診療する科名には「免疫内科」がふさわしいと大阪大学では考えている。大阪大学は免疫学研究が盛んなことも背景にある。

関節リウマチとは

阪大病院免疫内科を受診される外来患者の疾患では関節リウマチが最も多い。関節リウマチは関節を包む関節包の内側を覆う滑膜の炎症で、炎症細胞が集まって軟骨や骨を溶かしてしまう。関節が腫れて痛み、進行すると関節が脱臼、強直したりする。主に手指や足趾の小さい関節である、第二関節、指の付け根の関節、手首などに生じやすい。膝や足趾などの関節が壊れてしまうと歩きにくくなり杖や車椅子が必要となるため、人工膝関節置換術や、骨切り術の適応を整形外科の医師と相談する。

関節リウマチは肺にも病気が現われることがある。気道病変である気管支拡張症は気管に炎症が起きて気管が広がる。細気管支炎は肺の奥の細い気管支の炎症で「ゲホゲホ」という痰の絡む咳（湿性咳嗽《がいそう》）が出る。空気の通り道ではなく肺の血管などが走る領域での炎症は間質性肺炎と呼ばれ、「コンコン」という痰の絡まない咳（乾性咳嗽）が出る。先に肺病変が現われて、のちに関節が痛くなり関節リウマチの診断に至ることもある。

関節リウマチの眼の合併症として、強膜炎（白眼が赤く充血して痛む）、虹彩毛様体炎（眼の茶色の部分の虹彩や、虹彩の付け根の部分の毛様体に炎症が起き、眩しくなったり、見えにくくなったりする）は合併症を問う問題として二〇二一年医師国家試験に出題された。

実際の診断には二〇一〇年ACR／EULARの関節リウマチ分類基準が用いられる。手指、足趾、手首などの小関節が腫れて痛むという特徴と、血液検査でリウマトイド因子や抗CCP抗体という自分の身体の成分に対する抗体（自己抗体）が見られるか、炎症を反映したCRP上昇（IL－6が肝臓を刺激して産生させる）や血沈（ガラス棒に血液を入れて赤血球が沈澱する速さを見る検査で炎症全体を反映する）の亢進があるか、六週間以上症状が続くか、で点数を付け合計六点以上で関節リウマチと診断する。実際には関節リウマチに似ている他の病気の鑑別が大切で、診断と治療は専門医の受診をお勧めする。

抗CCP抗体

関節リウマチの診断の決め手の一つに血清学的検査がある。抗CCP抗体（抗環状シトルリン化ペプチド抗体、anti-cyclic citrullinated peptide antibody）はシトルリン化ペプチドに対する抗体で、蛋白質を構成するアミノ酸の中のアルギニンというアミノ酸がシトルリン化された蛋白質に対する抗体だ。関節リウマチにおける抗CCP抗体の特異度は九〇から九五パーセント以上とされ、関節症状があり、抗CCP抗体が陽性だと診断に自信がつく。シトルリン化される蛋白質は複数ある。病院での抗CCP抗体の検査ではフィラグリンという蛋白質がシトルリン化されたものを用いて検出しているが、他に、ビメンチン、エノラーゼ、フィブリノーゲンなどがシトルリン化されて抗体が産生されることもある。

関節リウマチを発症した患者の過去に保存した採血検体を調べると発症の十年以上前から抗ＣＣＰ抗体が検出されており、発症に近付くに連れて抗ＣＣＰ抗体の濃度が上がり、複数のシトルリン化蛋白質に対する抗体が出現してくることから、抗ＣＣＰ抗体が関節炎発症に関与していることが考えられている。人生を送っている間に様々な環境因子にさらされて、抗ＣＣＰ抗体が多く産生されてくると、何らかの刺激で関節炎が起きた時、抗ＣＣＰ抗体が関節内の抗原に反応して滑膜炎が悪化すると想定されている。

ｍＲＮＡの塩基の配列情報から対応するアミノ酸を並べて繋いで蛋白質になることを「翻訳」と呼ぶが、出来上がった蛋白質が環境によって変化することを「翻訳後修飾」と言う。アルギニンのシトルリン化以外にも、リジンという塩基性アミノ酸のカルバミル化やアセチル化などによる翻訳後修飾もある。

こうした翻訳後修飾は普段私たちの身体の中で起きている。細胞の中には元々シトルリン化酵素やアセチル化酵素があり、これらの酵素で蛋白質を修飾することにより蛋白質の働きを制御している。遺伝子ＤＮＡを巻き付けているヒストンはシトルリン化されて細胞

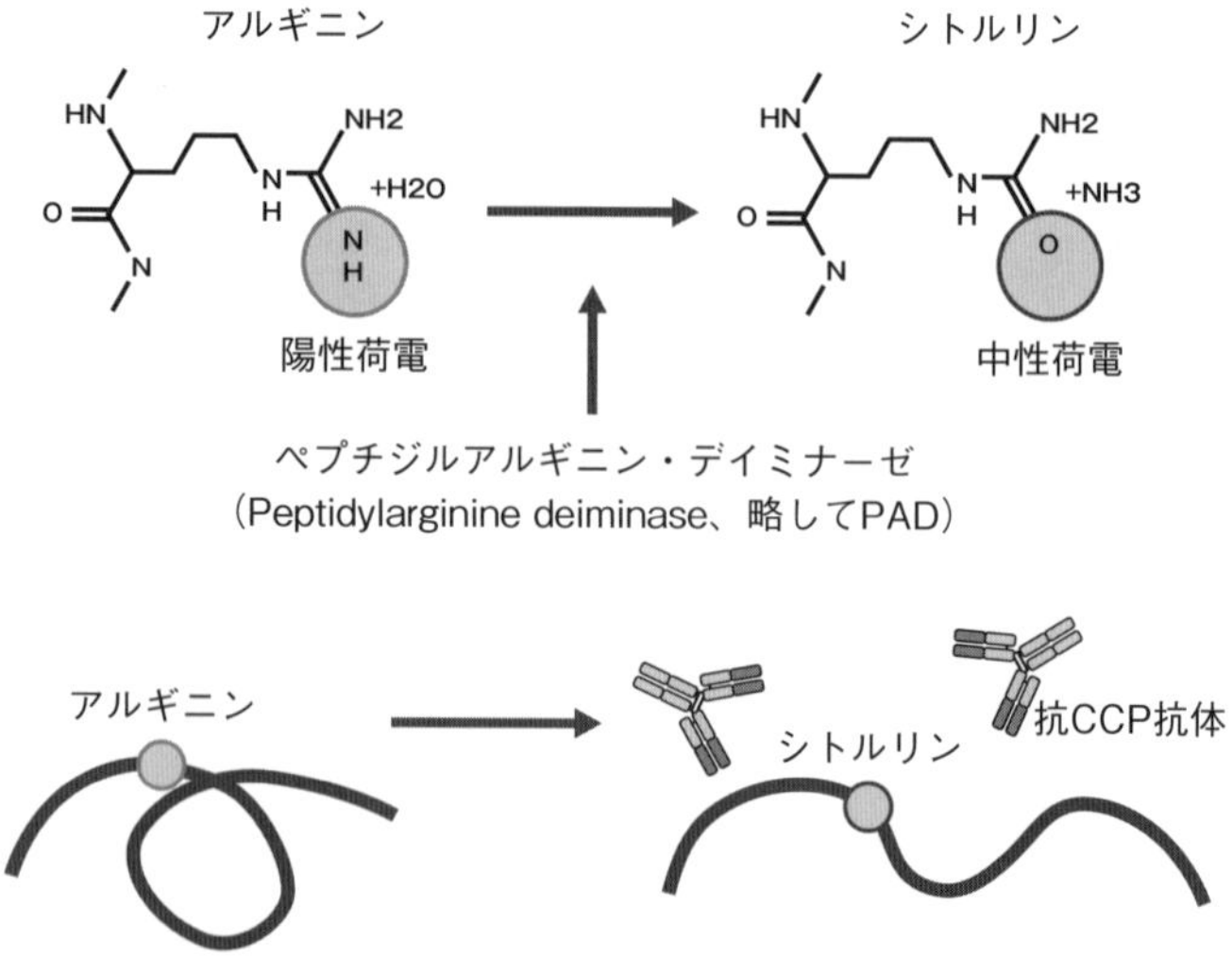

図9-2　蛋白質のアルギニンのシトルリン化

蛋白質の塩基性アミノ酸であるアルギニンがシトルリン化されると新規抗原性を獲得したり、隠れている部位が露出したりして自己抗体が出来る。

増殖を止め、ヒストンのアセチル化では遺伝子の発現を促す。カルバミル化には酵素は関与せず、身体の中に生成される尿素の分解で生じるシアン酸により生じる。

翻訳後修飾を受けるアルギニンやリジンは塩基性の電荷を持ったアミノ酸で、それが修飾を受けると電荷が消失して蛋白質の立体構造が変わる。あるいは、これまで隠れていた部分が表面に現われて、新しい抗原としてT細胞受容体やB細胞受容体に認識されて自己抗体の産生に繋がる（図９－２）。

シトルリン化ペプチドに対する抗体は、アセチル化やカルバミル化を受けた同じペプチドにも結合することがあり、抗修飾蛋白質抗体（anti-modified protein antibody、略してＡＭＰＡ）という考えが提唱されている［１］。シトルリン化ペプチドに反応するＢ細胞が別の修飾ペプチドに対する抗体産生にも関与するのだ。

リウマトイド因子

リウマトイド因子は変性したＩｇＧのＦｃ領域に対する抗体で主にＩｇＭクラスである。「変性したＩｇＧのＦｃ領域に対する抗体」が、何故出来るのか不思議に思っていたのだが、ＨＬＡクラスⅡ、特に関節リウマチとの関連性が指摘されているＨＬＡ－ＤＲＢ１、によって不完全な状態の抗体分子が提示されるという説が提唱さている［２］。

リウマトイド因子は関節リウマチの七〇パーセントで陽性になるが、関節リウマチ以外でも、シェーグレン症候群、全身性エリテマトーデスなどの自己免疫疾患、Ｃ型肝炎や肝硬変、結核などの慢性疾患でも検出されることがあり、免疫疾患のスクリーニングとして検査されることが多く、抗ＣＣＰ抗体ほど特異性が高くない。

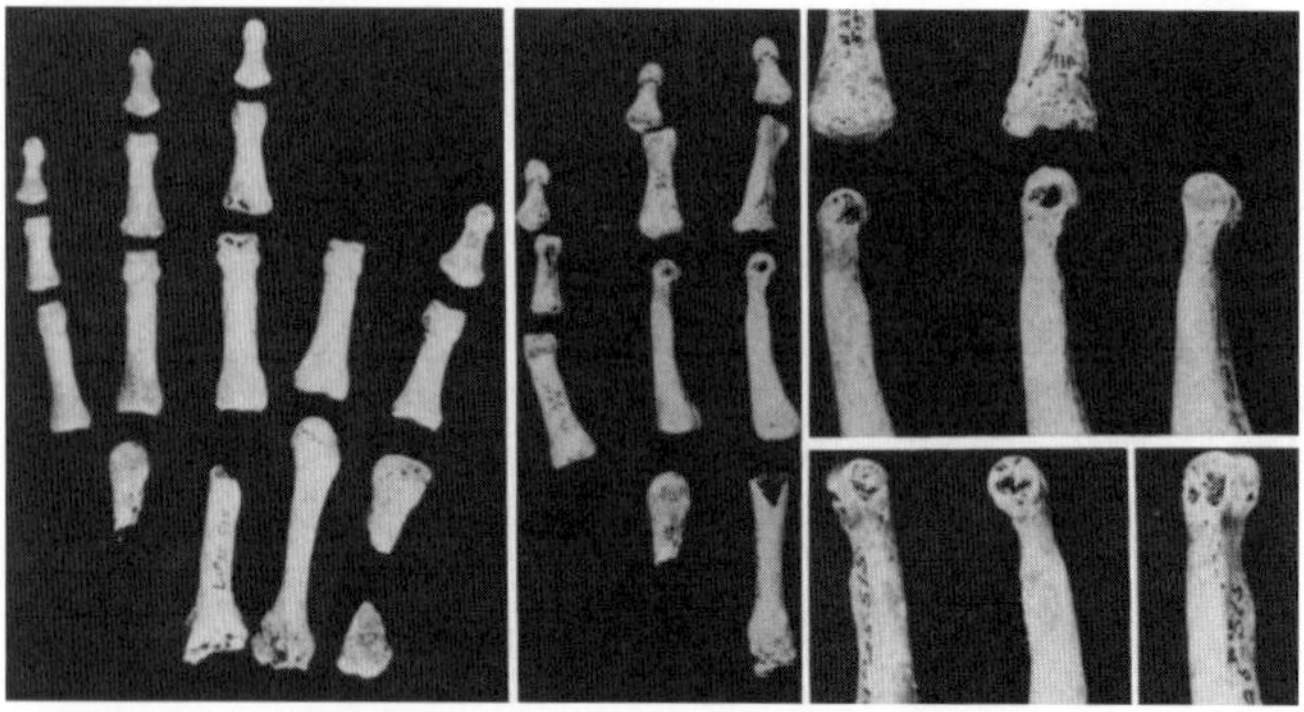

図9-3　古代インディアンの遺骨

米国アラバマ北西部に三千年から五千年前に住んでいたネイティブ・アメリカンの遺骨に関節リウマチの特徴が見られた。関節リウマチ様の変化は手指などの小関節を中心とし、左右に見られた。文献［3］の図2より引用。

リウマトイド因子や抗ＣＣＰ抗体が陽性でも、滑膜炎がなければ関節リウマチではない。陰性であっても多数の小関節に滑膜炎の症状が見られれば関節リウマチと診断する。

実際の患者さん

では最初の方、診察室にどうぞ。えっ、骨で来られましたか（図9－3）。

小関節に骨びらんが見られますね、これは骨が溶けて虫食い状になっているのです。しかも左右対称性に見られるのは関節リウマチの特徴です。関節リウマチと考えます。

三千年から五千年前のアメリカのインディアンの骨を報告した一九八八年サイエ

ンス誌の論文によると「関節リウマチは十八世紀にヨーロッパで見付けられた比較的新しい病気で、一四九二年以降新大陸から旧大陸に運ばれて来たのだろう。関節リウマチは新大陸に由来する病原体による病気であることを提唱する」という議論がなされている［3］。

疫学調査では関節リウマチの発症には喫煙が関与している。タバコはアメリカ大陸で神事の儀式に用いられていたが、次第に貴族や戦士などの嗜好品として楽しまれるようになっていた。コロンブスによる新大陸発見とともに植物のタバコと喫煙の風習がヨーロッパなどの旧大陸に伝わった。日本には十六世紀末以降、南蛮渡来として喫煙が伝わっている［4］。これらのことから、関節リウマチの原因の一部は新大陸から伝わったと言っても良いかもしれない。

芥川龍之介に『煙草と悪魔』という短編小説がある。キリスト教とともに悪魔がやって来て煙草を日本に広めることになるのだがその顛末が面白い。

では次の方、診察室にどうぞ。万葉歌人の山上《やまのうえの》憶良《おくら》さんですね。歩くのがやっとのようですが、ゆっくりお座り下さい。

「四支動かず、百節皆疼《いた》み、身体太《はなは》だ重く、猶《なお》し鈞石《きんせき》を負へるが如し（手足が動かず、あちこちの関節が痛み、重い石を背負っているように、身体が重く感じる）」『沈痾自哀文《ちんあじあいのぶん》』。

あちこちの関節がこわばる感じでしょうか、朝方が特に症状が辛いのでしょう。「世間《よのなか》を憂《う》しとやさしと思へども飛び立ちかねつ鳥にしあらねば（この世を辛く身も痩せ細るような場所と思うけれども、私は鳥ではないので、この世から飛び立つことは出来ない）」『貧《ひん》窮問答歌《きゅうもんどうか》一首併《あわ》せて短歌』。

そんなに辛いのですか。六週間以上続いているのですね。これから血液検査をしますが、まず関節リウマチを考えます。しかし、この世から飛び立つなんて、もう考えなくていいですよ。早くきちんと治療すれば良くなりますから。治療費が心配ですか。日本には高額療養費制度という制度がありますから帰りに説明を受けて帰って下さい。

では次の方どうぞ。フランスから来られた画家のルノワールさんですね（図9－4）。手指の関節に強い変形が見られます。左右ともですね。これは辛いですね。まず関節リウマチの診断で良いと思います。絵筆を手に縛り付けて絵を描いていたのですか。あなたの印象派と言われる画風は関節リウマチの影響もありそうです。残念ですが変形した関節は内科では治すことが出来ません。整形外科の先生と相談しましょう。これ以上進行しないよう、他の関節に変形がこないよう、内科的な治療もしっかり行いましょうね。

薬を出す前に、肝臓や腎臓に問題がないか血液検査をします。関節リウマチの薬の中に

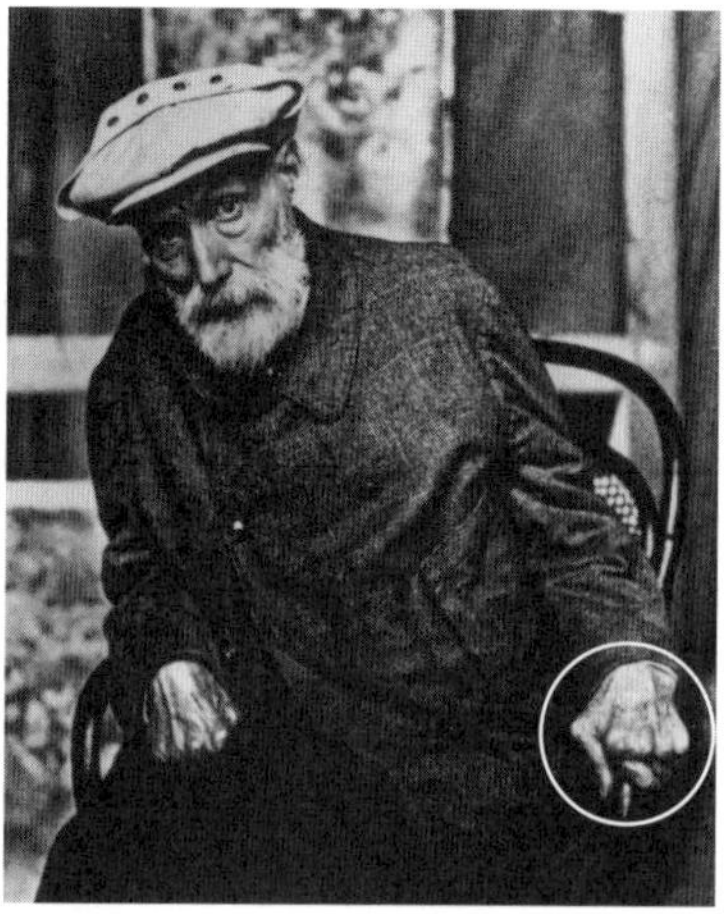

図9-4　ピエール＝オーギュスト・ルノワール

手指の変形が強く、進行した関節リウマチが窺える。

は免疫を抑えるものがあるので前もってB型肝炎やC型肝炎、結核の既往、真菌症（カビなど）の合併がないか検査します。関節の状態の確認と肺に合併症がないか、関節と胸部のレントゲンも撮影します。

免疫を抑える薬では感染症が心配ですか。感染症を起こしやすい因子はわかっています。六十五歳以上、ステロイドの内服、肺に合併症がある、腎臓や肝臓の働きが悪い、糖尿病、栄養状態が悪いなどです。免疫を担う白血球数やＩｇＧ濃度なども確認します。

遺伝と環境

関節リウマチの発症に関連している遺伝子の多くは免疫に関係している。最も強い関連が指摘されているのはＨＬＡ－ＤＲＢ１である。ＨＬＡ（ＭＨＣとも）は樹状細胞がＴ細胞に抗原提示する分子だ。ＤＲＢ１はクラスⅡなので、ＣＤ4⁺Ｔ細胞に抗原提示して活性化させるとヘルパーＴ細胞になる。その他にＴ細胞の活性化に関係するＣＤ28やＩＬ－２、ブレーキ分子ＣＴＬＡ－４、細胞間で免疫の情報を伝達するサイトカインの産生に関係する遺伝子などとの関連が指摘されている。

これらの遺伝因子を持った人が人生の途中で長らく喫煙、口腔環境の悪化、食事など様々な環境にさらされて、自分の身体の成分に対する自己抗体が現われ、炎症を促進するＴｈ１細胞、Ｔｈ17細胞が増え、制御性Ｔ細胞が減少し（第四章　図４－７参照）、ある時に関節のこわばりを自覚するようになる。関節が腫れたり痛みを感じたりして外来受診されたら二〇一〇年ＡＣＲ／ＥＵＬＡＲの関節リウマチ分類基準に従って関節リウマチの診断を下す。

親から受け継いだ遺伝子は変えることが出来ないが環境因子は変えることが出来る。環境因子の影響についていくつか述べていく。

喫煙

喫煙と関節リウマチ発症との関連を報告した論文は多い。関節リウマチの二一パーセントが喫煙による。特に抗ＣＣＰ抗体陽性の関節リウマチでは三五パーセントが喫煙による。小児期の受動喫煙が関節リウマチの発症リスクを上げる。三十年禁煙してもまだ関節リウマチの発症リスクが残る、喫煙していると薬が効きにくい。

喫煙されている関節リウマチ患者さんには、まず禁煙外来を勧める。別の病院で何度も禁煙を強く言われ続けられた関節リウマチの患者さん、私の外来で「あなたならきっと禁煙出来ると思いますよ」と何気なく言ったことをきっかけに長年の喫煙をピタリと止めた方がいらっしゃった。患者さんの奥さんが大変驚いていたのを覚えている。患者さんに自信を持たせることが大切だと思った。

歯周病

歯周病は歯肉や歯槽骨の炎症で、歯磨きで出血、口臭が気になる、朝起きた時に口がネバネバする、歯肉がむず痒く痛い、歯肉が赤く腫れる、硬いものが噛みにくい、歯の長さが長くなった、前歯が出てきた、歯の間に隙間が出てきた、などが現われたら要注意。

歯周病と関節リウマチは似ていることが指摘されている。歯周病の遺伝背景として関節リウマチと同じＨＬＡ－ＤＲＢ１が挙げられており、ともに、慢性に炎症が生じ、炎症を起こすサイトカインTNFαが産生され、歯周病では歯槽骨で、関節リウマチでは関節の骨で骨の吸収が見られるのだ。

歯周病の原因菌の一つにポルフィロモナス・ジンジバリス菌（*Porphyromonas gingivalis*）がある。この菌は細菌の中で唯一シトルリン化酵素を持っており、口腔内に住みついたジンジバリス菌によって私たちの身体の蛋白質がシトルリン化されて抗CCP抗体産生の原因になると考えられている。ジンジバリス菌をマウスに投与すると抗CCP抗体が産生され、関節炎を起こすことも報告されている。

では、歯周病を治療することによって関節リウマチに良い影響が出るのか。歯周病の治療で関節リウマチの疾患活動性が有意に改善することがいくつかの論文で報告されており、二か月くらいの治療で良い結果が現われるようだ［5］。関節リウマチの診断がついたら、口の中を見て歯周病の症状がないか、歯茎に腫れがないか確認し、「歯医者さんに定期的に行かれていますか、歯周病を指摘されたことはないですか」と尋ねるようにしている。

腸内細菌叢

近年注目されているのが腸内細菌だ。腸内細菌の全体を腸内細菌叢と呼ぶ。腸では、食物やおとなしい微生物に対しては免疫細胞は攻撃しないが、有害な微生物に対しては攻撃しなければならず、免疫細胞が選択しながら注意深く見張っている。そのため腸管関連リンパ組織（腸管や腸管膜のリンパ節や小腸のパイエル板など）は私たちの身体のリンパ組織の七〇パーセントを構成し、腸内細菌叢から私たちの免疫細胞が受ける影響は大きい。

関節炎を発症しやすい遺伝背景を持ったマウスのいくつかの系統で、細菌の全くいない環境で育てた場合には関節炎は生じないが、特定の種類の細菌を腸内に定着させると関節炎を生じることが報告されている。関節リウマチと腸内細菌の関係に関しては長らく不明だったが、遺伝子配列の解析技術の進歩によって、便の中の腸内細菌の遺伝子を片っ端から調べてどのような細菌がどのくらい腸内にいるかがわかるようになった。

関節リウマチ患者の便の中には健康な人と比べてプレボテラ・コプリ菌（*Prevotella copri*）が多いとニューヨークから報告された。驚くことに大阪の関節リウマチの患者でも便の中にプレボテラ・コプリ菌が多く見られた。ハンバーグを食べるニューヨーカーでも、たこ焼きを食べる大阪人でも関節リウマチ患者の便には同じ菌が見付かったのである。しかし、関節リウマチになったからこの菌が増えたのか、この菌が腸内にいるから関節リウマチになったのか、どちらが原因なのかが重要な問題だ。

そこで関節炎を発症しやすい遺伝背景を持ったマウスに健康な人の便、プレボテラ・コプリ菌を有している関節リウマチ患者の便を食べさせて関節炎の発症を観察した阪大での実験がある。最初はなかなか実験がうまく行かず、マウスに対して文字通り、糞食らえ、と大学院生は言ったかもしれない。しかし、しばらくして関節リウマチ患者の便を食べたマウスでは関節に腫脹が見られ始め、骨びらんが生じ、炎症を促進するTｈ17細胞が増えることが観察された［6］。別のグループからプレボテラ・コプリ菌に対する抗体が関節リウマチ患者でしばしば高値を示すという報告もあり、この菌が関節リウマチの発症あるいは悪化に関係していることが推測されている。

免疫をなだめる菌

通常の様々な雑菌がいる環境で育てているマウスの大腸には免疫をなだめる制御性T細胞が多数存在するが、細菌の全くいない無菌の環境で育てると制御性T細胞が大きく減少する。大腸内のどの細菌が大腸に制御性T細胞を誘導するのかが検討された報告では、クロストリジウム属細菌が同定されている［7］。

では、どのようにしてクロストリジウム属細菌が制御性T細胞を誘導するのか調べたマウスの研究ではクロストリジウム属細菌を有する腸内細菌下で高繊維食の摂取によって短鎖脂肪酸（蟻酸、酢酸、プロピオン酸、酪酸などの炭素数六未満の脂肪酸）が産生され、中でもプロピオン酸や酪酸が制御性T細胞を誘導するとされ、酪酸は制御性T細胞の分化に重要なＦＯＸＰ３の発現を誘導することが報告されている［8］。

これらはマウスの実験であるが、人間を対象とした栄養学の調査では野菜や全粒粉を多く含む地中海式食事（野菜、果物、魚などを中心とした食事）の摂取指導が関節リウマチの疾患活動性を抑えるという報告がある。人でも高繊維食が制御性T細胞を誘導するのか興味深いが、特定の腸内細菌が必要なのかもしれない。

プロバイオティクスはまだ不確実

プレボテラ・コプリ菌による関節炎の誘導や、クロストリジウム属細菌による制御性T細胞の誘導はまだマウスでの実験段階のデータであることを強調させて欲しい。

人の腸内に自然に存在して有益と思われる微生物をプロバイオティクス、有益菌の育成を図る食物をプレバイオティクスと呼ぶが、人の関節リウマチの炎症を抑えるにはどの菌、どの食品（ヨーグルトなど）を摂取すると良いのか、臨床試験で効果を証明されたものはない。善玉菌や悪玉菌などと仮説で話をするのは結構だが、スーパーに並んでいるどのメーカーのヨーグルトがいいですか、などと聞かれてもまだ答はない。市販のプロバイオティクスの中には炎症を促進するTｈ17細胞を誘導するものさえあることが報告されている［9］。

プロバイオティクス商品は広告が盛んだ。良い菌を増やす、有益な効果を与える、免疫力を上げる、など購買欲を刺激する広告に溢れている。良い菌の定義は何？　有益な効果とは何？　免疫力を上げると自己免疫疾患やアレルギーが悪くならないのか。免疫疾患に効くとは書かれていないので、広告に釣られて勝手に良い作用があると思い込まないようにして頂きたい。

特定のプロバイオティクスが免疫疾患に対して本当に効果があるのか臨床試験を行って証明する必要がある。長期摂取時の身体への影響の確認も必要である。

関節リウマチの治療

関節リウマチを治療する医師の誰もが知っておくべき、三つの合言葉がある。

早期段階で治療（window of opportunity）、目標に達するまで治療（treat to target）、キッ

チリ治療（tight control）である。「すぐに、治るまで、キッチリと」治療するためには、日本リウマチ学会の「リウマチ専門医」（注1）、日本専門医機構の「膠原病・リウマチ内科専門医」のいる医療機関で診療を受けることが大切である。

関節リウマチ治療の中心的な内服薬は週に一回だけ内服する葉酸代謝拮抗剤メトトレキサート（methotrexate、略してＭＴＸ、リウマトレックス®など）である。遺伝子ＤＮＡの合成に必要なビタミンである葉酸を活性型にする酵素を阻害する。白血病などの抗がん剤として使用されることもある薬で、細胞増殖にダメージを与える薬である。週に一回だけ内服すると適度に免疫細胞が抑えられ、関節リウマチの治療薬としてコストパフォーマンスの良い薬として世界中で使用されている。しかし腎機能が低下していたり、関節リウマチの合併症で間質性肺炎が広がっている場合は使用しない。

これに鎮痛剤の頓用や、短期間であればステロイド（副腎皮質ホルモンの一つで、糖質コルチコイドとも呼ぶ。炎症を抑える作用が強いが長期使用で副作用も多い）を補助的に用いる。これでも不十分であれば別の抗リウマチ薬（サラゾスルファピリジン、ブシラミン、イグラチモドなど）を追加するか、生物製剤を始めるか判断する。一つの生物製剤が効果不十分なら別の種類の生物製剤に変更する。患者によってはＪＡＫ阻害剤を考慮する。薬の使い惜しみはせず早期に寛解状態に入るよう調整する。寛解状態が続いた場合、薬の量を減らしたり、生物製剤の投与間隔を伸ばしたりすることも考慮される。

関節リウマチ治療の標的

関節リウマチの炎症局所では炎症を促進するサイトカインが増え、逆に炎症を抑えるサイトカインが減り、サイトカインのバランスが傾くことが炎症を持続させているとマイニとフェルドマンは考え、炎症を促進するTNFαを阻害する抗体を臨床で初めて使用し難治性の関節リウマチに劇的な効果を示した（第四、第六章参照）。大阪大学で開発されたのは同じく炎症を伝達するIL－6の受容体に対する阻害抗体で、抗体同士の単独での比較試験では抗TNFα抗体より抗IL－6受容体抗体の方が治療成績は良い（図9－5）。

このような炎症性サイトカインを産生しているTh1細胞やTh17細胞などのヘルパーT細胞のサブグループが増え、炎症をなだめる制御性T細胞が減って、炎症を促進する細胞と抑制する細胞のバランスが促進側に傾くことが炎症を持続させる原因のひとつだ。炎症を促進するT細胞の活性化を抑えるのが可溶性CTLA－4（アバタセプト）で、樹状細胞からのT細胞への補助刺激を止める。滑膜炎の現場ではB細胞もIL－6を多量に産

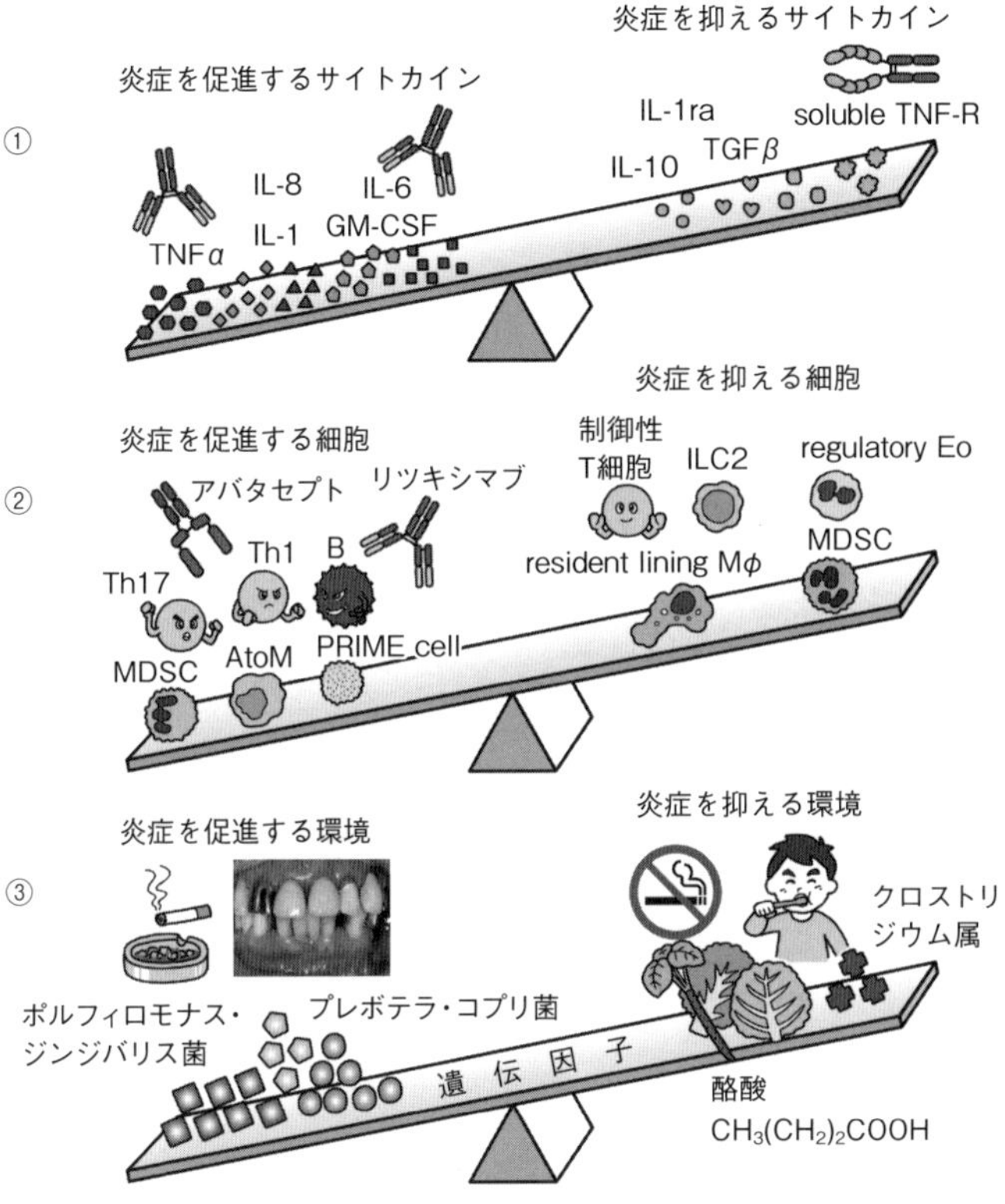

図9-5　関節リウマチで見られる各種バランス異常

①炎症を促進するサイトカインと炎症を抑えるサイトカインのバランス異常が指摘され、生物製剤の抗サイトカイン抗体（抗TNFα抗体や抗IL-6受容体抗体）の登場で関節リウマチの治療成績は大きく向上した。
②さらにこうした炎症性サイトカインを増やす免疫細胞レベルでのバランス異常が指摘されT細胞の活性化を抑制する抗体（アバタセプト）、B細胞を殺してしまう抗体（リツキシマブ）が使用されている。
③免疫細胞のバランス異常をきたしている背景には遺伝因子と環境因子が考えられている。変えられない遺伝因子ではなく、環境因子を変えることが根本的な治療や予防に繋がるのではと考える。

生しており、B細胞を殺すリツキシマブ（日本では関節リウマチに適応はない）は海外では関節リウマチに使用されている。

ではこうした炎症を促進するサイトカインや免疫細胞のバランスの傾きが生じてしまうのはなぜか、その原因として環境因子が考えられている。喫煙や歯周病が炎症を誘導し、腸内ではTh17細胞を誘導するプレボテラ・コプリ菌が増え、制御性T細胞を誘導するクロストリジウム属の細菌が減っているのかもしれない。炎症を促進する環境因子と炎症を抑える環境因子の傾きを是正することが大切であろう。

胃潰瘍と関節リウマチの治療変遷

大阪大学医学部の免疫内科の臨床講義で、関節リウマチの講義の最後に胃潰瘍と関節リウマチの治療の歴史の話をしている（図9－6）。

夏目漱石は胃潰瘍で苦しみ、その作風に影響したと言われる。昔は胃潰瘍になると胃の出口（幽門という）が狭窄し食事が通過しにくくなり、胃潰瘍の出来やすい場所でもある胃の幽門洞を切除していた。あるいは迷走神経を切って胃酸の分泌刺激を減らすような手術がなされていた。状況が変わったのは胃酸の分泌を調整しているH２受容体に対する阻

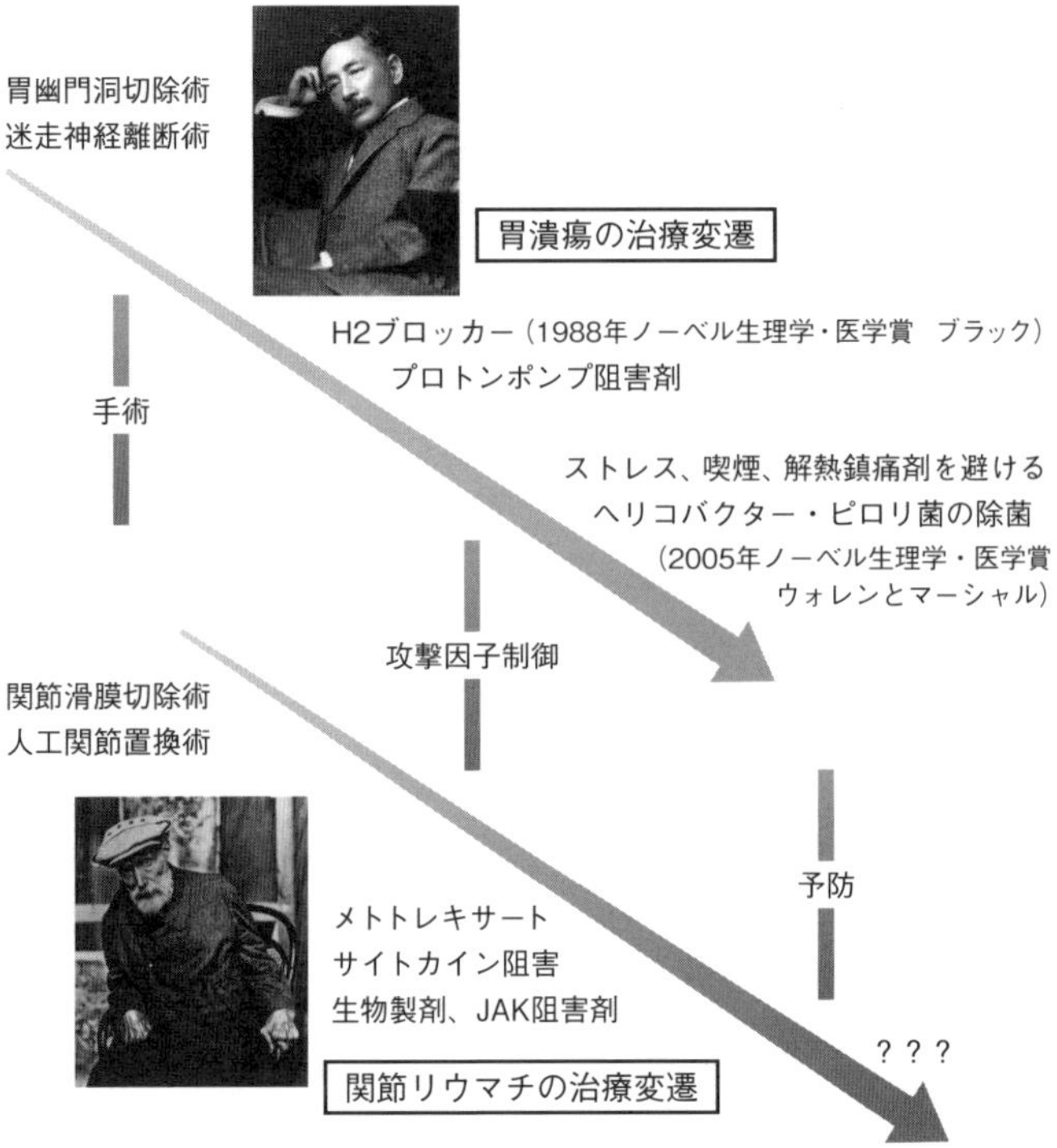

図9-6　胃潰瘍と関節リウマチの治療変遷

夏目漱石が苦しんだ胃潰瘍、ルノワールを不自由にさせた関節リウマチの治療では昔は悪い所を手術で取り除いたり、人工関節に置き換えたりしていた。しかし、胃潰瘍はH2ブロッカーやプロトンポンプ阻害剤が登場し、攻撃因子である胃酸を内服薬で抑えて治す時代になり、今ではヘリコバクター・ピロリ菌の除菌で胃潰瘍の予防が出来る時代になった。

関節リウマチは免疫細胞に炎症を伝えるサイトカインやサイトカインの細胞内での信号を抑えて治療する時代になった。次には関節リウマチを予防する時代が来るだろう。

害剤（H2ブロッカー）の発見だ。最初のH2ブロッカーのシメチジンを発見したブラック（注2）は「薬物治療の重要な原則の発見」に対して一九八八年ノーベル生理学・医学賞を受賞している。この発見により手術をせずに内服薬で胃潰瘍が治る時代に入った。H2ブロッカーのファモチジン（ガスター®）などは薬局でも入手出来る。

胃潰瘍の治療ではオーストラリアのウォレンとマーシャル（注3）によって驚きの発見がされる。胃酸による強い酸性の環境では細菌は生きられないと思われていたが、胃潰瘍の部位から長い鞭毛を持つ菌を見付けたのだ。ヘリコバクター・ピロリ菌（*Helicobacter pylori*）である。この菌はウレアーゼという酵素でアンモニアを産生し、胃酸を中和して胃に住み着いている。二人はこの細菌が除去されなければ胃潰瘍が治らないことを証明した。抗生物質によるピロリ菌の除菌で胃十二指腸潰瘍の治療や予防が出来る時代になったのだ。ウォレンとマーシャルは「ヘリコバクター・ピロリ菌の発見と、胃炎及び消化性潰瘍におけるその役割」に対して二〇〇五年ノーベル生理学・医学賞を受賞している。

関節リウマチは昭和の時代は内科の薬は効果が乏しく、病気の進行によって関節が壊れ、整形外科で炎症を起こしている滑膜を取り除き、壊れた関節を人工関節に置換せざるを得なかった。メトトレキサート（MTX）が登場してやっと内科的治療が奏功するようになったが、効果不十分なこともあり、副作用で十分内服出来ないこともある。しかし炎症性サイトカインを抑える生物製剤の登場で状況は大きく改善した。同じ効果が期待出来る内服薬のＪＡＫ阻害剤も加わり、治療の選択肢は広がった。

関節リウマチの次の治療には、胃潰瘍の治療変遷と同じく、薬を止めても再燃しない、そもそも関節リウマチにならない医療を開発する必要がある。それには遺伝因子は変えられないので、環境因子を変えることになる。禁煙と歯周病の治療、さらに腸内細菌叢の改変による免疫の調整、あるいは他の新しいアプローチが臨床現場に登場し、関節リウマチの治療が先制医療や予防医療が中心となる時代を期待したい。

「タバコ吸っちゃあいけんよ、歯を磨きんさい、野菜を食べんさい」、私の故郷である広島の母親から言われてきたことは、関節リウマチの予防にも大切なのだ。

胃潰瘍に対するＨ２ブロッカー、ヘリコバクター・ピロリ菌の発見、関節リウマチに対するメトトレキサート（ＭＴＸ）の使用、サイトカインの発見とその阻害剤などは治療現場を一変させた。日常診療だけに携わっているだけではこうした変化を起こすことは出来ない。医学研究には夢がある。医学研究を経験して、挑戦する気持ちのある者は是非研究者の道に進んで医療現場を変えて欲しい。

◇コラム　良い医者に出会う

医療は進歩している。新薬は毎年のように登場し、治療の仕方も出来るだけ副作用を避け早く病気を抑え込むための方法が診療ガイドラインとして数年毎に改訂されている。熱心な医師は診療ガイドラインが発表される前から、論文を読み学会に参加して勉強し、最新のより良い診断・治療法、副作用情報などを身に付けようと常に自己研鑽している。

患者は自己研鑽している熱心な医師をしっかり選んで出会うことが大切だ。選ばれた医師は経験豊富になり腕を上げ、病院のレベルも上がる。私と一緒に働く阪大病院の医師たちの多くはそのような医師である。

難しい病気の治療を受けるなら、特に初期の大切な時期には専門医の診療を受けるべきだ。例えば、関節リウマチは関節リウマチを専門に診療している医師が診るべきだ、と欧州の診療ガイドラインでは最初に原則として記載している。

病院のホームページの医師紹介欄に医師の経歴が掲載してあれば、医師がしっかりした病院で勤務してきたかを知ることが出来る。医師が専門医や指導医であるかは、各学会のホームページからでも検索出来る。これまでは学会が専門医を認定していたが、二〇二二年から各専門領域にも新専門医制度が始まり、第三者機関の日本専門医機構により国民が納得する臨床力を持った専門医を作ろうとしている。

専門医や指導医の資格を取得して終わりではない。資格は定期的に更新し、病院内で他の診療科の医師からも信頼され、若い医師を指導するような優れた医師にならなければならない。患者さんは担当医の専門外の疾患を合併症として同時に持たれることも多く、出来れば広い医学知識があった方がいい。医師の自己研鑽に終わりはない、と自らを戒めている。

注1　「リウマチ専門医」　日本リウマチ学会のホームページでリウマチ専門医、指導医について検索出来るので、ご自宅から近い医療機関を見付けると良い。http://pro.ryumachi-net.com/

注2　ブラック　ジェームス・ワイト・ブラックは英国スコットランド出身の薬理学者。キングス・カレッジ・ロンドン教授。一九六〇年代初めに、心臓に働き血圧を上げるアドレナリンの受容体をブロックして血圧を下げるベータブロッカー（プロプラノロール）を開発。一九七〇

年代初めには胃酸の産生を抑制するＨ２ブロッカー（シメチジン）を開発し胃潰瘍の治療に貢献した。一九七六年ラスカー賞、一九七九年ガードナー賞、一九八八年ノーベル生理学・医学賞。

注３　ウォレンとマーシャル　ロビン・ウォレンはオーストラリアの病理学者。胃潰瘍はありふれた病気で、制酸剤が有効なため過剰な胃酸が主な原因と考えられていた。しかし、一九七九年ロイヤル・パース病院でウォレンが胃生検の検体に細菌を見出し、慢性胃炎との関連を発見した。バリー・マーシャルはオーストラリアの医師。一九八一年若い研修医のマーシャルはウォレンの研究に参加した。マーシャルによる菌の培養には失敗が続いたが、イースター休暇で培養皿を放置して四日間の休みに入ったことが増殖の極端に遅い菌の培養成功に導いた。マーシャルは自らピロリ菌を飲み込んで胃炎を発症しピロリ菌が病変部位にいることを確認している。

二人は一九八二年にピロリ菌が抗生物質で除去されなければ胃潰瘍が治らないことを証明した。ピロリ菌は胃癌の発症とも関連している。一九九五年ラスカー賞、一九九六年ガードナー賞、二〇〇五年ノーベル生理学・医学賞。いずれもウォレンとマーシャル共同で受賞している。

参考文献

［１］　Kissel T et al. "Antibodies and B cells recognising citrullinated proteins display a broad cross-reactivity towards other post-translational modifications." *Ann Rheum Dis.* 79(4):472-480. 2020

［2］　Jin H et al. "Autoantibodies to IgG/HLA class II complexes are associated with rheumatoid arthritis susceptibility." *Proc Natl Acad Sci U S A*. 111(10):3787-92. 2014

［3］　Rothschild BM et al. "Symmetrical erosive peripheral polyarthritis in the Late Archaic Period of Alabama." *Science*. 241(4872):1498-501. 1988

［4］　たばこと塩の博物館ホームページより。
https://www.tabashio.jp/index.html

［5］　小林哲夫「リウマチ患者さんの歯周病を考える2017 update」日本リウマチ財団ニュース№一四五　二〇一七年十一月号

［6］　Maeda Y et al. "Dysbiosis Contributes to Arthritis Development via Activation of Autoreactive T Cells in the Intestine." *Arthritis Rheumatol*. 68(11):2646-2661. 2016

［7］　Atarashi K et al. "Induction of colonic regulatory T cells by indigenous Clostridium species." *Science*. 331(6015):337-41. 2011

［8］　Furusawa Y et al. "Commensal microbe-derived butyrate induces the differentiation of colonic regulatory T cells." *Nature*. 504(7480):446-50. 2013

［9］　Tan TG et al. "Identifying species of symbiont bacteria from the human gut that, alone, can induce intestinal Th17 cells in mice." *Proc Natl Acad Sci U S A*. 113(50):E8141-E8150. 2016

参考図書

伊藤宣監修、伊藤宣・西田圭一郎・布留守敏著　『関節リウマチ――「流れる」病気、関節リウマチを知る』　ミネルヴァ書房、二〇一六年

三名の整形外科医によって関節リウマチの全貌がわかりやすく一冊にまとめられている。病気が進行し、手術を要する症例から関節リウマチという病気の恐さがわかる。

伊藤宣監修、藤井隆夫著　『膠原病――免疫が強いの？　弱いの？　自分の病気を知るために』　ミネルヴァ書房、二〇一六年

一般には馴染みの薄い「膠原病」に関して病気を中心に解説されている。身体の様々な部位での病変が示され、「膠原病」に含まれる病気では全身に注意を払うことが理解出来る。

日本リウマチ財団教育研修委員会、日本リウマチ学会生涯教育委員会編集『リウマチ病学テキスト　改訂第3版』　南江堂、二〇二二年

日本リウマチ財団と日本リウマチ学会が編集、我が国のエキスパートたちが分担執筆したリウマチ性疾患に関する教科書。

終章

出会い

――人との出会いが人生を決める

医学部との出会い

医学部に入ると医者にも研究者にもなることが出来る。医者と言っても診断と薬を考える内科医にも、自らの手指で治す外科医にもなれる。働く場所も勤務医、開業医、医療行政や、企業の産業医など様々だ。研究でも免疫学、分子生物学、人工臓器から再生医療、医療倫理などかなり幅広い。何を選ぶかは「出会い」による。

医学生や研修医には大学やしっかりした病院で仕事をするよう指導している。診療は大きな病院では、複数の診療科、看護師、検査技師、薬剤師、事務員などとチームを組んで行う。受験を勝ち抜いた医学生の中には一人で何でも出来ると思っている者がいる。挨拶が出来ないと円滑な仕事は出来ないし、周囲から声を掛けられない。仕事の方向性を示して、社会常識を含めて指導してくれる組織の上司との出会いが大切だ。

研究も一人で出せるデータは多くない。視野を狭くして周囲からのアドバイスに耳を貸さず、論文を投稿して審査員から指摘を受けてやっと気付いても遅い。研究者たちと議論しながら、実験を手伝ってもらったり、一部の実験をお願いしたり、他の研究者の紹介を受けたりしながら実験を進めて行く。研究がうまくいかない時に、助けてくれて、アドバイスや激励をしてくれる人がいることは心強く、困難にも立ち向かえる。

診療や研究は一人だけでは大きな仕事は出来ない。

私の出会い

私は研修医の時に関節リウマチの若い女性患者を受け持った。既に手指の関節は破壊され脱臼し小指側に傾いていた（関節リウマチに特徴的に見られる手指の尺側偏位という）。当時は良い薬がなく、とりあえず別の薬に変えようと病室に説明に行ったところ、「もう薬を変えるのはいいですから。治して下さい」と泣きながら言われ、背中を押された。若い時は医学を使う側ではなく創る側に立ってみたいと思い、大学院へ進学した。

研究を行うなら免疫学の先頭を走る基礎研究室である大阪大学細胞工学センターの岸本忠三先生の下でと決めた。岸本先生は毎月のように海外出張され、世界の免疫学の情勢とともに研究の方向性を示し、教室員を牽引する力が非常に強く、厳しい研究室だった。「重要な研究をしたい」、「世界で最初に自分が知りたい」、「岸本先生に認めてもらいたい」という若者たちが集まる熱が籠る研究室だった。

岸本先生が臨床の第三内科の教授に移られることになった時、「楢崎も来るように」と言われたことが、再び医者に戻るきっかけだった。

免疫疾患は全身におよび、複雑なので当初は気乗りがしなかったが、大学院でIL－6の研究をしていたので免疫内科で医者をするようになった。当時はサイトカインを阻害する生物製剤の臨床試験が始まり、免疫疾患の治療方法が大きく変わろうとしていた。病気の鍵となる一つの分子を生物製剤で抑えると、その効果は驚くほどで、病気が良くなることは医者として嬉しい。免疫の異常は身体中の至る所を攻撃する。多彩な免疫疾患を診療するうちに、身体に何が起きているのかシャーロック・ホームズのように推理することが楽しくなった。

出会って飛びこむこと

仕事の最初には優れた指導者について頑張ることが、凡人であっても少しでも実りある仕事が出来る道ではないだろうか。そしてその後は離れて自分の仕事を持つことが大切だ。岸本先生に出会った学生は多かったと思うが、その研究室に飛び込んだ者は、たとえ先生のご指導に十分応えられなかったとしても、私のような凡人でも少しは勢いづけられた。

岸本先生の師である山村先生はこうおっしゃったそうだ。「私の人生にとって、赤堀四郎先生（山村先生の師）との出会いは私の人生を決める出会いであった。しかし、当時、毎日大勢の人が赤堀四郎先生に会っている訳で、私だけが出会った訳ではない。いいかい、出会った時、その人との出会いが素晴らしい出会いであると感じ、飛び込んだ私も偉かったのであって、これこそが、大事なことなんだ。いいか、肝に銘じて欲しい」[1]。

残念ながら治らない病気もある。「今の医学では仕方ないです」と言えるか、「ならば若い間に研究に挑戦して少しでも新しい知見を加えよう」と夢を見る。ちょっとした疑問やアイディアが頭に浮かんだ時、それを確かめて自分が世界で初めて正しいことを知りたいという夢を見る。夢を見たら飛び込む。

大学医学部の臨床教室には三つの仕事がある、診療、研究、教育だ。診療で患者さんが良くなられることは喜びだ。研究には夢がある。将来を担う学生や研修医が成長してくれることも楽しい。さて、いつもの仕事に専念しよう。

参考文献

[1]　納光弘（元鹿児島大学教授、慈愛会会長）のホームページ（http://www5f.biglobe.ne.jp/~osame/）、「思うこと」第八十三話。

謝　辞

阪大病院免疫内科の私の外来に来られる患者さんには、説明出来ていない免疫の仕組みについての話をしたいと常々思っていた。また、新型コロナウイルス感染症の歴史的蔓延の中で多くの方が「免疫」という言葉を耳にされ、身近に感じたのではないだろうか。

そのような時に、研修会での私の講演を聞かれた和歌山県立医科大学リウマチ・膠原病内科学講座の藤井隆夫教授からご推薦を頂いたことからこの本は始まる。そしてかつて藤井隆夫先生と一緒に京都大学医学部附属病院リウマチセンターで診療されていた、現在、倉敷中央病院整形外科部長の伊藤宣先生が大阪大学に来られ執筆のお話を頂いた。

私は一般向けの文章を書くことには慣れてないし、日常の仕事を抱えながら一冊の本の分量を書くことに不安があった。しかし、藤井先生の『膠原病』、伊藤先生の『骨とはなにか、関節とはなにか』が、この本の版元のミネルヴァ書房から「シリーズ・骨の話」として既に出版されており、良いお手本になった。お二人のわかりやすく面白い著書には遠く及ばないが、この一冊の本が仲間入り出来たことは嬉しい。

小中学校の夏休みの宿題では、盆が過ぎ、高校野球の決勝戦が終わり、ツクツクボウシが鳴き始めるとソワソワし始めるタイプだった。特に作文は最後まで残り、仕方なく適当に書いて提出していた。そうした過去を持ち、しかも催促のない仕事は後回しにする習慣まで付けている私をうまくドライブして、本を仕上げさせたエディシオン・アルシーヴの西川照子さんには本当にお世話になった。デザイナーの木野厚志さんには無理な注文を付けてイラストを描いて頂いた。私の小難しい文章より木野さんの一目瞭然のイラストの方が遥かにわかりやすい。そして何より、免疫学研究へ背中を押して頂き、また、臨床経験を通じて医師として育てて頂いた、私と出会った多くの患者さんに深く感謝したい。そのような経験があったからこそこの本を書くことが出来た。

話の中に私の大学での経験を含め、出会った阪大医学部生とのやりとりも書かせてもらったが、大多数の学生は大変真面目な将来楽しみな人たちである。

この本では歴史的な発見を中心に免疫学の概略をまとめたが、これは免疫学の極めて一部であり、他にも多くの重要な発見がある。説明不足や書き漏れが目立つかもしれない。また、不適切不十分な表現は全て不勉強な私の責任である。拙著を読まれて、免疫学の大切さと、免疫学が臨床現場にもたらした恩恵に気付いて頂けたら私の喜びである。

二〇二三年三月吉日

免疫学用語の手引き

基本用語

ＤＮＡ　生命の設計図である遺伝子。アデニン、グアニン、チミン、シトシンの四種類の塩基が様々な順で並び、らせん状の梯子のような形になっている。細胞の核の中に大切に収まっている。

ｍＲＮＡ　メッセンジャーＲＮＡはＤＮＡのコピー。四種類の塩基から選ばれた三つの塩基で一つのアミノ酸が決まる。アミノ酸がいくつか繋がったものがペプチド、長く繋がったものが蛋白質。

ワクチン　病原体に対して前もって免疫反応を準備しておくために接種するもの。

白血球　血液の中を流れる様々な免疫反応を担う細胞たち。好中球、リンパ球（Ｔ細胞、Ｂ細胞、ＮＫ細胞）、単球（マクロファージや樹状細胞の元）、好酸球、好塩基球など。

受容体　細胞表面や細胞内の蛋白質で、他の分子（蛋白質など）を結合し、刺激を細胞に伝える。例えばＴ細胞受容体は「ＭＨＣに乗ったペプチド」を、ＩＬ－６受容体は「ＩＬ－６」を結合する。

転写因子　核の中でＤＮＡの塩基の特定の並びを認識して結合し、近くのＤＮＡのコピー（ｍＲＮＡ）を作らせたり作るのをやめさせたり指示する蛋白質。

サイトカイン　主に免疫細胞を刺激する蛋白質。血液中を流れ全身の細胞間で情報を伝えている。

ＪＡＫ　多くのサイトカインは刺激する細胞内でＪＡＫというチロシンキナーゼ（蛋白質にあるチロシンというアミノ酸をリン酸化する酵素）を活性化し、細胞内に信号を伝える。

二度なし現象の獲得免疫

獲得免疫　高度な免疫反応。厳密に敵を見分けるため、非常に多様な受容体を持ったＴ細胞とＢ細胞が働く。液性免疫と細胞性免疫がある。二度目の感染は病状が軽くなる現象は獲得免疫のため。

液性免疫　血液の中に流れている抗体や補体を中心とした免疫反応。

細胞性免疫　免疫細胞が病んだ細胞を殺す免疫反応。キラーＴ細胞（細胞傷害性Ｔ細胞とも呼ぶ）が、ウイルス感染やがん化して異常な抗原をＭＨＣクラスⅠに乗せている細胞を直接殺す。

抗原　獲得免疫で認識される分子で、蛋白質や短いアミノ酸の繋がり（ペプチド）や多糖類がある。Ｔ細胞やＢ細胞の受容体や、形質細胞が分泌する抗体が結合する相手。

抗体　抗原に対し、くっ付く二つの手（Ｆａｂの部分）と、抗原をどう料理するかを決める一つの尻尾（Ｆｃの部分）からなる蛋白質。ＩｇＭ、ＩｇＤ、ＩｇＧ、ＩｇＥ、ＩｇＡのクラスがある。

補体　食細胞や抗体の働きを補助する蛋白質。補体が活性化されると食細胞に食べられやすくなったり、抗体が結合した相手に穴を開けたりする。

MHC　身体のほぼ全ての細胞の表面にあるクラスⅠと、樹状細胞やB細胞など免疫細胞の表面に存在するクラスⅡがある。抗原を乗せてT細胞に提示する。人の場合のみ特にHLAという。

抗原提示　MHCに抗原を乗せてT細胞に示すこと。病原体などの侵入者の情報をT細胞に示すところから、液性免疫や細胞性免疫などの高度な獲得免疫が働き始める。

クローン選択　多くのT細胞から「MHCに乗ったあるペプチド」を認識する受容体を持つ細胞が選ばれたり、多くのB細胞からある抗原に結合する受容体を持つ細胞が選ばれたりすること。

樹状細胞　枝を広げた形で身体のあちこちにいる食細胞。病原体を食べて分解し、抗原をMHCに乗せてリンパ節に行き、T細胞に出会って抗原を情報提供し、さらにT細胞を活性化する。

補助刺激　細胞同士が接触する時、T細胞は樹状細胞から、B細胞はT細胞から刺激が入る。補助刺激がないとT細胞やB細胞は活性化されない。

T細胞　殺し屋のキラーT細胞と、B細胞やキラーT細胞を助けるヘルパーT細胞に大別される。樹状細胞から抗原を示され、ピタリくっ付く受容体を持つT細胞が選ばれて活性化される。

T細胞受容体　「MHCに乗った様々なペプチド」に結合するため、前もって多様性のある受容体が準備されている。遺伝子の組み合わせと、変異を入れる仕組みで多様性が出来る。

ヘルパーT細胞　B細胞やキラーT細胞の助け役。表面にCD4を持つ$CD4^+$ T細胞は樹状細胞からMHCクラスⅡに乗った抗原を示され、活性化されてヘルパーT細胞に変身する。

キラーT細胞　病んだ細胞の殺し屋。細胞傷害性T細胞とも。表面にCD8を持つ$CD8^+$ T細胞は樹状細胞からMHCクラスⅠに乗った抗原を示され、活性化されてキラーT細胞に変身する。

制御性T細胞　なだめ役のT細胞。Treg細胞とも。攻撃役の細胞だけだと自分の身体が痛む。

B細胞　液性免疫での主役の細胞。抗原をくっ付ける受容体を持つ。ヘルパーT細胞により刺激され、形質細胞へ変身し、受容体が抗体となって分泌される。

B細胞受容体　MHCとは関係なくペプチドなどの抗原と結合する。T細胞受容体と同様に多様性を持つ。T細胞から刺激を受けると、抗体として分泌される。

食細胞と自然免疫

自然免疫　割と単純な免疫反応。病原体が持つ異物分子をパターン認識受容体が感じて反応する。獲得免疫が働くためには、まず自然免疫のスタートが必要である。

食細胞　病原体、死んだ細胞、抗体がくっ付いた相手などを食べて分解する細胞。樹状細胞、マクロファージ、好中球など。異物分子を認識するとサイトカインを分泌する。

マクロファージ　食細胞の一つで、「大きな食細胞」という意味。掃除役。病原体を食べて分解し、その断片をＭＨＣに乗せてＴ細胞に示すことも出来る。

好中球　食細胞の一つで、掃除役。膿に含まれる主な細胞。病原体を食べて活性酸素で殺す。ＤＮＡの網を吐き出しながら死に、周囲の細菌を絡めることも出来る。

オプソニン化　食細胞に食べられやすくするため、調味料で味付けされるようなもの。細菌などに抗体や補体がくっ付くと食細胞に食べられやすくなる。

パターン認識受容体　トル様受容体（ＴＬＲ）など、細菌、ウイルスなどに含まれる異物分子の構造を認識する受容体。ペプチドのアミノ酸配列を厳密に認識するＴ細胞受容体、Ｂ細胞受容体とは異なる。

自然リンパ球　細胞表面に抗原特異的な受容体を持っていないため、抗原に出会わなくても働けるリンパ球。サイトカインを産生する役割はＴ細胞と似ている。

薬と病気

ステロイド　糖質コルチコイド。副腎皮質ホルモンの一つ。免疫抑制作用がある。投与量と投与期間により、感染症、骨粗鬆症、糖尿病、胃潰瘍、肥満、白内障など多彩な副作用がある。

モノクローナル抗体　くっ付く相手が一つだけ決まっている一種類の抗体。サイトカインに対するモノクローナル抗体は抗体医薬として普及している。

生物製剤　生物学的製剤、バイオ製剤とも。生きた細胞の中にある蛋白質合成装置を利用して作る薬で、抗体医薬など。化学合成で作る薬は低分子化合物と呼ぶ。

ＪＡＫ阻害剤　内服薬や塗り薬がある。細胞内のＪＡＫを活性化して信号を伝える多くのサイトカインの働きを同時に抑える。サイトカインが過剰に働いている多くの病気に効く。

がん　正常の細胞の遺伝子に傷が付いて変異した蛋白質が出来、細胞が無秩序に増え続ける病気。変異した蛋白質を持つ細胞は通常はキラーT細胞によって殺される。

自己免疫疾患　免疫細胞が私たちの関節、皮膚、内臓などを攻撃する病気。

関節リウマチ　末梢の関節を中心とした関節炎を特徴とする代表的な自己免疫疾患。

アレルギー　免疫細胞が「変じた作用」で有害な症状を起こす。四タイプがある。

索　引

J・L・M・N

P・R・S

T・W

さ

は

ま

や・ら・わ

《著者紹介》

楢崎 雅司
（ならざき　まさし）

大阪大学大学院医学系研究科
呼吸器・免疫内科学講座、先端免疫臨床
応用学共同研究講座　特任教授

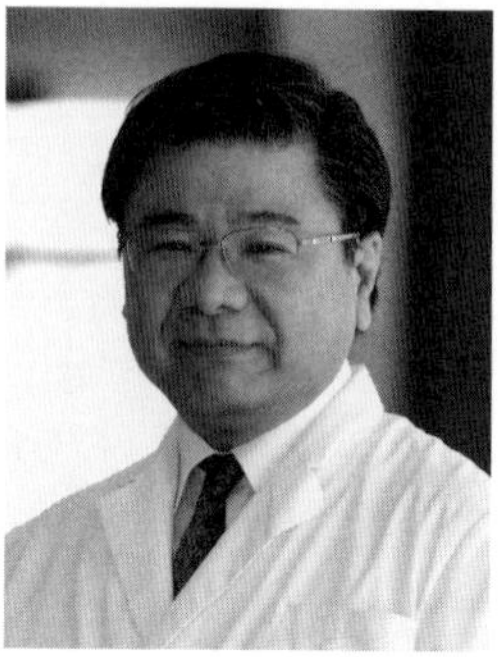

1961年　福山市生まれ、広島市育ち。
1980年　修道高校卒業。
1987年　大阪大学医学部卒業。附属病院研修医。
1988年　国立大阪南病院（現、国立病院機構大阪南医療センター）研修医。
1994年　大阪大学大学院医学系研究科修了。日本学術振興会特別研究員。
2002年　アメリカ国立がん研究所Research Fellow、2005年　同　Staff Scientist。
2007年　大阪大学大学院医学系研究科呼吸器・免疫内科学　助教。
2014年　同　講師。
2019年5月より現職。

日本内科学会総合内科専門医、日本リウマチ学会専門医・指導医・評議員、日本アレルギー学会専門医・指導医。
IL-6の信号伝達機構、血管新生阻害、IL-6阻害の臨床応用、免疫疾患の分子解析などの研究を核に、リウマチ、アレルギー疾患など免疫の異常が背景にある疾患の診療に従事している。
教官として学生指導に熱を入れ過ぎた時期もあった。

少年の頃、図鑑で見た地球の内部構造を確認しようと庭に穴を掘っていたら、母から「落ちると危ないよ」と言われ納得した。何事もアドバイスはありがたい。

男子校の高校時代は柔道で汗を流した。京都で、今は伝説の予備校となった「近畿予備校」で観光をしながら、1年浪人。高速道路が川の上を走る大阪市内の中之島にありカッコよかった阪大医学部に入学。1993年医学部が吹田市郊外に移転するとは知らなかった。

大学時代は阪大オーケストラに属した。トレーナーは佐渡裕氏。初心者で冷や汗を流した。4年後選択ミスに気付き、中国、インド、ネパール、エジプトなど安いところを逃避の旅。感染症にもならず無事医師となる。

大学院で岸本忠三先生のご指導を受け人生進路変更、のんびりした性格を変えられた。人生で最も楽しかったアメリカ留学は5年5か月で味噌汁が恋しくなり、帰国。そして診療・研究・教育・その他いろいろと、日本はやっぱり忙しい。

音楽を聴きながらお酒を飲む時間が何よりだ。バッハ、モーツァルト、ベートーベン、シューベルト、ブラームス、今宵は誰と卓上バーで付き合おうか。

最近の趣味は物置から引っ張り出してきたバイオリンで騒音を出すこと。家族は迷惑。

免疫をあやつる
──診察室からお話する免疫の仕組み──

2023年8月15日　初版第1刷発行　〈検印省略〉

定価はカバーに
表示しています

著　者　楢　崎　雅　司
発行者　杉　田　啓　三
印刷者　坂　本　喜　杏

発行所　株式会社　ミネルヴァ書房
607-8494　京都市山科区日ノ岡堤谷町1
電話代表　(075)581-5191
振替口座　01020-0-8076

冨山房インターナショナル・藤沢製本

ISBN 978-4-623-09575-9
Printed in Japan